临床新技术精准护理系列

眼耳鼻咽喉疾病诊疗新技术精准护理

总主编　高　远

主　编　王　瑛　周　颖　杨滢瑞

科学出版社

北京

内 容 简 介

本书共分上、下两篇共15章。上篇介绍包括飞秒激光辅助屈光性白内障手术、微导管辅助360°小梁切开术治疗青光眼、微脉冲激光巩膜睫状体光凝术治疗难治性青光眼、折叠式人工玻璃体球囊植入术治疗硅油依赖眼、人工生物合成角膜移植术治疗角膜斑翳和热动脉系统治疗干眼症等眼科疾病诊疗新技术的精准护理。下篇主要介绍环咽肌肉毒毒素注射治疗逆行性环咽肌功能障碍、激素声带注射联合抑酸疗法治疗喉接触性肉芽肿、咽鼓管导管吹张雾化治疗咽鼓管功能障碍等耳鼻咽喉疾病诊疗新技术的护理实践。本书特别吸取了国内外最新护理理念与护理技术，内容丰富，实用性强。

本书可供各级临床眼耳鼻喉科护理人员及相关专业人员参考。

图书在版编目（CIP）数据

眼耳鼻咽喉疾病诊疗新技术精准护理 / 王瑛，周颖，杨滢瑞主编 . -- 北京：科学出版社，2025.7. -- （临床新技术精准护理系列）. -- ISBN 978-7-03-082652-7

Ⅰ . R76；R473.76

中国国家版本馆 CIP 数据核字第 20257L3W80 号

责任编辑：郝文娜 / 责任校对：张　娟
责任印制：师艳茹 / 封面设计：吴朝洪

科学 出版社 出版

北京东黄城根北街 16 号
邮政编码：100717
http://www.sciencep.com

三河市春园印刷有限公司印刷
科学出版社发行　各地新华书店经销

*

2025 年 7 月第 一 版　开本：720×1000　1/16
2025 年 7 月第一次印刷　印张：18
字数：342 000

定价：118.00 元

（如有印装质量问题，我社负责调换）

编著者名单

主　审	皮红英　马　慧
总主编	高　远
主　编	王　瑛　周　颖　杨滢瑞
副主编	王　敏　张　媛　张　力　张　丹
	李顺丽　吴　星
编著者	（按姓氏笔画排序）

王　雪　王　敏　王　瑛　王　蒨

王小璐　王莹莹　田　新　付亚文

刘　雪　刘钰凤　李顺丽　李艳辉

杨佳婧　杨滢瑞　吴　星　吴菁菁

张　力　张　丹　张　媛　林方丽

周　颖　赵　阳　柳　娜　侯淑娟

袁丽娟　夏梦婷　高　翔　黄冉冉

黄永慧　梅丽娜　葛　梅　戢　玲

管　叶

随着医疗科技的迅猛发展，专科医疗新技术的应用在提升疾病治疗效果的同时，也为临床护理带来了前所未有的挑战和机遇，在这一背景下，精准护理作为现代护理的重要理念，愈发显得至关重要。它不仅要求护理人员具备扎实的专业知识和技能，更强调对患者个体差异的理解与关注，以实现更高质量的护理服务。

"临床新技术精准护理系列"丛书共8册，包括心血管疾病、神经系统疾病、胸肺部疾病、眼耳鼻咽喉疾病、肿瘤疾病、骨科疾病、胃肠疾病、肝胆疾病诊疗新技术精准护理，旨在为临床护士提供系统、全面的最新治疗技术精准护理相关知识，力求帮助护理人员提升专业素养，增强解决各类医疗新技术应用背景下的多种复杂护理问题的能力。

希望通过这套丛书的出版，能够为广大临床护士提供有价值的参考与指导，助力精准护理的有效实施，更好地满足患者在医疗新技术应用下的护理需求。让我们携手并进，共同为患者的健康与福祉贡献力量。

解放军总医院

皮红英

2025 年 2 月 8 日

总前言

在医学发展日新月异的今天，多种医疗新技术不断涌现，为患者带来新的希望与生机，也对临床护理工作提出了更高的要求。"临床新技术精准护理系列"丛书应运而生，旨在搭建一座连接医学新技术与临床护理实践的桥梁，助力护理工作者紧跟时代步伐，提升专业素养与服务水平。

本系列丛书共 8 册，分别聚焦心血管、神经、胸肺、眼耳鼻咽喉、骨科、胃肠、肝胆及肿瘤八大疾病领域。每一分册均深入剖析各领域近年来涌现的新技术，不仅系统展示了新技术的治疗效果，还详细阐述了与之配套的精准护理策略。全方位呈现护理工作在新技术应用过程中的重要作用与实施要点。

丛书编写团队汇聚了众多临床一线专家与护理骨干，他们将丰富的实践经验与扎实的理论知识相融合，以严谨的态度和专业的视角，对各领域新技术的护理要点进行梳理与总结。书中既有对新技术原理的深度解读，又有大量真实的临床案例分析，兼具科学性、实用性与可读性，为护理人员提供了极具价值的参考。

希望本系列丛书能够成为广大护理工作者的良师益友，助力大家在临床工作中更好地运用新技术，为患者提供更优质、更精准的护理服务，推动临床护理事业不断迈向新的高度。由于编写时间与水平有限，书中存在的不足之处恳请各位读者批评指正。

解放军总医院第一医学中心

高 远

2025 年 1 月 15 日

前 言

近年来，精准护理已经成为现代医学护理领域的一个重要分支，这是一种新兴的护理理念和实践模型，它强调根据个体基因、环境、生活习惯等因素及其交互作用，提供个性化、精细化的护理服务，以达到最佳的治疗效果提高患者满意度。

本书共分上、下两篇，在编写过程中融入了临床医学、人体解剖学、流行病学等相关专科知识，介绍了目前眼耳鼻咽喉疾病诊疗的最新技术，同时对新技术实施的全流程的精准护理进行了详细的总结与概括，书中不仅包含最新的研究成果，还融入丰富的临床经验，旨在为各级各类医院眼耳鼻咽喉科护理工作者提供实践参考。

本书经过眼耳鼻咽喉护理专家多轮讨论、反复修改而成，希望能成为护理工作者的参考依据，不断提升眼耳鼻咽喉护理服务质量，改善患者健康结果，促进专业发展，应对与时俱进的健康挑战。

由于编者水平有限，书中疏漏和不当之处恳请广大读者批评指正，以便后续修订、完善。

解放军总医院第一医学中心

王 瑛

2025 年 3 月 28 日

目 录

上篇　眼科疾病诊疗新技术精准护理

第一章　飞秒激光辅助屈光性白内障手术 ……………………………………… 1

　第一节　概述 …………………………………………………………………… 1

　第二节　治疗白内障的临床新技术 …………………………………………… 6

　第三节　FLACS 治疗白内障的精准护理 …………………………………… 10

第二章　微导管辅助 360° 小梁切开术治疗青光眼 ………………………… 24

　第一节　概述 ………………………………………………………………… 24

　第二节　治疗青光眼的临床新技术 ………………………………………… 29

　第三节　MAT/GATT 治疗青光眼的精准护理 …………………………… 31

第三章　微脉冲激光经巩膜睫状体光凝术治疗难治性青光眼 …………… 43

　第一节　概述 ………………………………………………………………… 43

　第二节　治疗难治性青光眼的临床新技术 ………………………………… 48

　第三节　微脉冲激光经巩膜睫状体光凝术治疗难治性青光眼的

　　　　　精准护理 …………………………………………………………… 50

第四章　折叠式人工玻璃体球囊植入术治疗硅油依赖眼 ………………… 61

　第一节　概述 ………………………………………………………………… 61

　第二节　治疗硅油依赖眼的临床新技术 …………………………………… 67

　第三节　折叠式人工玻璃体球囊植入术治疗硅油依赖眼的精准护理 …… 68

第五章　玻璃体切割术联合视网膜下注射组织型纤溶酶尿激活剂

　　　　（t-PA）术治疗视网膜疾病 ……………………………………… 80

　第一节　概述 ………………………………………………………………… 80

　第二节　评估和治疗视网膜疾病的最新临床技术 ………………………… 85

　第三节　玻璃体切割术联合视网膜下注射 t-PA 术治疗视网膜疾病

　　　　　的精准护理 ………………………………………………………… 86

第六章　人工生物合成角膜移植术治疗角膜斑翳 ………………………… 100

第一节　概述……………………………………………………………… 100

第二节　评估和治疗角膜斑翳的临床新技术………………………………… 106

第三节　人工生物合成角膜移植术治疗角膜斑翳的精准护理……………… 108

第七章　人工角膜治疗终末期角膜盲…………………………………… 117

第一节　概述……………………………………………………………… 117

第二节　治疗终末期角膜盲的临床新技术………………………………… 120

第三节　人工角膜治疗终末期角膜盲的精准护理………………………… 125

第八章　热脉动系统治疗干眼…………………………………………… 135

第一节　概述……………………………………………………………… 135

第二节　评估干眼的临床新技术…………………………………………… 145

第三节　热脉动治疗干眼的精准护理……………………………………… 147

第九章　血浆置换治疗视神经脊髓炎…………………………………… 153

第一节　概述……………………………………………………………… 153

第二节　诊断视神经脊髓炎的相关检查及标准…………………………… 157

第三节　血浆置换治疗视神经脊髓炎的精准护理………………………… 160

下篇　耳鼻喉科疾病诊疗新技术精准护理

第十章　环咽肌肉毒毒素注射治疗逆行性环咽肌功能障碍…………… 168

第一节　概述……………………………………………………………… 168

第二节　评估逆行性环咽肌功能障碍的临床新技术……………………… 174

第三节　肉毒毒素注射治疗环咽肌功能障碍的精准护理………………… 176

第十一章　激素声带注射联合抑酸疗法治疗喉接触性肉芽肿………… 182

第一节　概述……………………………………………………………… 182

第二节　评估喉接触性肉芽肿（LCG）的临床新技术 …………………… 188

第三节　声带注射联合抑酸疗法治疗喉接触性肉芽肿的精准护理……… 193

第十二章　咽鼓管导管吹张雾化法治疗咽鼓管功能障碍…………… 199

第一节　概述……………………………………………………………… 199

第二节　评估咽鼓管功能障碍的临床新技术……………………………… 206

第三节　咽鼓管导管吹张雾化法治疗咽鼓管功能障碍的精准护理……… 210

第十三章　支撑喉镜下声带自体脂肪注射术⋯⋯⋯⋯⋯⋯⋯⋯⋯　219

　　第一节　概述⋯⋯⋯⋯⋯⋯⋯⋯⋯⋯⋯⋯⋯⋯⋯⋯⋯⋯　219

　　第二节　治疗声带麻痹的临床新技术⋯⋯⋯⋯⋯⋯⋯⋯⋯　222

　　第三节　支撑喉镜下声带自体脂肪注射术的精准护理⋯⋯⋯⋯　223

第十四章　翼腭窝、颞下窝、眶尖海绵窦未分化多形性肉瘤⋯⋯⋯　231

　　第一节　概述⋯⋯⋯⋯⋯⋯⋯⋯⋯⋯⋯⋯⋯⋯⋯⋯⋯⋯　231

　　第二节　翼腭窝、颞下窝、眶尖海绵窦未分化多形性肉瘤的

　　　　　　临床新技术⋯⋯⋯⋯⋯⋯⋯⋯⋯⋯⋯⋯⋯⋯⋯　234

　　第三节　翼腭窝、颞下窝、眶尖海绵窦未分化多形性肉瘤的

　　　　　　精准护理⋯⋯⋯⋯⋯⋯⋯⋯⋯⋯⋯⋯⋯⋯⋯⋯　235

第十五章　内镜下无固定鼻眶筛上颌骨复杂骨折复位术⋯⋯⋯⋯　246

　　第一节　概述⋯⋯⋯⋯⋯⋯⋯⋯⋯⋯⋯⋯⋯⋯⋯⋯⋯⋯　246

　　第二节　无固定鼻眶筛上颌骨复杂骨折的临床新技术⋯⋯⋯　252

　　第三节　鼻眶筛上颌骨复杂骨折复位术的精准护理⋯⋯⋯⋯　254

附录⋯⋯⋯⋯⋯⋯⋯⋯⋯⋯⋯⋯⋯⋯⋯⋯⋯⋯⋯⋯⋯⋯⋯　262

　　附录一　白内障患者视功能指数量表（visual function index-14,

　　　　　　vf-14）⋯⋯⋯⋯⋯⋯⋯⋯⋯⋯⋯⋯⋯⋯⋯⋯⋯　262

　　附录二　干眼标准症状评估问卷（standard patient evaluation of

　　　　　　eye dryness，SPEED）⋯⋯⋯⋯⋯⋯⋯⋯⋯⋯⋯　263

　　附录三　青光眼患者自我管理问卷⋯⋯⋯⋯⋯⋯⋯⋯⋯⋯　264

　　附录四　视功能和生存质量调查问卷（NEI-VFQ-25）⋯⋯⋯　265

　　附录五　眼表疾病指数问卷（ocular surface disease index，OSDI）⋯　268

　　附录六　标准吞咽功能评价量表（SSA）⋯⋯⋯⋯⋯⋯⋯⋯　269

参考文献⋯⋯⋯⋯⋯⋯⋯⋯⋯⋯⋯⋯⋯⋯⋯⋯⋯⋯⋯⋯⋯　271

上篇　眼科疾病诊疗新技术精准护理

第一章

飞秒激光辅助屈光性白内障手术

第一节　概　述

一、定义

晶状体处于眼内液体环境中，任何影响眼内环境的因素，如衰老、物理损伤、化学损伤、手术、肿瘤、炎症、药物、中毒，以及某些全身代谢性或免疫性疾病等直接或间接破坏晶状体的组织结构、干扰其正常代谢而使晶状体光学质量下降的退行性改变，包括晶状体透明度降低或者颜色改变，都称为白内障（cataract）。此外，晶状体或眼球的发育异常及某些先天性全身性综合征，都可以导致晶状体的形成异常而致白内障。白内障发生的危险因素包括日光照射、严重腹泻、糖尿病、营养不良、吸烟、饮酒、缩瞳剂或皮质类固醇等药物的长期应用、性别、青光眼和遗传因素等。白内障根据不同的分类方法可以分为以下类别。

1. 根据病因　①先天性；②老年性（年龄相关性）；③并发性；④代谢性；⑤药物及中毒性；⑥外伤性；⑦后发性。

2. 根据发生年龄　①先天性；②后天获得性。

3. 根据晶状体混浊部位　①皮质性；②核性；③囊下性。

4. 根据晶状体混浊形态　①点状；②冠状；③板层状等。

5. 根据晶状体混浊程度　①初发期；②膨胀期或未成熟期；③成熟期；④过熟期。

二、流行病学调查

白内障是全球第一位的致盲眼病，由于定义方法、晶状体混浊的分级体系、眼科检查技术、人群年龄结构和研究的地理位置等因素在研究中有很大差异，不同国家和地区的白内障患病率存在年龄、性别、种族、地域差异。一项关于白内障患病率的系统评价和 Meta 分析显示，年龄相关性白内障男性患病率从 45～49 岁的 3.23% 上升到 85～89 岁的 65.78%；女性患病率从 45～49 岁的 4.72% 上升到 85～89 岁的 74.03%。随着年龄增长，白内障的患病率也不断增加。

三、临床表现

1. 视力下降　视力下降是白内障最明显也是最重要的症状。晶状体周边部的轻度混浊可不影响视力，而在中央部的混浊，虽然可能范围较小、程度较轻，但也可以严重影响视力。在强光下，瞳孔收缩，进入眼内的光线减少，此时视力反而不如弱光下。晶状体混浊明显时，视力可下降到仅有光感。

2. 对比敏感度下降　白内障患者在高空间频率上的对比敏感度下降尤为明显。

3. 屈光改变　核性白内障因晶状体核屈光指数增加，晶状体屈折力增强，产生核性近视，原有的老视减轻。若晶状体内部混浊程度不一，亦可产生晶状体性散光。

4. 单眼复视或多视　晶状体内混浊或水隙形成，使晶状体各部分屈光力不均一，类似棱镜的作用，产生单眼复视或多视。

5. 眩光　晶状体混浊使进入眼内的光线散射所致。

6. 色觉改变　混浊晶状体对光谱中位于蓝光端的光线吸收增强，使患者对这些光的色觉敏感度下降。晶状体核颜色的改变也可使患眼产生相同的色觉改变。

7. 视野缺损　晶状体的混浊会使患者视野产生不同程度的缺损。

四、治疗原则

（一）药物治疗

多年来，人们对白内障的病因和发生机制进行了大量研究，针对不同的病因学说应用不同的药物治疗白内障。尽管目前在世界范围内有近 40 多种抗白内障的药物在临床上使用，但其疗效均不十分确切。

1. 辅助营养类药物　发生白内障的晶状体多有游离氨基酸和某些微量元素（如钙、镁、钾、硒等）及多种维生素营养障碍，治疗药物包括一些无机盐配方、游离氨基酸配方和维生素 C、维生素 E 等。

2. 醌型学说相关药物　老年性白内障患者晶状体内色氨酸、酪氨酸等代谢异常，产生醌型（quinone）物质，可氧化损伤晶状体蛋白巯基（–SH）而使晶状体混浊。吡诺克辛可阻止醌型物质的氧化作用，临床上用于治疗早期白内障。

3. 抗氧化损伤药物 包括谷胱甘肽等。

4. 醛糖还原酶抑制剂 如苄达赖氨酸滴眼液，可用于治疗糖尿病性白内障和半乳糖血症白内障。

5. 中医中药 包括麝珠明目滴眼液、石斛夜光丸、障翳散和障眼明等。

（二）手术治疗

至今药物治疗尚不能有效阻止或逆转晶状体混浊，因此，手术治疗仍然是各种白内障的主要治疗手段。近几十年来显微手术和人工晶状体植入技术的开展应用，使白内障手术有了质的飞跃，成为现代眼科学中发展最新、最快的领域之一。

1. 手术方式

（1）白内障针拨术（couching of cataract）：该手术技术较为粗糙，存在继发性青光眼、前房积血、眼内炎等并发症，常导致患者失明，因此该方式已被淘汰。

（2）白内障囊内摘除术（intracapsular cataract extraction，ICCE）：术后瞳孔区透明，不发生后发性白内障，但由于 ICCE 未能保留晶状体囊膜，玻璃体脱出发生率高，易造成玻璃体疝，引起青光眼、角膜内皮损伤、黄斑囊样水肿、视网膜脱离等并发症，且存在切口大、愈合慢、术源性散光大等缺陷，目前该手术方式在临床上已极少使用。

（3）白内障囊外摘除术（extracapsular cataract extraction，ECCE）：因为完整保留了后囊膜，减少了对眼内结构的干扰和破坏，防止了玻璃体脱出及其引起的并发症，同时为顺利植入后房型人工晶状体创造了条件。但术中保留的后囊膜术后易发生混浊，形成后发性白内障。

（4）白内障超声乳化吸除术（phacoemulsification cataract surgery）：是利用超声能量将混浊晶状体核和皮质乳化后吸除，并保留晶状体后囊膜。该技术自20世纪60年代问世以来，发展迅速，配合折叠式人工晶状体的应用，技术趋于成熟。在我国超声乳化手术占所有白内障手术的60%左右。超声乳化技术将白内障手术切口缩小到3mm甚至更小，术中植入折叠式人工晶状体，具有组织损伤小、切口不用缝合、手术时间短、视力恢复快、角膜散光小等优点，并可在表面麻醉下完成手术。

（5）飞秒激光辅助屈光性白内障手术（femtosecond laser-assisted cataract surgery，FLACS）：飞秒激光是脉冲宽度为飞秒量级的近红外激光，具有持续时间短、瞬时功率高、聚焦性强、精密度高等特点，最早应用于 LASIK 角膜屈光手术中角膜瓣的制作。2009 年美国首次报道将飞秒激光系统应用于临床白内障手术，成为近年来白内障手术最重要的技术变革。同传统的手术方式比较，FLACS 具有更高的安全性、有效性和精准性。另外，飞秒激光在制作透明角膜切口的同时，可通过在角膜缘或角巩膜缘构建松解切口来精确纠正最高达 3.5D 的角膜散光，从而改善术后屈光状态，优化术后视力。

（6）人工晶状体植入术（intraocular lens implantation）：人工晶状体可在 I 期（白内障摘除后立即进行）或 II 期植入用于矫正无晶状体眼的屈光不正。按植入眼内的位置主要可分为前房型和后房型两种；按制造材料可分为硬质和软性（可折叠）两种，均为高分子聚合物，具有良好的光学物理性能和组织相容性。折叠式人工晶状体可通过 3mm 左右的小切口植入眼内，通过"记忆"恢复形状，因此手术切口较植入硬质人工晶状体减小 50%。最近又有可通过 1.6mm 的微切口植入的人工晶状体问世。

2. 人工晶状体的设计与应用　随着医疗技术的不断进步，以往以"复明"为目标的白内障手术正逐步改变为以"改善功能性视力"为目标的屈光性白内障手术。对白内障手术前后的客观评价除视力外，还扩展到包括对比敏感度、眩光敏感度、调节能力、双眼视觉和波前像差等一系列视觉质量的评估。因此，基于各种需求的功能性人工晶状体（intraocular lens，IOL）应运而生，实现了白内障患者手术后摘镜的需求，满足了远、中、近视觉的需要，提高了手术后的生活质量。

（1）单焦点人工晶状体（singlefocus intraocular lens，SIOL）：研究发现，随着年龄的增长，即使无任何眼部病变，人眼的对比敏感度也会逐渐下降。波前像差检测技术表明这种视觉质量的下降与晶状体的球差增加密切相关。正常人眼角膜存在正球差，当晶状体老化，其球差负值减少，甚至趋向正值，角膜和晶状体之间像差失去平衡，导致视觉质量下降。IOL 对视觉质量的影响因素包括材料、光学设计、形状和植入位置。对于 SIOL，非球面设计的 IOL 在光学设计上更接近自然的晶状体，能够提高视网膜成像质量，全部或部分抵消角膜的正球差，消除像差和提高白内障术后视觉质量。但非球面人工晶状体目前最大缺点是还不能根据每个患者的角膜球差来进行个性化设计。

（2）多焦点人工晶状体（multifocal intraocular lens，MIOL）：为满足患者的中、近距离的用眼需求，MIOL 逐步应用于临床，可为白内障术后患者提供相对良好的全程视力，提高脱镜率和患者满意度。基于不同的光学设计，MIOL 可分为折射型、衍射型，以及折射/衍射型 IOL，对波前像差的影响也不一致。

（3）可调节人工晶状体（accommodation intraocular lens，AIOL）：正常生理状态下，由于睫状肌的收缩，悬韧带松弛而改变晶状体中央部厚度，进而改变晶状体屈光度以看清远近不同的物体。可调节人工晶状体是根据眼的生理性调节而设计的一类依靠机械调节的新型人工晶状体，它通过特殊设计的晶状体袢，依靠睫状肌收缩及晶状体囊袋舒缩作用，使其光学面前后位移而获得一定的调节力。可调节人工晶状体的缺点是调节幅度较小，与理想的可调节人工晶状体还有较大差距。

（4）散光矫正型人工晶状体（toric intraocular lens，toric IOL）：Toric IOL 的设计为白内障合并散光的患者带来了更佳的术后视觉质量。其在人工晶状体光学部加上一定的柱镜度数，光学部上的两个定位标志即散光的轴向。Toric IOL 矫正散光功能的实现与术后晶状体在囊袋内的位置密切相关，其倾斜、偏心、视轴方向的位移和囊袋内旋转对术后高阶像差、散光矫正效果及视觉质量影响显著。人工晶状体植入后，将标志旋转到术前测定的散光轴向上，用于矫正角膜源性散光。其缺点是植入术后仍可能存在人工晶状体不同程度的旋转，使矫正作用消失。

（5）光可调人工晶状体（light adjustable intraocular lens，LAL）：可在 IOL 植入后进行残余屈光度矫正，即在术后一定时间内通过光传导装置对 IOL 进行 3 次屈光度调整锁定。相关文献报道，92% 患者在最终锁定后，残余屈光度可在目标屈光度 ±0.5D 范围内。但应注意的是，在最终锁定前，LAL 植入患者在室内、室外均需佩戴抗紫外线眼镜，以避免外界光线对 LAL 屈光度的影响。模块化 IOL 在囊袋中植入基础模块，可在术后任何时间阶段根据患者的屈光状态变化置换 IOL。

3. FLACS 适应证 FLACS 在以下特殊病例中具有更为显著的优势。

（1）硬核白内障：FLACS 可减少超声能量使用，减少角膜内皮细胞丢失，加速术后视力恢复。

（2）浅前房、全白白内障：FLACS 可提高手术成功率，减少并发症发生率。

（3）合并轴性高度近视：FLACS 可提高撕囊精准性。

（4）使用功能性 IOL：FLACS 可以保证 IOL 位置居中性、稳定性和有效晶状体位置（ELP）。

（5）Fuchs 角膜内皮营养不良、角膜内皮细胞计数低：FLACS 能够减少角膜内皮细胞丢失，提高手术安全性。

（6）异位不明显的晶状体半脱位：FLACS 可提高手术安全性。

（7）角膜穿通伤或眼部钝挫伤导致的晶状体问题：采用飞秒激光提升手术安全性。

4. FLACS 禁忌证 存在下列情况中任何一项者，不能进行手术。

（1）眼眶、眼睑或眼球解剖结构异常：如睑裂狭小、眼睑变形。

（2）患者无法主动配合手术：如眼球震颤、无法固视、头位异常或因全身性疾病无法仰卧者。

（3）合并妨碍角膜压平的角膜疾病（非接触式设备除外）。

（4）合并干扰激光光束的角膜混浊。

（5）角膜后弹力层膨出：存在角膜破裂风险。

（6）近期反复发作的感染性角膜疾病。

（7）前房内存在血液或其他物质（如硅油等）。

（8）低眼压或存在角膜植入物。

（9）小睑裂。

（10）散大瞳孔直径＜5mm，或瞳孔异位。

（11）未控制的青光眼或存在薄壁滤过泡。

（12）大且肥厚的翼状胬肉，或球结膜松弛症较严重。

（13）明显的晶状体异位：对于脱位范围大或晶状体偏位严重、晶状体前囊膜被虹膜遮挡的患者，不建议使用飞秒激光切开晶状体前囊膜。

对于禁忌证中的（9）～（13），患者必须经过全面、严密的评估再确定是否进行 FLACS。

第二节　治疗白内障的临床新技术

一、飞秒激光辅助屈光性白内障手术（FLACS）

飞秒激光辅助屈光性白内障手术一般包括飞秒激光术、超声乳化白内障吸除术和人工晶状体植入术三步。Meta 分析结果显示，相对于传统超声乳化白内障吸除术，FIACS 使用的超声时间更少、超声能量更低，可减少角膜内皮细胞丢失、减轻角膜水肿，并在撕囊质量方面显示出优越性，且在术后 1 周至 6 个月可获得更好的视觉效果。在屈光性白内障摘除手术时代，FIACS 越来越得到临床医师的认可和推广。

飞秒激光在制作透明角膜切口的同时，可通过在角膜缘或角巩膜缘构建松解切口来精确纠正最高达 3.5D 的角膜散光，从而改善术后屈光状态，优化术后视力。

二、FLACS 主要步骤

（一）设置激光，捕获高分辨率广角前节图像

激光参数设置的顺序：角巩膜缘定位、主切口及侧切口位置、晶状体前囊膜切开位置居中性及直径、晶状体前囊膜切开厚度、劈核厚度、切口长度与深度及形状。激光治疗前强调对手术相关参数进行最优化处理，应个体化综合衡量患者并进行合理选择，从而实现本技术的最优化临床效益。连接设备的显像系统，并在整个手术过程中保持眼部的稳定状态。

（二）激光制作晶状体前囊膜切口

飞秒激光晶状体前囊膜切开较手工撕囊更精确，接近环形，居中性好，可重复性和可预测性强，从而可更好地保证 IOL 居中和 360° 光学覆盖。飞秒激光晶状体前囊膜切开口直径可根据需要自行设定（4.5 ~ 6.0mm），原则为 360° 覆盖 IOL 边缘。

（三）激光预劈核

飞秒激光对晶状体核的预处理不是必需的，建议对于特殊患者，如乳白色晶状体核、后极性白内障等，可根据实际情况不进行飞秒激光预劈核。飞秒激光预劈核的参数可根据晶状体核的硬度、劈核方式、飞秒激光设备等因素进行个性化设计。对于Ⅳ级及以上硬核白内障，可将晶状体核劈成 6 块。

（四）制作透明角膜切口

飞秒激光制作透明角膜切口不是必需操作，可根据不同设备和需求自行选择。若采用飞秒激光制作角膜切口，操作前将切口设置成二平面或三平面，以提高切口的自闭性。若角膜切口定位困难，可术前在裂隙灯显微镜下标记角巩膜缘位置，严重者放弃飞秒激光制作透明角膜切口。

（五）角膜松解切口

飞秒激光制作角膜松解切口可有效矫正角膜规则散光，较手工制作的角膜松解切口具有稳定、安全、恢复快的优点，短期并发症发生率较低，且无穿透角膜的风险，同时可增加切口深度并可避免完全穿通，轴位预测性更好（图 1-2-1）。

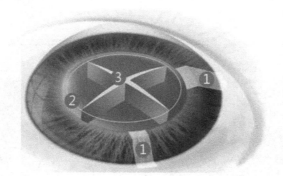

图 1-2-1　飞秒激光手术过程
①角膜主切口/角膜侧切口；②囊膜切开；③晶状体劈核

（六）超声乳化白内障吸除

常规的超声乳化手术是指单手法超声乳化术或经典的双手配合劈核的超声乳化术。随着超声乳化技术的发展，近年来出现了微切口双手超声乳化术，该技术将白内障手术切口缩小至 1 ～ 1.2mm，自微小主切口伸入无套管乳化针头完成晶状体核的超声乳化吸除，自侧切口伸入灌注式晶状体核劈开器，在提供眼内灌注液的同时辅助劈核、碎核及乳化抽吸，彻底清除残留晶状体软壳和皮质，酌情进行晶状体前、后囊膜抛光（图 1-2-2）。

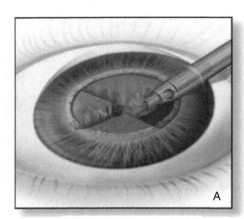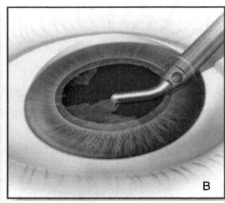

图 1-2-2　超声乳化吸除术过程

A. 晶状体核乳化吸除；B. 人工晶状体植入前囊袋清理

（七）植入 IOL

保留完整晶状体后囊膜，将后房型 IOL 妥善固定于晶状体囊袋内，并保持 IOL 位置居中。吸除黏弹剂：彻底清除 IOL 前、后的黏弹剂，避免术后发生高眼压（图 1-2-3）。

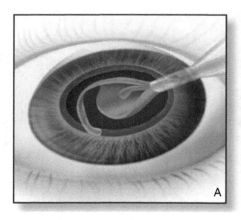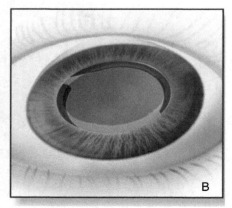

图 1-2-3　人工晶状体植入过程

A. 人工晶状体植入；B. 人工晶状体植入完成袢打开，晶状体入位

FLACS患者筛选流程（图1-2-4）。

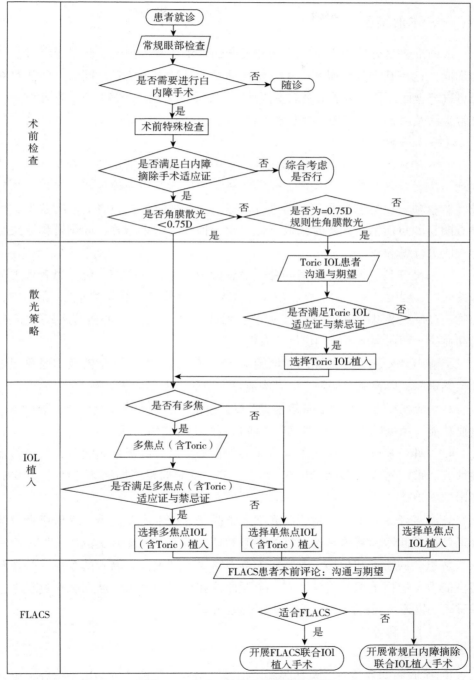

图 1-2-4 FLACS 患者筛选流程图

第三节　FLACS 治疗白内障的精准护理

一、术前准备

术前准备是确保患者手术成功和安全的重要环节。护士需要对患者进行全面询问，记录其全身和眼部病史、用药情况、过敏史等信息。同时，还需要对患者进行全面评估，包括求医的主要动机、手术期望值、经济状况、职业背景、日常生活及用眼习惯等相关社会学资料。

（一）一般评估

1. 入院评估　患者及其家属入科后，护士首先要热情接待患者及其家属，主动与患者及其家属进行沟通，介绍本科室的环境及白内障的相关知识、护理及注意事项。在与患者及其家属进行沟通时，应随时关注患者的心理状态。如果有明显的负面情绪，及时采取有针对性的护理措施来指导，或用转移注意力等方法进行缓解。

2. 病史评估　护士详细询问并记录患者全身及眼部疾病，包括患者视力下降的时间、程度、发展的速度和治疗经过等。了解外伤、手术等病史，用药史、药物不良反应及过敏史、家族史，以及有无糖尿病、高血压、心血管疾病等信息，对高血压、糖尿病患者控制血压、血糖。

了解患者要求手术的原因和期望值、经济状况、职业、生活及用眼习惯等社会学资料，以及能否平卧、语言沟通等术中配合度评估情况等。

3. 实验室检查　包括血常规检查、C 反应蛋白、血生化检查、尿常规检查、凝血功能、免疫反应等，同时询问患者抗凝药物的使用情况。

4. 心肺功能评估　评估患者有无心脑血管疾病、呼吸系统疾病，以及其他慢性或严重疾病史。进行心电图、血压检查，必要时可增加胸部 X 线或胸部 CT 等影像学检查。

5. 心理评估与支持　由于屈光型人工晶状体技术尚待完善，术后患者可能会遇到视觉问题，需要具备良好的心态和适应性。在与患者交流中，护士应深入了解患者的需求和担忧。对特定人群，需要特别关注，患者的个性、习惯和经济能力是选择手术的关键因素。全面评估和良好的医患沟通在决策过程中至关重要，以避免经济纠纷和高期望值导致的问题。

（二）专科评估

1. 常规眼部检查

（1）眼附属器检查：包括眼睑、泪器、结膜、眼球位置和运动情况，以及眼眶检查。

（2）裂隙灯显微镜检查：是眼科的标准检查仪器，将显微镜与调焦光源结合在一起，生成亮丽的裂隙状光束，照射至眼的各部分。医师通过弥散照射法和裂隙照射法来详细检查角膜、虹膜、晶状体及前房等眼前节结构。在飞秒激光辅助白内障手术前的检查中，裂隙灯对角膜的评估至关重要，它能帮助医师观察角膜的清晰度、厚度，以及潜在的缺损或变性，散瞳后可以检查玻璃体、视网膜、黄斑及视神经，排除眼部活动性炎症及眼底病变。此外，它还能评估前房的深度、晶状体的透明度，确认白内障的类型和程度，评判晶状体核硬度，这对白内障和屈光手术至关重要。

（3）眼后节检查：利用直接或间接检眼镜检查玻璃体和视网膜。

（4）视力检测：评估单眼和双眼的裸眼视力及矫正视力，包括主视眼、光定位、红绿色觉和视功能。

（5）眼压测试：眼压计是专为测量眼压而设计的设备，眼压在维护眼球形态和功能方面具有至关重要的作用。眼压的异常，无论是升高或降低，均可能对视觉造成负面影响。在精准屈光性白内障手术前的评估中，眼压测量具有关键作用，手术后，眼压的任何变化可能影响手术预后或视觉恢复，因此持续监测眼压能及时发现并处理可能的并发症，如眼内炎或葡萄膜炎。

2. 特殊眼部检查

（1）角膜及其内皮检查：包括角膜屈光力检测，利用角膜曲率计、相干光生物测量仪（IOL master）和角膜地形图仪检查。

角膜内皮计专为测量和评估角膜内皮细胞密度与形态设计。这些位于角膜后表面的单层细胞对维持角膜透明度至关重要。由于细胞无法再生，持续监测及术前评估显得尤为重要。仪器主要采用非接触光学原理，通过 Specular 反射显微术捕捉和分析细胞图像。分析反射图像可准确确定细胞数量、大小和形态。

角膜曲率测量对于判定个体的屈光状态和视觉清晰度至关重要，它通过详细测量角膜表面曲率，为眼科医师提供关于角膜健康和形态的重要信息。在白内障手术的前期评估中，角膜地形图能准确展示角膜形态，为选择合适的人工晶状体类型提供关键信息，特别是在考虑使用 Toric 或多焦点 IOL 时，同时对已知的角膜疾病如角膜锥状或角膜瘢痕的评估也非常有用。

（2）干眼相关测试：涉及泪河高度、泪膜破裂时间（break-up time，BUT）、泪液分泌试验（Schirmer test）及泪膜光学等。

眼表综合分析仪主要用于评估眼表健康、泪膜稳定性、泪腺及睑板腺功能。关于干眼的检测，该仪器能够评估泪膜的稳定性，通过非创伤性泪膜破裂时间

（non-invasivce break up time，NIBUT）及 Schirmer 试验测量泪液产生量以评估泪腺功能。此外，它能测量泪液的蒸发速度，观察睑板腺的结构和功能，检测泪液中的黏蛋白和油脂成分来评估泪液质量。

（3）眼后节学光相干断层扫描（optical coherence tomography，OCT）：主要评估黄斑和视神经的结构或功能，以识别潜在手术禁忌。

光学相干断层扫描是一种基于光干涉原理的成像技术，能够非接触且非侵入性地获取组织微结构图像。在精准屈光性白内障手术前期，OCT 能详细评估视网膜、黄斑及角膜的健康状况，从而检测潜在异常或疾病。

（4）眼部超声检查：包括 A 型和 B 型超声，以及超声生物显微镜（ultrasound biomicroscopy，UBM）。此检查可以了解眼内是否存在玻璃体混浊、视网膜脱离或眼内肿物，同时也可以测量眼轴长度和脱位晶状体的位置。

A 超和 B 超是基于超声波在眼内反射原理的测量和成像技术。A 超采用时间 - 振幅方式展示，主要用于测量眼轴长度，用于白内障手术中人工晶状体度数的确定。B 超则提供眼内二维横截面图像，特别适用于屈光介质混浊严重时的眼球后节评估，如视网膜、玻璃体和眼外肌的情况。在精准屈光性白内障手术前期，A 超确保了准确的人工晶状体选择，而 B 超则是评估后节疾病如视网膜脱离、肿瘤、出血等的重要工具。

眼科 UBM 是一种专为眼前节高分辨率成像而设计的先进超声影像技术。通过利用 35～50MHz 或更高频率的超声波，UBM 能精准描绘眼前节结构，如前房、角膜、虹膜、睫状体及睫状带。UBM 在白内障和屈光手术前期评估中至关重要，能评估眼前节健康，降低并发症风险，支持医师为手术选择适宜的人工晶状体并确定激光屈光手术参数。

（5）视网膜视力检查：评估黄斑的视觉功能。

视网膜视力检查仪是专为评估视网膜功能设计的眼科设备，尤其在角膜或晶状体发生病变时，基于双缝干涉原理，此仪器可绕过眼前节如角膜、房水和晶状体的干涉，直接在视网膜上成像。此设备对准备接受精准屈光性白内障手术的患者尤为重要，能帮助医师预测手术后最佳可能视力，影响手术决策。

（6）像差测定：像差增加与对比敏感度下降和光晕等视觉干扰症状的发生率相关。术前建议进行角膜像差分析以明确高阶像差。

（7）眼部生物学测量及 IOL 屈光度计算：相干光生物测量仪（IOL master）和角膜地形图仪测量眼部生物学指标，评估屈光度数与眼轴长度是否匹配，并计算所需 IOL 的度数。

人工晶状体生物测量仪如 IOLMaster 500 和 IOLMaster 700 为眼科提供了高

质量的光学生物测量解决方案。在白内障手术中，其能精准测量眼部参数以计算人工晶状体度数。IOLMaster 500 采用部分相干干涉测量术（partial coherence interferometry，PCI）测定视轴长度，并提供了多种计算公式。IOLMaster 700 则引入了 SWEPT Source OCT 技术，能直接测量角膜后表面，新增了总角膜曲率功能，且集成了多种 IOL 计算公式。这两款设备在精准屈光性白内障手术前的检查中至关重要，不仅帮助医师选择适宜的人工晶状体度数，还提供了关键的眼球参数参考。

（8）视觉电生理检查：评估视网膜的整体功能。

视觉电生理检查是针对视网膜和视觉传导路径功能的眼科诊断技术，旨在识别常规检查可能忽略的视觉问题。该技术依赖光刺激诱发的电活动，通过头皮或眼表面的电极捕获，进行电信号分析深入理解视觉系统功能。其中，视网膜电图（electroretinogram，ERG）评估视网膜功能，视觉诱发电位（visual evoked potential，VEP）评估视觉传导功能，眼电图（electrooculogram，EOG）关联视网膜色素上皮功能，多焦点视网膜电图（multifocal electroretinoagram，mfERG）提供视网膜不同区域的功能信息。在白内障手术前的评估中，视觉电生理检查有助于预测视力恢复和识别潜在视网膜或视觉传导问题，从而指导手术决策和预期手术效果（表 1-3-1）。

表 1-3-1　术前评估常用指标

主观评价指标	视力、对比敏感度
客观评价指标	波前像差、点扩散函数、调制传递函数、斯特列尔比、客观散射指数
量表	NEI-VFQ-25、VF-14、干眼标准症状评估问卷（SPEED）、汉密尔顿抑郁量表（HAMD）、汉密尔顿焦虑量表（HAMA）

（三）术前指导

1. 术前一天可嘱患者保持大便通畅，并清洗面部及头发，并保证术前一晚睡眠充足，难以入睡者，遵医嘱口服睡眠药物协助入眠，术日晨起取下活动义齿及随身佩戴的金属物品。

2. 术前为患者进行结膜囊冲洗和眼泪道冲洗。为避免更多的细菌从泪道冲出至结膜囊，冲洗时间尽量在术前 1d 或更早进行。若冲洗泪道后有脓性分泌物，不建议进行白内障手术。若仅泪道阻塞，无分泌物，则可进行白内障手术。

3. 术前局部应用抗菌药，包括氟喹诺酮类和氨基糖苷类等广谱抗菌滴眼液预防眼内炎，常规术前连续使用 1～3d，每天 4 次；若仅使用 1d，则采用频繁点眼 6～8 次 / 天。对高龄、糖尿病、外伤、独眼等特殊病例可酌情使用全身抗菌药。

4. 向患者说明正确点眼药水方法，且叮嘱患者避免用不清洁物品或手揉擦眼睛，预防感染。

5. 术前教会患者进行正确的固视训练，患者取仰卧位，嘱头部不能随意转动，用毛巾盖脸让患者体验铺无菌孔巾时的感受，固定注视 3～5min，可眨眼，不能转动眼球，练习 3～5 次，以促使患者能够正确配合医师手术操作。

6. 术前学会深呼吸训练：嘱患者仰卧，手放置在身体两侧，进行深吸气，长呼气，如此反复 4～5 次，直至患者放松，可重复实施。

7. 咳嗽喷嚏冲动缓解：教会患者在术中欲打喷嚏或咳嗽时，用牙咬上唇，也可做深呼吸，或用舌尖顶住上腭，以此缓解咳嗽或喷嚏冲动，如仍无法缓解，可用言语表达不适症状，但头部要保持固定不动，示意医师停止操作，以避免手术意外或出血的发生。

8. 向患者介绍手术中需配合的要点，告知患者正确的手术姿势。合并高血压患者，应告知患者手术分两个阶段进行，手术准备时间较长，避免患者过度紧张而导致血压升高；合并糖尿病患者，应重点强调术前出现低血糖或任何不适时要积极与医护人员进行沟通。

9. 术日应准确掌握患者散瞳时间，使手术过程中瞳孔散至 7mm 以上，确保充分显露手术视野。

10. 播放飞秒激光辅助白内障手术原理、过程及围手术期管理的视频，帮助患者及家属了解手术方式及流程，并通过术前谈话的形式，告知手术的优势、功能性人工晶状体较以往人工晶状体的优点及不足、手术麻醉方式及注意事项，从而消除患者的紧张、焦虑等负性情绪，对手术及手术效果树立正确认识和合理预期。

二、FLACS 术中精准护理

（一）准备工作

1. 物品准备

（1）常规物品：无菌治疗巾、无菌手术衣、无菌手套、无菌注射器、止血材料、手术缝合线、一次性受水袋、冲洗针头纱布、棉签。

（2）特殊耗材：基础敷料、眼科护皮巾、一次性眼科用手术刀、超乳器械、黏弹剂、超声乳化积液盒、人工晶状体、电极导线、患者接口、软镜。

2. 器械准备 护士在手术开始前，应仔细核对手术器械，确保手术所需的器械，并处于良好的工作状态。

（1）手术床。

（2）显微镜：测试亮度开关，套无菌显微镜套并将目镜处暴露，根据手术医师瞳距或习惯调整目镜位置。

（3）超声乳化仪：检查超声乳化仪是否性能完好，管路连接是否正确，根据手术医师习惯或实际情况摆放脚踏板，连接至备用状态，如选用散光或 ART 晶状体患者需要水平定位。

（4）超乳手柄：使用前检查手柄和电线是否损坏，将手柄连接到超声乳化仪，进行手柄自检，将手柄连接到控制台之前，确认手柄连接头干燥。在每次使用后立即清洗，保持手柄内部清洁、干燥。

（5）飞秒仪器：每周对飞秒仪器定期进行开机检测，记录能量，正常能量为 20p，每两次检测能量差不得超过 10%。手术日再次进行开机检测，以确保手术顺利进行。巡回护士术前于飞秒仪器中输入患者身份信息，眼别及手术参数。

3. 药品准备　复方电解质眼内冲洗液、盐酸肾上腺素注射液、盐酸利多卡因注射液、地塞米松磷酸钠注射液、盐酸丙美卡因滴眼液、复方托吡卡胺滴眼液、0.5% 聚维酮碘、氧氟沙星或加替沙星眼药膏、阿米卡星。

4. 全麻或局麻患者准备

（1）患者入手术室前生命体征是否正常，患者可活动义齿及助听器等影响手术进行的饰物需取下。

（2）患者了解护士术前的宣教内容，了解手术方法。

（3）患者掌握术中头位及眼位配合事项，掌握术中注意事项如术中有咳嗽或其他影响手术的行为需提前知会手术医师，待手术医师停止手术操作并口述"现在可以咳嗽"后再咳嗽。

5. 医务人员准备

（1）严格无菌操作：护士需要保持手术室的整洁和无菌，遵循手术室相关的操作规范和消毒流程，降低感染风险。

（2）术前安全核查：护理人员核对患者身份信息，确认患者信息无误。手术室护士在麻醉前、手术前、手术后同手术医师及麻醉医师对照《手术安全核查表》内容逐项核对，共同签字。

（二）麻醉方式

麻醉方式分全身麻醉和局部麻醉（包括球后麻醉、球周麻醉、Tenon 囊下麻醉、前房内麻醉及表面麻醉）。

麻醉方式的选择需综合考虑患者全身及眼部情况、眼科机构条件、患者诉求等因素，充分结合麻醉医师团队的决策及术者的临床判断。术前须向患者充分告知麻醉方式及其相应的术中意识情况、疼痛程度及并发症等相关事项。

全身麻醉存在一定风险，常规推荐使用局部麻醉。但是，对于无法配合手术的患者，如合并阿尔茨海默病、幽闭恐惧症者，须在专业麻醉医师充分评估全身状况下决定麻醉方式并实施麻醉。必要时可采用基础麻醉，以保证患者良好的手术体验和配合度，术中须监控心电图、血氧饱和度、血压和呼吸等指标。

不同麻醉方式的白内障摘除手术预后（包括视力、视功能、并发症发生率、药物不良反应、患者满意度等方面）无明显差异。

（三）术中护理配合

1. 手术计划的精准护理关注点

（1）设备检查：确保显微镜、超声乳化仪器、飞秒仪器等设备的正常运行。

（2）患者体位：患者仰卧位躺在手术床上，稳定头部，确保患者舒适、安全，同时便于医师操作。

（3）监测生命体征：密切监测患者的心率、血压、呼吸等生命体征，及时发现并处理异常。

（4）配合医师：熟练掌握手术步骤。

2. 白内障超声乳化抽吸术的护理关注点

（1）待飞秒激光手术完成后，护理人员应观察患者术后瞳孔是否保持散大状态，针对瞳孔缩小的患者，为确保后续手术顺利进行，应及时为患者点散瞳药。

（2）配制眼内灌注液，术中密切注意灌注液的情况，根据前房情况及时调节灌注高度，及时更换灌注液，更换时要及时提示医师。

（3）患者完成飞秒激光手术进行超声乳化手术之前应冲洗结膜囊，调节好超声乳化仪器参数，并随时根据医师的需要调整超乳仪能量及注吸压力。

（4）术中严格执行无菌操作，严防眼内感染，严格管理参观人员，严防触碰手术床、器械台、显微镜手术区域。

（5）与手术团队保持密切沟通，及时反馈患者的情况，正确执行医嘱。注意术中突发情况，例如出血、眼心反射等的应对处理，协助应急抢救等。

（6）当术者用注吸手柄吸取残余皮质时，按术者要求，将人工晶状体递上台并再次核对屈光度。

3. 功能性人工晶状体植入术的护理关注点

（1）再次核对患者床号、姓名、术眼、人工晶状体参数、手术方式等进行核对。

（2）人工晶状体上台前要与手术医师共同核对品牌、型号、度数、灭菌效果、有效期等。

（3）了解患者心理状况及情绪反应，手术采用局部麻醉方式且术中会遮盖患者面部，对于有幽闭恐惧症的患者要及时关注其心理状态及生命体征，手术中护士应尽可能多地与患者沟通交流，了解患者需求，稳定患者情绪，积极配合。

（4）观察患者血压、血氧正常后，嘱其坐起，完善各种记录单、登记本，将人工晶状体标签分别在护理记录单、手术同意书和高值耗材单上粘贴，并将剩余备份随病历带走。

三、术后护理

（一）一般护理

1. 环境准备　保持病房内环境的整洁，将病房内的温度控制在 18 ～ 22℃，将湿度控制在 50% ～ 60%。

2. 生命体征监测　局部麻醉患者术后监测血压、脉搏、呼吸；全身麻醉患者术后给予持续低流量吸氧，持续床旁心电监护监测生命体征，保持患者呼吸道通畅、检查伤口疼痛情况等。

3. 体位护理　术后建议严格坐位或卧位休息 1h；从手术室回家或到病房的过程中缓慢行走，到家或病房后建议安静休息。

4. 术后观察

（1）加强对患者巡视与解释工作，密切观察患者术眼，发现异常及时报告医师处理，注意倾听患者主诉，如有眼部胀痛等不适出现，立即报告医师。

（2）告知患者术后因手术切口导致患者术眼有明显的异物感或流泪，应安抚患者此情况属于正常现象，不要过度紧张。同时叮嘱患者尽量闭眼休息，减少眼球活动，尽量少低头、弯腰，防止眼压波动。

5. 眼部护理　术后尽量闭眼休息，避免眼球受压震动或感染的危险因素，注意眼部卫生，保持敷料清洁干燥，做好眼部保护，避免术眼受压磕碰，尽量不低头弯腰，揉术眼。

6. 用药指导

（1）采用一对一示教的方法教会患者点眼药方法，指导患者保持眼部清洁卫生。

（2）若患者同时使用 2 种以上的眼药水时不可同时点眼，要间隔 5 ～ 10min，用药时间应遵医嘱，叮嘱患者不能擅自更改或停药。

（3）高血压、糖尿病等其他疾病的患者应继续坚持对原发病的治疗。

7. 饮食护理　术后宜进食清淡、易消化的食物，避免辛辣、过硬的食物，保持大便通畅，高血压患者需执行低盐低脂饮食，糖尿病患者需执行糖尿病饮食。

8. **安全护理** 术后患者因眼部覆盖纱布，暂时失去生活自理能力，护理人员应为患者提供安全、舒适的环境，避免跌倒等不良事件的发生。

9. **运动指导** 术后1周内建议在家安静休息，避免剧烈活动；两周内避免异物入眼；1个月内少去人流密集的公共场所；术后3个月内避免剧烈活动、重体力劳动，避免术眼遭受碰撞，勿对术眼施加压力（揉眼等），注意劳逸结合，避免视疲劳。

10. **科学用眼** 在日常用眼过程中，注意科学用眼，依三焦点人工晶状体的远、中、近光线分布比例5：2：3，在看书时，用台灯来辅助，看手机时调亮背景光来增强对比敏感度，约40cm的距离来看近处，约80cm的距离来看中间部分，视觉效果会更好。

11. **随访指导** 建议术后1天、1周、1个月、3个月分别进行随访，嘱患者遵医嘱按时来院复查，如出现术眼胀痛、红肿、视力下降、分泌物突然增多、视物不清等不适，立即就诊。

（二）专科护理

1. 预防术后眼内感染

（1）密切观察术眼局部情况，注意眼痛、结膜充血、水肿以及术眼分泌物的量及性质、切口的愈合情况、角膜透明度等。

（2）手术后一天打开眼部敷料，局部使用抗生素、皮质类固醇眼药水滴眼及激素治疗。

（3）局部护理：协助医师进行无菌换药，必要时术眼加盖眼罩，避免术眼受压或碰伤。

（4）保持敷料清洁干燥。手术后一般不会疼痛，可能出现有眼花、轻度异物感，属正常现象。如发生明显眼痛、恶心、呕吐，视力突然下降或其他不适，应立即报告医师。

（5）严格遵医嘱按时点眼药，点眼前洗净双手，清洁眼部分泌物，瓶口距离眼2cm以上，避免药瓶口触碰睫毛，以免发生眼内感染。

（6）勿使用毛巾、纸巾擦眼，手术后两周内避免脏水进入眼内，不要对手术眼施加压力并预防外伤。

2. 预防人工晶状体移位的护理

（1）手术当天尽量多卧床休息，避免剧烈活动，避免弯腰用力，勿低头取物、勿揉眼；轻声说话，控制咳嗽和打喷嚏。有咳嗽或呕吐者，要服用镇咳或止吐药物，以防人工晶状体移位。

（2）避免负重、长时间低头伏案等，避免过多活动头部。吃饭、大小便可起床，但动作要缓慢些。避免眼睛过度疲劳。

（3）术后忌吸烟、饮酒；应进食纤维素含量高的食物，如新鲜的水果、蔬菜等，预防便秘，以防用力过度而导致人工晶状体移位。两天有大便或排便困难者，可给予缓泻剂。

（4）地面防水、防滑，防止因跌倒造成人工晶状体移位。

（三）症状的精准护理

1. 疼痛的精准护理

（1）向患者及其家属解释术后疼痛产生的原因及疼痛对术后康复的影响，告知疼痛管理的目的和必要性。

（2）当患者主诉眼部不适、疼痛时，及时对患者进行疼痛评估，根据患者疼痛情况，针对其具体病情给予对症处理。

（3）通过深呼吸、听轻音乐等方式转移患者注意力，以减轻疼痛。

（4）患者由于年龄、身体功能、心理状态等原因产生不同程度的焦虑情绪，术后对疼痛敏感，可采取个性化心理护理减轻患者的疼痛感知。

2. 视觉不适的精准护理

（1）患者术后可能会出现对比敏感度下降、眩光、光晕和视觉质量下降等不良反应，告知患者一般术后3个月症状可消失，减少患者焦虑情绪，增强患者恢复正常视觉质量的信心。

（2）告知患者尽量少低头和避免往强光处看，以避免加重眩光和光晕感；室内光线应缓慢增加，使眼睛能渐进地适应光线；夜间视物不清时尽量不要在光线太暗处活动。

（3）加强安全宣教，术后出现视觉不适症状时在日常生活中应注意安全，如上、下楼梯应扶着护栏，夜间活动时应特别小心。

（4）在符合手术指征的情况下，建议双眼均接受白内障摘除手术，有助于提升患者满意度及双眼视觉质量，减轻术后视觉不适。

3. 便秘的精准护理　患者术后便秘可能因为用力过度而导致人工晶状体移位，因此，白内障术后预防便秘至关重要。

（1）护士及时评估，指导患者合理膳食，每天饮水≥2000ml。

（2）多吃富含纤维素的蔬菜、水果、全谷物和豆类，促进肠道蠕动排便。

（3）鼓励患者养成规律排便习惯，训练肠道功能。

（4）中医运用推拿调整气血及内脏功能，腹部穴位推拿可促进胃肠蠕动。

（5）术后患者可根据个人情况选择散步、太极拳等轻度运动，以增强肠道蠕动力。

（6）必要时遵医嘱给予中成的通便药物或使用开塞露等方法，保持大便通畅。

4. 术后高眼压的精准护理

（1）术后 4h 是高眼压发生的高峰期，此时护士应加强观察巡视，密切关注患者的主诉，及时评估患者眼压情况。

（2）如患者术前有高眼压倾向或合并青光眼，护士术后应遵医嘱每天给患者术眼滴布林唑胺 2 次预防高眼压。

（3）若患者出现眼胀、眼痛、呕吐等情况，应立即报告医师，遵医嘱给予 20% 甘露醇静脉滴注、口服醋甲唑胺或给予派立明等降眼压的药物滴眼。

（4）因甘露醇药物属于高渗性药物，会对血管产生一定的刺激，应在使用的过程中做好患者宣教和液体巡视，避免发生药物外渗，延长患者住院日。

5. 呕吐的精准护理　呕吐可能与患者白内障术后眼压过高或精神过度紧张有关，对患者的康复和生活质量产生不利影响。

（1）对眼压高引起的呕吐，要及时降眼压。

（2）及时清理呕吐物，保持患者口腔、鼻腔清洁，避免脏物污染眼部，预防感染。

（3）遵医嘱给予药物治疗，如止吐药、胃肠道动力药等，缓解呕吐症状。

（4）调整床头高度，避免平卧，以减轻胃肠道负担。

（5）呕吐患者可在呕吐间歇期给予营养支持，避免高脂、高糖、高蛋白食物。

（6）患者术后呕吐可能导致焦虑、恐惧等负面情绪，护士应加强与患者的沟通，了解患者需求，给予心理支持。

（7）指导患者进行放松训练，如深呼吸等，减轻焦虑情绪。

6. 伤口的精准护理　白内障患者手术当天眼部敷料包扎，术后第 1 天需拆开纱布进行换药。

（1）护理人员在术后应对患者的伤口进行定期观察和评估，注意伤口有无渗液、渗血、红肿、感染等情况。

（2）严格无菌操作，落实医院的消毒和手术创面护理的相关规范，保持伤口的清洁和干燥，避免感染的发生。

（3）白内障患者多为老年人，医护人员需要评估患者是否有基础糖尿病、高血压等疾病，定期检查血糖、血压、肝肾功能等指标，严格控制血糖，口服药及胰岛素剂量应根据患者的实际血糖水平和医师医嘱进行调整，防止伤口迁延不愈或感染发生。

7. 术后用药的精准护理

（1）护理人员应严格按照医师的医嘱进行药物治疗，讲解术后继续应用药物的原因，取得患者及其家属的配合。

（2）白内障患者术后需遵医嘱使用抗生素滴眼液4次/天，常规持续1～2周；非甾体抗炎药滴眼液4次/天，常规持续4～6周；糖皮质激素滴眼液4次/天，常规持续2周；若存在干眼症状，可酌情使用人工泪液。

（3）滴眼药水取下眼药水瓶盖后需将瓶盖口朝上放置，以免造成瓶口的污染。

（4）用无菌棉签向下轻拉下眼睑，眼球向上看，充分暴露出下穹窿部结膜，滴一滴眼药水或挤适量眼药膏在结膜上。滴眼药水时瓶口应距离眼睛2～3cm，避免瓶口接触眼睛而造成眼药水的污染。

（5）滴完眼药水后闭目休息2～3min，同时用棉签擦掉溢出来的多余的药液。如果是刺激性比较大的滴眼液，可以用棉签按住泪囊，避免眼药水顺着泪管进入鼻腔，从而减轻苦涩感并减少药物的全身吸收。

（6）两种眼药同时使用应间隔5min以上；需要点用眼药水和眼膏两类眼药的患者，应先点眼药水，后点眼膏；要联用多种眼药水的患者，则应先点刺激弱的，后点刺激强的眼药水。

（7）术后眼药应遵医嘱频次、时间正确使用，不可擅自更改使用频次，提前停药等，以免造成术后感染。

（四）术后并发症的护理

尽管FLACS手术相对安全，但仍存在一定的手术风险。白内障患者术后并发症的监测与处理是术后护理中至关重要的一环。护理人员应密切观察患者的生命体征、意识状态、伤口情况等，术后要重点监测有无角膜内皮损伤、感染、晶体脱位、干眼等并发症的发生。

1. 角膜内皮损伤　引起角膜内皮细胞损伤的原因包括手术因素引起的急性丢失和术后随访期间的慢性丢失，生理性损失也是引起角膜内皮细胞损失的原因。因此在进行手术操作过程中，动作应轻柔，避免引起角膜的损伤；术后护理和随访过程中应做好健康教育，嘱咐患者注意休息，做好眼部卫生，定时滴眼药水，保持角膜环境卫生，谨防眼内感染的发生。

2. 眼内炎　眼内炎是白内障术后最严重的并发症，最常见的感染源为手术野和手术器械、术后滴眼液等。根据病原体的致病性不同及病程长短，眼内炎可呈现急性或慢性表现。一般的临床表现包括眼痛、视力下降、球结膜水肿、睫状充血、前房积脓和玻璃体混浊等。

（1）术后遵医嘱常规应用左氧氟沙星滴眼液、妥布霉素滴眼液，滴眼药时注意无菌操作。

（2）护士应观察患者术眼眼睑是否红肿、结膜是否充血，如患者有明显眼痛、异物感、眼睛流泪、畏光等刺激症状，应及时通知主管医师予以处理。

（3）告知患者术后早期保持术眼切口的清洁干燥，避免揉擦眼，触摸手术部位，可用湿巾擦脸以清洁面部，洗头时可采取仰卧位，防止脏水进入眼内导致切口感染。

（4）教会患者及家属正确的点眼方法。患者用药时应遵医嘱用量和频率，以免影响治疗效果或引起药物不良反应。使用前应检查药液质量及有效期，如药液变质或浑浊，禁止使用。

（5）术后保持术眼敷料的干燥、清洁，及时换药，术后一日开放点眼，注意观察术眼分泌物情况，如分泌物较多，可用无菌棉签蘸取生理盐水擦拭干净，发现分泌物异常应及时通知医师并留取标本送检。

3. 晶状体脱位的护理　有研究称 ICL 植入术后晶状体脱位的发生率为 0.072%，若在术后发生晶状体脱位，应在脱位后（2.14±1.68）d（0～5d）进行晶状体复位手术，早期进行复位手术可以使患者使视力和屈光度恢复到术前，帮助患者维持良好视觉功能。一般发生晶状体脱位最常见的原因就是眼部受伤所致的晶状体脱位。因此在患者术后的健康教育过程中，应向患者讲解术后的注意事项，避免术眼受到创伤，一旦发生意外，应立即就医。此外，腹压增加、剧烈咳嗽和打喷嚏等也会导致晶状体脱位。因此，术后应指导患者清淡饮食，勿吃辛辣刺激的食物，多吃蔬菜、水果，保持大便通畅，避免剧烈咳嗽等，以免引起晶状体脱位。

4. 干眼的护理　与传统超声乳化白内障吸除术相比，FLACS 术后眼表损伤和干眼症状更重。术前诊断为干眼的患者接受 FIACS 后更易出现眼表损伤，应在术前和术后早期评估和积极干预。

（1）对于合并轻度干眼的患者，可于术前局部使用人工泪液并持续到术后，以改善眼表微环境，增强对围手术期各种损伤的抵抗力；合并轻度睑板腺功能不良的患者须术前 3～5d 持续维持眼睑清洁，辅以睑板腺热敷、按摩等物理治疗。

（2）合理选择手术切口、尽可能缩短手术时间、术中维持眼表湿润、避免围手术期过度使用药物等措施可以有效降低白内障患者术后干眼的发生率。

（3）白内障摘除手术后干眼症状在术后 1 天即可出现，约在术后 1 周达到高峰，随后逐渐缓解。由于术后因滴眼液毒性引起的干眼症状出现时间较晚，患者可因眼部干涩、异物感、烧灼感、流泪、眼红、视力波动等多种不适再次就医。

（4）人工泪液可帮助患者减轻症状，提高视觉效果，延迟泪膜破裂时间，是目前治疗白内障摘除手术后干眼最常用的药物，建议选用不含防腐剂的人工泪液。对于泪膜脂质层异常的患者，可考虑使用含有脂质成分的人工泪液。

（5）其他药物应用：促进泪液分泌药物如地夸磷索钠滴眼液，抗炎药物及免疫抑制剂如低浓度糖皮质激素滴眼液，促进上皮修复的药物如小牛血去蛋白提取物凝胶、重组人表皮生长因子滴眼液、维生素 A 棕榈酸酯凝胶等。此外，对于严重干眼或人工泪液治疗无效的患者，可考虑眼部使用自体血清，其对角膜上皮也具有良好的修复作用。

（6）非药物治疗：对于使用药物治疗后干眼症状难以缓解的患者，可考虑行泪点栓塞；对于合并角膜损伤者，可依据病情选择使用湿房镜或保护性角膜接触镜；对于术后合并睑板腺功能不良的患者，可行睑缘清洁、热敷、按摩及光动力治疗等。

（7）健康教育

1）对白内障摘除手术前合并干眼相关眼表疾病的患者应充分告知病情，并使其了解术后干眼的常见性，缓解患者的焦虑情绪。

2）告知患者干眼是一种需要长期综合治疗的慢性疾病，进而加强患者随访的依从性，增加整体治疗方案的成功率。

3）干眼也被认为是一种与精神心理因素相关的疾病，充分的医患沟通和心理疏导有助于促进干眼症状改善。

4）术后应嘱患者规范用药，避免超时超量使用眼部药物。

5）多种生活方式及环境均可能是发生干眼的危险因素，如过多使用视频终端、空气干燥及污染、佩戴角膜接触镜、吸烟等，对患者进行充分的健康教育，帮助其维持有利于改善眼表状况的生活习惯，对干眼的治疗具有重要意义。

6）除临床治疗外，可嘱患者清淡饮食，注意全身补充水分及营养，适当增加不饱和脂肪酸的摄入（对具有患心脑血管疾病风险的患者慎用），避免吸烟和长期使用电子产品等。

第二章

微导管辅助 360° 小梁切开术治疗青光眼

第一节　概　述

一、定义

青光眼（glaucoma）是一组具有特征性视神经损害和视野缺损的眼病，病理性眼压增高是其主要危险因素之一。眼压升高的水平与视神经对压力损害的耐受能力、青光眼性视神经凹陷萎缩及视野缺损的发生和发展有关。青光眼是主要致盲眼病之一，有一定遗传倾向，在患者的直系亲属中，10% ～ 15% 的个体可能发生青光眼。

根据前房角形态（开角或闭角）、病因机制（明确或不明确）及发病年龄三个主要因素，一般将青光眼分为原发性、继发性和先天性三大类。

1. 原发性青光眼（primary glaucoma）　指没有明确眼部和全身继发性病因的青光眼、病因尚未完全明确。分为闭角型青光眼和开角型青光眼。

2. 继发性青光眼（secondary glaucoma）　是由眼部其他疾病或全身疾病等明确病因所致的一类青光眼。

3. 先天性青光眼（congenital glaucoma）　是胚胎期和发育期内眼球房角组织发育异常所引起的一类青光眼。

二、流行病学调查

世界卫生组织已将青光眼列为第二大致盲眼病。流行病学调查研究显示，2020 年全球原发性青光眼患病人数超过 7600 万，2040 年将高达 1 亿 1180 万。全球青光眼总患病率为 3.54%，中国是世界上青光眼患病人数最多的国家，患病率高达 2.58%，约占世界青光眼患者的 1/4，致盲人数约为 567 万。随着病情的发展，青光眼会导致视功能损伤，这种损伤是不可逆的，对个人、家庭和社会造成了难以估计的巨大痛苦和损失，已成为重要的公共卫生问题。

三、临床表现

（一）原发性闭角型青光眼

原发性闭角型青光眼的临床表现比较复杂，分为急性和慢性两种临床表现型。

1. 急性闭角型青光眼

（1）临床前期：具有闭角型青光眼解剖特征：浅前房、窄房角等，但尚未发生青光眼的患眼。

（2）先兆期：为一过性或反复多次的小发作，多出现在傍晚时分，突感雾视、虹视，可能有患侧额部疼痛，或伴同侧鼻根部酸痛。上述症状历时短暂，休息后自行缓解或消失。若即刻检查可发现眼压升高，常在 40mmHg 以上。

（3）急性发作期：患者剧烈头痛、眼痛、畏光、流泪、虹视、雾视、视力急剧下降，可伴有恶心、呕吐等全身症状。多为一眼，也可双眼同时发作。眼压多在 50mmHg 以上，可超过 80mmHg；症状剧烈，视力严重减退，可仅存光感。

（4）间歇期：小发作后自行缓解，关闭的房角重新开放，小梁未遭受严重损害，不用药或仅用少量缩瞳剂眼压能稳定在正常水平。

（5）慢性期：患者眼压中度升高，视力进行性下降，眼底可见青光眼性视盘凹陷，并有相应的视野缺损。

（6）绝对期：高眼压持续过久，眼组织特别是视神经遭到严重破坏，视力已降至无光感且无法挽救，偶尔可因眼压过高或角膜变性而剧烈疼痛。

2. 慢性闭角型青光眼　慢性闭角型青光眼往往不易引起患者的警觉，只是在做常规眼科检查时或于病程晚期患者感觉到有视野缺损时才被发现。在病程的早期，尽管眼压、眼底和视野均正常，但存在房角狭窄，或可见到局限性的周边虹膜前粘连。随着房角粘连的扩展，眼压升高多为中等程度，可达 40 ～ 50mmHg。处于进展期、晚期的病例眼底有典型的青光眼性视盘损害征象，相应地伴有程度不等的青光眼性视野损害。

（二）原发性开角型青光眼

原发性开角型青光眼在早期几乎没有症状。只有在病变进展到一定程度时，患者方有视物模糊及与闭角型青光眼类似的虹视和雾视。晚期双眼视野都缩小时，则可有行动不便和夜盲等现象出现。多数患者中心视力在短期内可不受影响。部分患者的病史回顾存在早期进行性近视加深表现，常有视疲劳。

（三）先天性青光眼

1. 婴幼儿型青光眼　原发性婴幼儿型青光眼通常表现为典型的三联征，即慢性或间歇性流泪（溢泪）、畏光和一定程度的眼睑痉挛。

如在2～3岁之前发病，眼压升高，常导致眼球增大，尤其是角膜和角巩膜缘部。单眼患者则表现为两眼明显的大小不等。婴幼儿患眼常出现畏光、流泪和眼睑痉挛等症状。随病情进展，角膜水肿、畏光、流泪等症状均突然加重，患儿烦闹哭吵，喜欢埋头以避免光的疼痛刺激。

2. 青少年型青光眼　一般无症状，多数直到有明显视功能损害如视野缺损时才注意到，有的甚至以失用性斜视为首次就诊症状，其表现与原发性开角型青光眼类似。由于眼压升高开始在3岁以后，通常无眼球增大征，但巩膜仍富有弹性，可以表现为进行性近视。当发展至一定程度时可出现虹视、眼胀、头痛，甚至恶心等症状。

四、治疗原则

（一）药物治疗

1. 胆碱能药物　常用1%毛果芸香碱，其降眼压机制是通过瞳孔括约肌的收缩增加小梁途径的房水外流，多用于闭角型青光眼急性发作、虹膜周边切除术后的残余性青光眼或对侧的预防性用药。

2. β肾上腺素能受体阻断剂　常用噻吗洛尔，通过减少房水的生成，可产生明显持续的降眼压作用。适用于原发性开角型青光眼、高眼压症、无晶状体眼青光眼。哮喘、心力衰竭、二度以上房室传导阻滞等患者应当慎用。

3. α-肾上腺素能兴奋剂　常用溴莫尼定，通过抑制房水生成和增加房水经葡萄膜巩膜途径外流而降低眼压。为原发性开角型青光眼及高眼压症的首选药物，也可用于慢性闭角型青光眼滤过手术后眼压仍高者。降眼压效果良好，作用持续时间长，长期用药无耐药性，无明显心肺不良反应。最常见的不良反应为口鼻黏膜干燥，疲劳乏力，嗜睡等，局部可有结膜苍白、烧灼感、视物模糊和泪液分泌减少等。

4. 碳酸酐酶抑制剂　常用布林佐胺滴眼液、口服醋甲唑胺。通过抑制睫状体中的碳酸酐酶，可以减少房水生成，明显地降低开角型青光眼和闭角型青光眼的眼压。副作用较多，如钾耗竭、胃部不适、腹泻、剥脱性皮炎、肾结石、气短、疲乏、酸中毒、四肢麻木等。

5. 前列腺素衍生物　常用拉坦前列素，降眼压机制是增加葡萄膜巩膜途径房水外流，降低房水外流的阻力，而不影响房水的生成。适用于治疗原发性开角型青光眼和高眼压症，可以单独应用或与其他降眼压药物联合应用。眼部不良反应主要有局部充血、角膜点状浸润、虹膜颜色加深及睫毛变粗、变长等。

6. 高渗剂　常用甘露醇，通过短期内增加血浆渗透压，使玻璃体容积减小而降低眼压。用于急性青光眼或一些内眼手术前后需要降低眼压时。常见的不良反应有多尿、头痛、背痛、头晕、腹泻、肺水肿等。老年患者应注意心血管和肺部的不良反应。

在使用青光眼降眼压药物时，若局部滴用 1 ～ 2 种药物即可使眼压控制在安全水平，视野和眼底改变不再进展，则可长期选用药物治疗。如果需使用 2 种或 2 种以上药物，要注意药物之间是否有相加的作用。若局部用药可以达到治疗效果，不必全身用药。如青光眼急性发作时，可局部和全身同时用药，当眼压控制后，及时减少或停用全身药物。当调节药物或联合用药后仍不能控制病情进展，应及时做激光或手术治疗。

（二）激光治疗

常用的激光治疗技术有激光周边虹膜切除术、激光周边虹膜成形术、氩激光周边虹膜成形术、激光小梁成形术、激光滤过手术、激光睫状体光凝术。

利用激光的热凝固和生物切割效应，重建或疏通眼内房水排出通道，凝固破坏睫状体上皮细胞，减少房水分泌，降低眼压；也可用于合并眼后段玻璃体视网膜疾病的继发性青光眼的治疗，如视网膜光凝术。在我国，原发性闭角型青光眼是主要的青光眼类型，随着早期诊断和早期干预水平的提高，激光虹膜切开术和激光周边虹膜成形术已成为原发性闭角型青光眼的主要治疗手段之一。

（三）手术治疗

青光眼的治疗目标是降低眼压、保护视神经，根据不同类型的青光眼及眼压情况，可选择不同类型的手术方式。

1. 手术方式

（1）青光眼虹膜手术：包括周边虹膜切除术和节段虹膜切除术。周边虹膜切除的目的是在虹膜的周边部，通过手术或激光切除一个小口，使后房水直接通过这个切除口流进前房，从而达到解除因瞳孔阻滞导致的周边虹膜向前隆起阻塞前房角，使原来前房角的排水途径恢复畅通的目的。对眼球的损害较轻，手术并发症较滤过性手术少，而且能基本保持眼球原来的正常房水排出生理功能。

（2）滤过性手术：包括小梁切除术和复合式小梁切除术等。手术原理是在角膜缘建立一条新的眼外引流途径，将房水自前房直接或间接引流至球结膜下间隙（滤过泡），然后经球结膜渗漏到泪膜或由周围组织吸收。

（3）睫状体手术：睫状体手术是通过不同方式破坏睫状体功能使其房水生成量减少，从而达到降低眼压的目的。睫状体冷凝术作为一种相对安全的睫状体破坏手术，大大减轻了患者术后疼痛。

（4）引流装置植入手术：青光眼引流阀植入手术是一种有效的眼外引流手术，原理是通过人工引流装置将房水引流到赤道部的结膜下间隙，以获得新的房水外引流通道。

（5）前房角手术：包括前房角切开术、小梁切开术等。手术的原理是从外路或内路切开小梁网和 Schlemm 管内壁，在前房和 Schlemm 管之间建立直接通道，以利房水排出。微导管引导的小梁切开术以其更好的疗效及安全性，成为大多数专家首选治疗方法。

对于降眼压药物治疗或激光治疗后不能达到目标眼压、视神经形态损伤或视野损伤进展、不能耐受降眼压药物治疗的患者，可考虑手术治疗。且应基于患者年龄、疾病程度、药物治疗反应等因素，综合考虑和选择手术方式，以获得最大益处。

2. 手术适应证

（1）青光眼虹膜手术一般适合原发性闭角型青光眼和继发性瞳孔阻滞性青光眼。

（2）滤过性手术中小梁切除术是目前青光眼治疗最主要的手术方式，几乎适用于各种类型的青光眼。

（3）睫状体手术主要用于其他治疗措施无效的晚期青光眼（绝对期青光眼、新生血管性青光眼等用药物和一般抗青光眼手术无法满意控制眼压）患者或已有严重视力损害又无法进行激光治疗的青光眼患者。

（4）引流装置植入手术适用于首选原发性开角型青光眼，其次为各类房角开放适合内路手术的青光眼。

（5）小梁切开术包括房角镜下微导管辅助 360° 内路小梁切开术（GATT）及微导管辅助 360° 外路小梁切开术（MAT）主要用来治疗原发性先天性青光眼（不伴有眼部或全身异常），尤其是房角呈现单纯小梁发育不良型者，有良好效果，成功率高达 90%，是婴幼儿期各种抗青光眼手术中疗效最佳的。也适用于原发性开角型青光眼、青少年型开角型青光眼、继发性青光眼（剥脱综合征、激素性青光眼、葡萄膜炎继发性青光眼、无虹膜继发性青光眼患者）、原发性闭角型青光眼等。外路 Schlemm 管相关手术青光眼适应证与经内路 Schlemm 管相关手术基本相同，更适用于有角膜混浊而影响房角观察的青光眼患者。

3. 手术禁忌证

（1）青光眼虹膜手术禁忌证：①非瞳孔阻滞因素引起的青光眼；②晚期原发性或继发性闭角型青光眼；③前房角广泛性粘连关闭者；④眼前节有急性或严重炎症者。

（2）滤过性手术禁忌证：①结膜筋膜有严重瘢痕粘连、分离困难；②严重的虹膜新生血管青光眼未做处理；③严重巩膜病变如巩膜炎、巩膜葡萄肿、化学巩膜烧伤、睫状体电凝或巩膜环肌术后原则上不宜行小梁切除术。

（3）睫状体手术禁忌证：①残存的视功能在患者生活中仍起主要作用时，不能轻易选择睫状体破坏性手术，包括睫状体冷凝术；②无痛苦症状的青光眼；③尚可选择其他抗青光眼手术的青光眼。

（4）引流装置植入手术禁忌证：闭角型青光眼、葡萄膜炎、眼部感染、严重干眼、严重睑缘炎等。

（5）GATT 手术和 MAT 手术的绝对禁忌证：凝血功能障碍、无法停止抗凝药物治疗、人工晶状体不稳定、不能识别房角结构（特别是小梁网）、房角闭合、角膜混浊等。相对禁忌证为既往角膜移植病史和术后前 2 周无法将头部抬高 30°。因 MAT 手术需做结膜瓣及巩膜瓣，因此，结膜筋膜有严重瘢痕粘连、分离困难者、严重巩膜病变如巩膜炎、巩膜葡萄肿、化学巩膜烧伤、睫状体电凝或巩膜环肌术后原则上不宜行此手术。

第二节　治疗青光眼的临床新技术

全周小梁切开术包括外路和内路，微导管辅助的 MAT 是在粘小管成形术基础上发展而来的新的术式，是在直视下将发光微导管准确插入 Schlemm 管内，实现 360° 穿通，然后利用微导管将 Schlemm 管内壁及小梁网 360° 切开，以解除小梁网、邻管组织和 Schlemm 管的阻力，增强房水内引流进而实现眼压降低，疗效不依赖于滤过泡的功能。MAT 通过使用微导管光源定位在 Schlemm 管中穿行的位置，可避免迷路的风险，更安全地实现小梁网 360° 切开。相较于传统小梁切开术，MAT 具有切开小梁范围更大、安全性更高的优点。

房角镜下微导管辅助的 GATT，可在房角镜直视下利用微导管或缝线准确进入并全周切开 Schlemm 管壁，将房水直接引流入集液管，通过降低小梁网房水流出道的近端阻力从而达到降低眼压的目的。

360° 小梁切开术的主要器械包括具有照明指示功能的 iTrack 微导管、黏弹剂推注器和 iLumin 照明系统（图 2-2-1，图 2-2-2）。

　　iTrack 微导管直径仅为 220μm，内有光导纤维，与 iLumin 激光器连接后可以在管道头端发射出光线，为医师提供 Schlemm 管走行的位置信息；微导管内有一个空腔，通过微导管可以将黏弹剂从一端送入并从头部溢出，实现将黏弹剂送入到 Schlemm 管（图 2-2-3，图 2-2-4）。

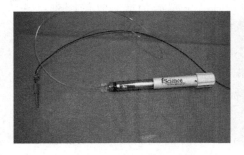

图 2-2-1　带有照明系统的推进装置原理图

图片来源于 Paolo Brusini. The Scientific World Journal-2014-Brusini-Canaloplasty in Open-Angle Glaucoma Surgery A Four-Year Follow-Up.

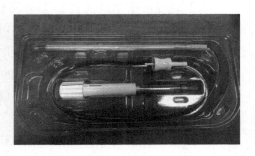

图 2-2-2　具有照明指示功能的 iTrack 微导管及黏弹剂推注器

　　将具有照明指示功能的微导管与黏弹剂推注器相连接。手柄上的推注器被缓慢向前推，使导管在 Schlemm 管前进 360°。然后，通过将手柄上的推注器向后滑动，导管被拉回手柄。材料一般为不锈钢、镍钛合金和热塑性塑料，例如聚碳酸酯、聚甲基丙烯酸甲酯。

　　iLumin 照明系统是基于激光的微照明系统，可提供 iTrack 微导管管道头端的可视化（图 2-2-5，图 2-2-6）。

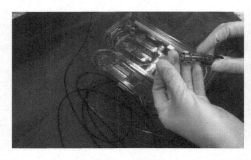

图 2-2-3　黏弹剂推注器连接 iTrack 微导管

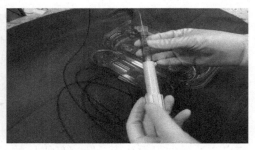

图 2-2-4　旋转推注器

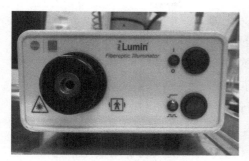

图 2-2-5　iLumin 照明系统

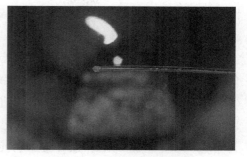

图 2-2-6　微导管发光头端

图片来源于 Paolo Brusini《The Scientific World Journal-2014-Brusini - Canaloplasty in Open-Angle Glaucoma Surgery A Four - Year Follow-Up》

第三节　MAT/GATT 治疗青光眼的精准护理

一、术前准备

术前准备是确保患者手术成功和患者安全的重要环节。护士需要对患者的病史、用药情况、过敏史等信息进行详细了解。同时，还需要对患者进行全面评估，包括视功能评估、全身功能评估等，以确保手术的安全性和有效性。

（一）一般评估

1. 入院评估　患者及其家属入科后，主动与患者及其家属进行沟通，介绍本科室的环境及青光眼的相关知识、护理及注意事项。

2. 病史评估　护士应详细了解患者的病史，包括疾病史、手术史、药物过敏史、家族病史等。同时进行全面的体格检查，以评估患者的一般情况和有无其他严重并发症。

3. 眼部评估

（1）眼部手术（包括屈光手术等）及激光治疗史，眼外伤史（钝挫伤）。

（2）患者发病的时间，起病的缓急，视功能改变情况，特别是视野有无缺损及眼底、视盘改变情况，评估眼压波动范围及眼压高峰值，眼压升高的程度等。

（3）有无眼睑及结膜水肿、充血及脓性分泌物，排除眼部感染情况，结膜炎、角膜炎、睑腺炎、泪囊炎和急性结膜炎等手术禁忌证。

（4）有无人工晶状体不稳定、不能识别房角结构、房角闭合、角膜混浊等情况。因 MAT 手术需做结膜瓣及巩膜瓣，因此，应评估患者结膜筋膜有无严重瘢痕粘连、严重巩膜病变如巩膜炎、巩膜葡萄肿、化学巩膜烧伤等。

4. 心肺功能评估　评估患者有无心脑血管或呼吸系统疾病、神经系统及内分泌系统疾病、消化系统及免疫系统疾病、其他慢性或严重疾病史。

5. 实验室检查　根据患者的病情进行相关检查，如心电图、胸部 X 线片、超声心动图、腹部超声，血常规、生化指标、免疫等，因 GATT /MAT 术后易引起前房积血，应特别注意患者凝血功能，同时询问抗凝药物的使用情况等。对于眼部血液供应障碍者，推荐检测血脂浓度。

6. 心理评估与支持　了解患者及其家属对疾病和手术的认知程度，了解其心理状态和抗压能力，评估患者及其家属的配合程度。因 GATT /MAT 手术为近年新开展的手术方式，患者对预后期望高，心理压力也较大。护士应耐心回答患者的各项疑问，消除患者紧张情绪，并提供相应的心理支持和安慰，以提高患者的手术适应性和预后。

（二）专科评估

评估青光眼患者的症状包括主观评估及客观评估。主观评估包括视力、视野等。客观评估主要包括裂隙灯显微镜检查、中央角膜厚度评估、房角情况评估、眼底照相或后段光学相干断层扫描检查评估。

1. 视力、眼压及眼前节评估

（1）测量裸眼视力及矫正视力，屈光状态及眼轴长度。

（2）眼压评估：眼压是诊断青光眼重要依据，由于视神经对眼压的耐受力有很大的个体差异，正常眼压不能以某一准确数值来定义。对于基于单次眼压测量结果诊断开角型青光眼的患者，推荐行 24h 眼压测量（采用传统方案或习惯体位测量方案）。非接触式眼压检查的精准护理为①预防感染：定期消毒眼压计的探头。清洁患者眼睛周围的区域，以保持整洁和卫生。严格遵守消毒要求，以防止交叉感染。②患者准备：准备患者和测量环境，让患者坐在合适的位置，保持舒适并头部固定。③心理护理：与患者进行良好的沟通，解答其疑虑和不安，注意观察患者是否出现不适或不良反应。

（3）裂隙灯显微镜行眼前节检查（角膜、前房深度、瞳孔大小和对光反应、前房角关闭的任何体征）。

2. 中央角膜厚度评估　可用于评估角膜内皮的功能，帮助评估和测量眼内压。对高眼压症、正常眼压型青光眼、高度近视眼或准分子激光角膜屈光手术后拟诊断开角型青光眼的患者，均应测量中央角膜厚度。中央角膜厚度评估的精准护理如下。

（1）预防感染：使用消毒剂清洁超声的探头，确保其无菌。清洁患者眼周围的区域，以保持整洁和卫生。严格遵守消毒要求，以防止交叉感染。

（2）患者准备：患者平卧位或坐位，注视裂隙光带，结膜囊滴表面麻醉药。

（3）心理护理：与患者进行良好的沟通，解答其疑虑和不安，注意观察患者是否出现不适或不良反应。检查后嘱患者不要用力揉眼，以免发生角膜上皮损伤。

3. 房角情况评估　超声生物显微镜（ultrasound biomicroscopy，UBM）检查目的是明确房角 360° 范围内的粘连程度，分辨青光眼的类型。进一步分析房角关闭的机制，如前房的深浅、房角的开放程度、虹膜的形态和位置。此外，医师将通过评估房角的功能选择不同手术方案。超声生物显微镜检查的精准护理如下。

（1）患者准备：协助患者平躺在检查床上，确保患者舒适、安全。向患者解释检查目的以消除其恐惧心理。

（2）心理护理：检查过程中，患者可能会感到恐惧和紧张，护理人员应密切关注患者的心理变化，给予心理支持和安慰。

（3）配合医师：结膜囊内点表麻剂，降低角膜的敏感性。低龄儿童检查前需要给予适量的镇静剂。嘱患者注视自己的手指尖，改变手的位置调整眼位。根据病情需要做任意切面的探查，房角的扫描方式有放射状和水平状，需做 360° 全周扫描，并记录点位。

（4）眼部护理：检查结束后轻柔取出眼杯，采用抗生素眼药水点眼 1～2 滴，预防眼表感染。

4. 基于眼底照相的视盘和视网膜神经纤维层评估　采用眼底照相或后段光学相干断层扫描（optical coherence tomography，OCT）检查（包括视盘及黄斑区域）或行直接检眼镜或裂隙灯显微镜前置镜检查，能够显示视网膜、视盘及黄斑区结构，定量测量视神经的厚度，辅助诊断是否存在视神经损伤。

5. 视野评估　视野检查是青光眼诊断的金标准，该检查可以有效检测是否出现视野缺损。在青光眼早期，患者视野检查时会出现生理性盲点扩大的情况。此外，视野检查还可以监测青光眼的发展情况，因视野改变与视盘的凹陷等体征的严重程度相对应，根据视野的变化，可估计病变的严重程度和治疗效果。视野检查的精准护理如下。

（1）患者准备：告知患者检查前要停用缩瞳药 3d 以上，检查前应准确验光。

（2）心理护理：患者要避免情绪激动，保持最佳的精神状态，护士应根据受检者年龄、文化程度及理解力耐心讲解视野检查的要领及注意事项，使患者清楚检查的目的，明确视野检查的意义，缓解紧张情绪，主动配合。部分患者可能因检查时间较长导致疲劳或注意力分散，会影响检查的精确度，中间可适当休息。

（3）配合医师：检查过程中患者要保持舒适的坐姿，高度适中，要集中注意力，专注在固定点上。

（三）术前宣教

1. 告知患者及其家属手术前准备，预防上呼吸道感染，必要时遵医嘱应用抗生素预防控制感染；术前监测生命体征，注意有无发热，若有异常，应及时通知医师予以处理。

2. 全身麻醉手术需禁食、禁水 6～8h，防止全身麻醉所导致的吸入性肺炎、窒息等，术日晨起取下活动义齿；局部麻醉患者术日晨可进少量易消化食物，不可过饱，以免术中发生呕吐；术前晚间难以入睡者，遵医嘱口服助睡眠药物。

3. 术眼准备：遵医嘱术前滴用抗生素滴眼液，术晨以生理盐水冲洗结膜囊，清除结膜囊内分泌物，减少术后感染风险。密切监测眼压，眼压较高者，遵医嘱术前给予降眼压药物。

4. 糖尿病、高血压等慢性病患者，术前应控制好血糖、血压等慢性病。因MAT/GATT 手术易引起前房积血，术前遵医嘱应用毛果芸香碱眼药水滴眼使瞳孔收缩，巴曲酶或白眉蛇毒血凝酶 0.3～1.0kU 肌内注射以减少术中出血，询问患者是否长期服用抗凝或麻醉禁忌的药物，服用者应及时通知医师，术前应停药 1 周，以免引起术中出血多或麻醉意外。

5. 因 MAT/GATT 手术多数为青光眼患儿，因此要征得患儿家长的理解，让其了解手术的必要性，解除对手术的恐惧心理，缓解术前紧张情绪，积极配合手术，切不可延误手术时机。

6. 告知患者及其家属手术的方式、术中及术后注意事项等，解释手术治疗目的及配合方法。患者术中应听从医师的指令，注视上方的光源或向下方固视。告知患者双手放于身体两侧，开始消毒后，手不可再上抬至脸部，以免污染无菌区，头部和肢体不可随意扭动，有任何不适，可以告知护士帮助完成，术中如有咳嗽等不适，要提前告知医师。

二、MAT/GATT 术中精准护理

（一）准备工作

1. 物品准备

（1）常规物品：无菌治疗巾、无菌手术衣、无菌手套、缝线（8-0、10-0）、

一次性受水袋、注射器（10m1、5m1、1m1）、球后针头、冲洗针头、纱布、棉签。

（2）特殊耗材：15° 穿刺刀、显微镜套、显微有齿镊、显微无齿镊、iTrack-250A 激光光纤导管、黏弹剂。外路手术另备：小梁剪、小梁切开刀、1.25 手术刀、烧灼器、眼科剪、开睑器、显微持针钳、角膜剪、虹膜恢复器。内路手术另备：剥膜镊、房角镜。

2. 器械准备 护士要在手术开始前，仔细核对手术器械，确保手术所需的器械处于良好的工作状态。

（1）手术床：检查手术床功能是否处于功能完好状态，根据手术医师及实际情况调整手术体位。

（2）眼科手术显微镜：手术使用的显微镜处于完好状态。

（3）iLumin™ 激光光纤照明仪：检查仪器有无异常。

（4）头圈：检查头圈功能是否处于功能完好状态，根据患者头部位置来调整患者眼是否处于水平位。

3. 药品准备 妥布霉素地塞米松眼膏、5% 聚维酮碘、盐酸丙美卡因滴眼液、盐酸利多卡因注射液、地塞米松磷酸钠注射液、无菌生理盐水等。

4. 患者准备

（1）患者头位摆放准确，心理状态平稳。

（2）全身麻醉患者须禁食 12h、禁饮 8h，空腹状态。

（3）患者了解护士术前的宣教内容，例如手术的方式、术中及术后注意事项等。

5. 医务人员准备

（1）严格无菌操作：内眼手术对无菌操作要求极高，护士还需要保持手术室的整洁和无菌环境，遵循手术室相关的操作规范和消毒流程，降低感染风险。

（2）术前安全核查：护理人员核对患者身份信息确认患者信息无误。手术室护士在麻醉前、手术前、手术后同手术医师及麻醉医师对照《手术安全核查表》内容逐项核对，共同签字。

（二）麻醉方式

1. 表面麻醉 使用表面麻醉剂如盐酸丙美卡因，滴用 1 ～ 2 滴，20s 起效，麻醉作用可持续 15min，术中可追加（禁忌进入内眼）。

2. 神经阻滞麻醉 球后注射一般采用 2 ～ 3ml，阻滞睫状神经节及动眼、滑车、展神经和睫状神经，使得眼球运动消失，角、结膜及葡萄膜的感觉麻痹。除镇痛外，还可松弛眼外肌，固定眼球，降低眼压，保持瞳孔充分扩大，从而满足内眼手术的要求。应该注意的是，对于青光眼晚期患者（小视野、管状视野、光定位不准等），球后注射是球后一过性视力丧失的高危风险因素，建议用表面麻醉或全身麻醉来代替。

3. 全身麻醉　适用于儿童及不合作的成人患者。对于婴幼儿，考虑到全身麻醉带来的风险，可以考虑一次麻醉行两只眼手术。手术时间控制在 30min 左右为宜。

对于精神紧张的成人患者或者部分合并高血压的患者，因手术期间存在患者的不合作与血压急剧升高等风险，并易并发心、脑血管意外，可采用麻醉监护下完成手术。

（三）术中护理配合

1. 激光光纤导管使用的护理关注点

（1）配合医师连接激光光纤导管与激光照明仪，确保设备正常运行。

（2）密切观察患者的生命体征，如心率、血压、呼吸等，及时报告异常情况。

（3）在手术过程中，医师使用激光光纤导管时应注意操作安全，避免激光辐射的危险，激光不能指向人体或反光物体。输出光源不能长时间聚焦于某一点。

2. 内路手术使用显微镜及房角镜护理关注点

（1）术中及时进行体位调整，利于医师使用房角镜观察鼻侧房角结构。患者先取仰卧位，当医师使用房角镜前需协助全身麻醉患者头部由正仰卧转为头向对侧眼倾斜 30°～ 40°。转动头部前需与麻醉医师沟通，同时，注意避免输液及全身麻醉插管管道移位或松脱。

（2）移动显微镜时，注意避开悬挂式输液吊杆，避免碰撞。同时注意调节床高、凳高及显微镜目镜位置，方便手术操作，提高手术医师舒适度。

（3）调节过程中避免造成手术铺巾、手术操作台的污染，疑似物品污染时及时更换。

3. 全身麻醉护理关注点

（1）注意观察术中静脉输液的滴注情况及患者的生命体征，特别是心率的变化，如发生因眼心反射引起的心动过缓应及时配合麻醉医师处理。与手术医师保持密切沟通，及时反馈患者的情况，正确执行医嘱。注意术中突发情况，例如出血、栓塞、心搏骤停等，协助应急抢救。

（2）连接心电监护仪，做好患者手部的固定，防止患者在复苏期间发生躁动，并根据麻醉医师的需求进行协助，严密观察生命体征变化。确保各种急救设备、吸引装置处于备用状态。

（3）全身麻醉患者在麻醉药物的作用下，易出现低体温，在手术过程中应注意为患者保暖。

（4）严密观察患者复苏的情况，防止患者发生坠床、误吸等意外。

三、术后护理

（一）术眼的精准护理

1. 术后术眼敷料包扎，外可加多孔塑料透明眼罩防止碰撞术眼。护士应密切观察敷料渗血、渗液情况。告知患者勿抓伤、碰撞或压迫术眼，如渗血较多应及时告知医护人员更换敷料，重新包扎。

2. 护士应密切观察患者术眼疼痛情况，关注患者眼压、前房的变化，观察有无视力突然丧失、眼胀等，警惕高眼压、感染的发生。敷料打开后，观察结膜充血及分泌物、视力情况，如有眼痛、恶心、呕吐症状，及时告知主管医师。

3. 局部麻醉及清醒后的全身麻醉患者，需半坐卧位或高枕体位，对前房积血者应适当制动，从而减少活动性出血，有利于积血下沉。对于术后早期眼压小于 5mmHg 的患者应限制活动并避免用力咳嗽、打喷嚏和擤鼻等动作。因患者在已有前房积血或眼压过低时，这些增加头部静脉压的动作有加重前房积血的危险。

4. 向患者及家属讲解保持术眼卫生的重要性，勿揉压术眼，避免脏水、异物进入术眼。滴用眼药时注意卫生。

5. 预防感冒，避免咳嗽和打喷嚏、禁止剧烈活动、用力排便、长时间低头及提重物等动作，减轻头部的震动，避免引起眼压升高。

6. 对患者进行换药和滴眼药时，严格执行无菌操作，落实医院的消毒和手术创面护理的相关规范，保持术眼的清洁和干燥，避免交叉感染。

7. 青光眼患者往往视野较窄，且视力下降，活动时应注意防止意外发生。

8. 青光眼术后不应只注意术眼而忽视对侧眼的观察，非手术眼应继续使用抗青光眼药物治疗。

（二）患者安全的精准护理

青光眼术前因高眼压导致的视神经损伤，会导致视野缺损。术后角膜水肿会导致屈光状态的变化，从而引起视物模糊。

1. 因青光眼患者视力下降、视野缺损，应保持地面清洁、干燥，提供足够的照明，保持通道畅通，活动的空间不设置障碍物，防止磕碰。

2. 护士应经常巡视病房，及时做好不安全因素分析评估，并详细记录。向患者及其家属做好安全教育，在患者床头挂上"防摔倒、防坠床"等醒目标识的牌子并时刻提醒，告知家属 24h 陪伴。

3. 向患者讲解预防跌倒、防坠床的安全措施，教会患者使用床边呼叫系统、病房防跌倒设施，并鼓励患者主动寻求帮助。

4. 将常用物品按方便患者使用的原则定位放置，使患者适应周围的环境，熟悉常用物品布置，熟记特定的方向和距离。

5. 对于视力差的患者，护士应使用一定的技巧协助患者进行移动，选择合适的接触、抓握、站位与随行的方法协助患者行走，引领时速度要适宜，不要过快或过慢，并及时调整自己行进的速度与步伐，保证患者的安全。

6. 患者休息时拉起床档，下床活动时，告知患者穿防滑拖鞋，陪护人员陪伴在一侧，与患者平行位置。

7. 关注重点时机，例如：下床、如厕、转身、起步，用药后等时机，防止跌倒、坠床事件发生。

（三）心理的精准护理

拟进行小梁切开手术的患者多为先天性青光眼患者，患者年龄小，且往往视野缺损、视力较差，患者及其家属承受着心理、家庭和社会的压力，术前患者及其家属多表现为紧张、焦虑、恐惧等心理反应。若术后出现并发症，患者将更加紧张和焦虑。

1. 护士通过汉密尔顿焦虑量表评估、汉密尔顿抑郁量表评估患者的心理状态并制订精准护理措施。

2. 护士首先要与患者及其家属建立良好的护患关系，了解患者的心理动态，针对性进行干预，安慰、鼓励患者，指导家属鼓励和支持患者配合治疗。

3. 对于出现术后并发症和术后眼压控制不理想的患者给予重点关注，向患者及其家属详细讲解疾病的有关知识，介绍成功病例，增强患者治疗信心，充分调动患者及其家属的主动性与积极性，使其配合治疗，为术后康复创造有利的条件。

（四）疼痛的精准护理

因角膜的感觉神经纤维十分丰富，对刺激敏感，患者因术眼切口的不光滑及缝线的摩擦刺激不适感、异物感明显，造成疼痛，使结膜充血，泪液分泌增多。也可由眼压升高造成的眼球胀痛引起。

1. 急性疼痛一般与眼压升高有关，遵医嘱按时给予患者降眼压药物及镇痛药物应用，监测眼压情况。

2. 向患者解释疼痛的原因及疾病的过程，应用数字评定量表（NRS）（儿童使用 Wong-Baker 面部表情疼痛量表）评估患者疼痛程度，并及时评估患者用药后疼痛是否缓解。

3. 护士应观察药物疗效和可能出现的不良反应，如发生严重不良反应应及时报告医师处理。并向患者讲解药物不良反应，减轻患者紧张情绪。

（五）术后用药的精准护理

术后医师需要根据是否达到目标眼压、视野损伤进展速度，结合观察期内的眼压水平、预期寿命和现有视功能损伤程度及合并的其他危险因素，决定是否加用一种或多种降眼压药物，调整目标眼压。

1. 告知患者遵医嘱使用抗感染、降眼压、保护角膜上皮滴眼液，密切观察药物的疗效和不良反应，指导患者按时用药，讲解正确滴眼的方法及注意事项。

2. 先天性青光眼患儿使用药物治疗，一般只是短期使用，不能长期依靠使用药物来控制眼压。因为先天性青光眼患儿长期使用药物往往会对全身造成其他的不良影响和产生相应的不良反应。

3. 应用抗生素滴眼液降低了青光眼术后感染的风险。应向患者反复强调按医嘱长期用药的重要性，教会患者掌握点眼药的正确方法和药物的保存方法，强调药瓶的开口勿接触任何物品，以免滴眼液受到污染，引起术眼感染。

4. 抗生素局部用药：术后 1 个月内，局部应用第 4 代氟喹诺酮药物（如左氧氟沙星滴眼液、莫西沙星滴眼液）每天 4 次；加替沙星眼用凝胶每晚 1 次。

5. 保护角膜上皮类眼药：可滴用保护角膜上皮类眼药（如小牛血去蛋白提取物眼液或凝胶）以减轻角膜上皮水肿或损伤，维护眼表稳定。

6. 糖皮质激素类眼药：可局部应用妥布霉素地塞米松滴眼液，每天 4 次；妥布霉素地塞米松眼膏，每晚 1 次。糖皮质激素引起眼压升高时，建议减量或停用。

7. 降眼压类眼药：根据眼压情况，考虑使用局部或全身降眼压药物（如20% 甘露醇、毛果芸香碱滴眼液等）。告知患者及其家属相关药物的不良反应，严密观察。

（六）术后并发症的精准护理

MAT/GATT 手术中远期疗效稳定，安全性高，但仍存在一定的手术风险。青光眼患者术后并发症的监测与处理是术后护理中至关重要的一项内容。护理人员应密切观察患者的视力、眼压、前房、切口情况等，重点监测有无高眼压、低眼压、前房积血、浅前房、感染、脉络膜脱离等并发症的发生。

1. 前房积血　是 MAT/GATT 术后最常见的并发症，发生率为 12.5% ～80.6%，通常发生在术后第 1 周。尤其患儿术后躁动、剧烈活动、过度鼓动眼球，前房积血比成年人要多见、严重。

一般给予双眼包扎并制动，安静卧床休息，多可自行吸收。并保持床头抬高30°，使出血下沉在前房的下方，避免前房积血积聚在瞳孔区引起角膜血染，造成不可逆的视力减退。持续1～2周，可减少术后早期出血。

2. 眼压骤升　眼压骤升（IOP-Spike）也是MAT/GATT术后较常见的并发症，发生率为8.2%～32.3%。

（1）护士应倾听患者主诉，告知患者高眼压的症状，如出现眼痛、眼胀、头痛、恶心、呕吐等，考虑眼压升高的可能，立即通知医师处理，遵医嘱给予用药，并记录结果。

（2）术后早期出现眼压骤升应遵医嘱静脉输注20%甘露醇和降眼压滴眼液控制，高眼压持续的时间通常不会超过1d。密切观察患者眼压的变化，遵医嘱给予患者定时眼压监测，记录眼压的波动趋势。

（3）嘱患者饮水注意分次少量，每次饮水量不超过300ml，以防止血容量骤增而引起眼压升高。

（4）避免长时间低头，勿在暗室逗留，勿长时间佩戴墨镜，衣着不宜过紧，特别是领口，以免影响颈部血液循环导致眼压升高。

3. 浅前房、低眼压　患者手术后可出现低眼压（＜5mmHg），尤其儿童术后难免用手揉挤眼球，且眼球壁柔软，极易造成浅前房、低眼压。

（1）对于伴有低眼压的Ⅰ度浅前房，可加强病情观察，不需要特殊治疗，对于伴有低眼压的Ⅱ度浅前房，采取阿托品药物散瞳，局部加压包扎，指导患者闭眼休息减少头部活动。使用阿托品滴眼液时压迫泪囊区2～3min，以减少药液经鼻腔黏膜吸收引起中毒反应，并注意观察患者有无口干、皮肤潮红、心率加快及烦躁等不良反应。

（2）应限制活动并避免用力咳嗽、打喷嚏和擤鼻等动作。因患者在眼压过低时，这些增加头部静脉压的动作有增加或引起前房积血的危险。

（3）若由于结膜伤口渗漏导致的低眼压，遵医嘱进行相应处理，如佩戴治疗性角膜绷带镜、适当加压包扎等。

4. 感染性眼内炎　感染性眼内炎是内眼手术后严重的并发症，炎症反应迅速波及眼内组织和液体，主要由细菌或真菌感染所致，可能导致患者永久性视力丧失。

（1）术后遵医嘱常规应用左氧氟沙星滴眼液、妥布霉素滴眼液，滴眼药时注意无菌操作。

（2）护士应观察患者术眼眼睑是否红肿、结膜是否充血，如患者有明显眼痛、异物感、眼睛流泪、畏光等刺激症状，应及时通知主管医师予以处理。

（3）告知患者术后早期保持术眼切口的清洁干燥，避免揉擦眼睛，触摸手术部位，可用湿巾擦脸以清洁面部，洗头时可采取仰卧位，防止脏水进入眼内导致切口感染。

（4）教会患者及其家属正确的点眼方法。滴眼时需要仰头向后仰，用棉签轻拉下眼睑，将药液滴入结膜囊中，瓶口距结膜囊 2 ～ 3cm。滴药后轻压内眦，减少药液通过泪道途径的吸收。使用眼药时，避免接触瓶口或滴管头，以减少污染。患者用药时应遵医嘱用量和频率，以免影响治疗效果或引起药物不良反应。使用前应检查药液质量及有效期，如药液变质或浑浊禁止使用。

（5）术后保持术眼敷料的干燥、清洁，及时换药，术后 1d 开放滴眼，注意观察术眼分泌物情况，如分泌物较多者，可用无菌棉签蘸取生理盐水擦拭干净，发现分泌物异常应及时通知医师并留取标本送检，一旦怀疑发生细菌性眼内炎，可行玻璃体抽液病原体培养和抗生素眼内注射，同时局部和静脉使用广谱抗生素，必要时行玻璃体切割手术。

（七）延续性精准护理

1. 一般护理

（1）合理安排作息时间，保证充足的睡眠，避免熬夜、劳累。

（2）患者情绪波动过大，易引起眼压增高诱发急性闭角型青光眼的发作。因此，青光眼患者要保持良好的心态，避免过度焦虑和紧张。

（3）遵医嘱按时、按剂量应用抗感染、降眼压药物，不随意停药、调整剂量。

（4）眼球受压、低头弯腰、提抬重物或进行肌肉收缩运动、憋气、剧烈咳嗽等，会导致瞬间眼压升高，因此应避免剧烈运动和重物搬运，以防眼压升高或眼部外伤。

（5）注意饮食均衡，多吃水果、蔬菜、鸡蛋等富含维生素、蛋白质的食物。

（6）衣领过紧、一次性大量饮水、吸烟、饮酒、长时间连续用眼、暗环境下久留、疲劳过度、气候气温的突然转变等容易引起短暂的眼压升高，因此应避免外界环境的刺激，保持眼压的稳定。

2. 复诊指导

（1）向患者讲明术后复诊的重要性。青光眼手术的主要目的是控制眼压，延缓病情的进展，保存和改善视功能。出院后常规 1 周复诊，若病情发生变化，如眼红、畏光、流泪，应及时来院就诊，以免延误病情。

（2）术后制订周密的随访方案是保障微创青光眼手术远期效果的关键。建立基线和后续随访方案时应选择合适的视野检测模式，并保持前后的一致性，而且应保证每次视野检测结果的可靠性。为尽早发现快速进展型患者（平均缺损值进展速度大于 2dB 年），建议在初次就诊后的 6 个月内获得 2 次可靠的视野基线检测结果，然后在初次就诊后每 4～6 个月进行 1 次视野检测。在初诊后的 2 年内进行 6 次可靠的视野检测。对这 6 次视野检测结果的进展进行分析，并适时进行干预。

此后，根据前 2 年的视野损伤进展分析结果，对具有低中度进展风险患者，视野检测的频率可减少至每年 1 次；对具有高度进展风险患者仍需每年完成至少 2 次视野检测，必要时尽快重复视野检测，以确定或排除可能的视野损伤进展；对长期随访视野保持相对稳定的患者，视野检测可每年 1 次。

（3）护士通过视功能和生存质量调查问卷（NEI–VFQ–25）及青光眼患者自我管理问卷（附录）了解青光眼患者术后的视功能和生存质量、自我管理情况，及时对其进行干预指导。

第三章

微脉冲激光经巩膜睫状体光凝术治疗
难治性青光眼

第一节 概 述

一、定义

难治性青光眼，又称为顽固性青光眼或复杂性青光眼，是指对常规药物治疗反应不佳，或者即便经过了包括滤过性手术在内的多种治疗手段后，仍然无法将眼压控制在目标范围内的青光眼类型。这类青光眼的治疗难度较大，患者常面临视力丧失的风险，对眼科医师来说是一个特别的挑战。难治性青光眼的诊断和治疗需要高度的专业知识和经验，以及对患者个体情况的深入理解。

二、流行病学调查

难治性青光眼的流行病学调查揭示了其在不同人群中的分布情况，为疾病的预防和治疗提供了重要的流行病学依据。

1. 年龄因素 随着人口老龄化的加剧，难治性青光眼的患病率也在不断上升。老年人由于眼球结构的老化，如晶状体硬化、虹膜增厚、睫状体功能减退等，这些生理变化导致房水循环受阻，从而增加了青光眼的发病风险。在 60 岁以上的老年人群中，青光眼的患病率显著增加，到了 80 岁以上，患病率可高达 5% ～ 10%。

2. 性别差异 在性别差异方面，女性似乎更容易受到青光眼的困扰。尽管在不同研究中存在一些差异，但总体上，女性青光眼的发病率高于男性，特别是在绝经期女性中，这一差异可能与激素水平的变化有关，女性体内激素水平的变化可能影响眼压调节和眼部血液循环，雌激素的减少被认为可能与青光眼的发病机制有关。

3. 种族差异 青光眼的发病率在不同种族间也存在显著差异。例如，在美国，非裔美国人的青光眼患病率是西班牙裔美国人的4倍。这种差异可能与遗传因素、环境因素及社会经济状况等多种因素有关。

4. 地理与社会经济因素 青光眼的患病率还受到地理和社会经济因素的影响。在一些地区，如非洲的加纳和尼日利亚，青光眼的患病率较高，这可能与当地的环境、医疗条件等因素有关。而在低收入人群中，青光眼的患病率也相对较高，这可能与他们获得医疗保健的机会较少有关。

三、临床表现

难治性青光眼的临床表现与其他类型的青光眼相似，但往往更为严重，对患者的日常生活影响更大。

1. 视力障碍 患者会出现不同程度的视力下降，有的患者呈长期无痛性的视力逐渐下降，严重者可能导致失明。视力下降是青光眼患者最为担忧的问题，它直接影响到患者的生活质量。

2. 眼部胀痛 由于眼压的升高，病情严重的患者会出现眼部胀痛的症状。这种疼痛可能持续不断，给患者带来极大的不适。

3. 虹视 在看白光时，患者周围会出现彩色的光晕，如看到灯光的周围出现彩虹圈。这种现象是由于光线通过异常的角膜或晶状体时发生了折射。

4. 头痛 由于眼神经与头部神经的传导关系，患者可能会感受到头痛，且常与眼部胀痛同时发生。头痛可能在一天中的任何时候出现，尤其是在眼压升高时更为明显。

5. 视野缺损 患者的视野可能会出现缩小或局部缺损的症状，这是由于视神经受损所引起的。视野缺损可能从周边开始，逐渐向中心发展，最终可能导致中心视力丧失。

6. 畏光、流泪 患者的眼部对光的耐受性下降，对外界的刺激也更为敏感，从而出现畏光、流泪的症状。这些症状可能在户外活动时尤为明显。

7. 眼部外观变化 如白眼球发红等可见异常。这些外观上的变化可能会影响患者的自我意识，影响其社交活动。

8. 其他症状 严重的患者还可能出现恶心、呕吐等严重症状。这些症状可能与眼压升高导致的颅内压力变化有关。

四、治疗原则

难治性青光眼的治疗以手术治疗为主，但需要综合考虑患者的个体情况和病情特点。

（一）手术治疗

1. 解除小梁网阻力的手术　如房角切开术、小梁切开术、选择性激光小梁成形术等。这些手术通过切开发育不良或通透性不够的小梁网，使房水能经正常途径引流至静脉系统。手术的成功率和患者的预后与手术技巧和患者的眼部条件密切相关。

2. 滤过性手术　如小梁切除术、非穿透性小梁手术、激光巩膜造瘘术、房水引流装置植入术等。这些手术通过切除一部分角巩膜小梁组织，形成一瘘管，使房水经此瘘管引流到球结膜下间隙，再由结膜组织的毛细血管和淋巴管吸收，达到降低眼压的目的。手术后，患者需要定期复查，以监测手术效果和预防可能的并发症。

3. 破坏性手术　如睫状体冷凝术和睫状体光凝术。这些手术通过破坏睫状突上皮细胞，减少房水生成，以达到降低眼压、控制症状的目的。尽管这些手术可能带来一些不良反应，如视力下降、视野缩小等，但对某些难治性青光眼患者可能是唯一的选择。

（二）手术适应证

1. 药物治疗无效或效果不佳　当青光眼患者经过充分的药物治疗后，眼压仍无法得到有效控制，或需要高剂量药物来维持眼压时，可考虑手术治疗。例如，患者可能已经尝试了多种眼药水和口服药物，但眼压仍然持续升高，这不仅给患者带来经济负担，还可能引起药物不良反应。在这种情况下，手术可能成为控制眼压、保护视神经和维持视力的必要手段。

2. 病情进展迅速　如果患者的青光眼病情进展迅速，视力损害严重，且预测未来视力将进一步恶化，手术治疗可能是必要的选择。例如，患者可能在短短几个月内视力急剧下降，眼底检查显示视神经损伤严重。在这种情况下，及时的手术干预可能有助于减缓病情的恶化，保护剩余的视力。

3. 新生血管性青光眼　这类青光眼常伴随视网膜缺血和新生血管形成，导致房水引流障碍。手术治疗，如小梁切除术联合抗代谢药物，或引流装置植入术，可能有助于改善病情。例如，患者可能因为糖尿病视网膜病变而发展成新生血管性青光眼，手术不仅能够降低眼压，还能减少因高眼压引起的疼痛和不适。

4. 无晶体性青光眼　由于晶状体摘除后，玻璃体前移并压迫前房角，导致房水引流受阻。手术治疗，如巩膜咬切术或青光眼引流装置植入术，可帮助恢复房水引流通道。例如，患者可能在白内障手术后出现无晶体性青光眼，通过手术重建房水的正常流动路径，可以有效控制眼压。

5. 发育性青光眼　这类青光眼可能与眼球发育异常有关，导致房水引流不畅。手术治疗，如房角切开术或房角分离术，可能有助于改善房水引流。例如，儿童患者可能因为先天性房角发育不全而患有青光眼，早期手术干预对于保护其视力至关重要。

6. 葡萄膜炎性青光眼　葡萄膜炎引起的炎症反应可导致前房角粘连和房水引流障碍。在控制炎症后，手术治疗可能是必要的选择。例如，患者可能因为风湿性疾病如强直性脊柱炎而并发葡萄膜炎，手术可以帮助恢复房水的正常循环，减少炎症对眼内组织的进一步损害。

7. 滤过性手术失败或复发　对于已经接受过滤过性手术但失败或复发的患者，可以考虑再次手术或采用其他手术方式，如引流装置植入术。例如，患者可能在初次手术后眼压再次升高，通过再次手术或植入引流装置，可以为房水提供新的流出途径，从而控制眼压。

（三）手术禁忌证

1. 患者全身状况差，不能耐受手术者。

2. 眼部有活动性炎症或感染，如结膜炎、角膜炎等。

3. 眼内压过低，无法通过手术进一步降低。

4. 有严重的眼底病变，如视网膜脱离、黄斑变性等，手术可能加重病情。

5. 有严重的眼部解剖异常，如眼球萎缩、角膜混浊等，手术效果不佳。

6. 患者有精神疾病或认知障碍，无法配合手术治疗。

7. 患者对手术中使用的材料或药物有已知的过敏史。

8. 患者有未控制的全身性疾病，如严重的心脑血管疾病、糖尿病等，手术风险过高。

（四）药物治疗

1. 药物治疗目标　在面对难治性青光眼时，眼科医师和患者共同的首要目标是通过药物治疗来有效降低眼压。这是因为眼压的持续升高是导致视神经损伤和视力丧失的主要原因。因此，控制眼压是保护视功能、延缓疾病进展的关键步骤。

2. 常用药物

（1）毛果芸香碱滴眼液：通过刺激瞳孔括约肌，使瞳孔缩小，从而开放房角，增加房水的外流。在急性闭角型青光眼的急性发作期，毛果芸香碱滴眼液可以迅速缓解症状，降低眼压。然而，患者在使用过程中可能会感到眼睛刺痛、视物模糊等不适，因此需要在医师指导下使用。

（2）酒石酸溴莫尼定滴眼液：通过作用于肾上腺素受体，增加葡萄膜巩膜的外流，同时减少房水的生成。它适用于开角型青光眼和高眼压症的患者。使用时，患者可能会经历轻微的烧灼感或眼部不适，但这些不良反应通常是暂时的。

（3）盐酸卡替洛尔滴眼液、噻吗洛尔滴眼液、倍他洛尔滴眼液：这些药物通过阻断 β 肾上腺素受体来减少房水的生成，从而降低眼压。它们是治疗青光眼的常用药物，但长期使用可能会导致心脏和呼吸系统的一些不良反应，因此需要在医师的密切监测下使用。

（4）布林佐胺滴眼液：这是一种局部用药，通过抑制眼内碳酸酐酶的活性来减少房水的生成，从而降低眼压。它适用于开角型青光眼和高眼压症的患者，但可能会引起眼部刺激、烧灼感或味觉异常等不良反应。

（5）醋甲唑胺片：这是一种口服碳酸酐酶抑制剂，可以迅速降低眼压，但可能会引起肾脏功能的改变，因此在使用过程中需要定期检查肾功能。

（6）甘油果糖注射液：这是一种高渗性脱水剂，适用于眼压急剧升高的患者，通过静脉滴注可以快速降低眼压。使用时需在医院进行，以监测可能出现的电解质失衡和脱水症状。

（7）拉坦前列素滴眼液、曲伏前列素滴眼液、他氟前列素滴眼液：这些药物通过增加房水经葡萄膜巩膜途径的外流来降低眼压。它们通常用于开角型青光眼的治疗，但可能会引起眼部充血、睫毛增长和虹膜颜色加深等不良反应。

3. 联合用药　由于难治性青光眼对单一药物的反应可能不佳，因此常需要联合使用多种药物来达到更好的治疗效果。例如，可以将前列腺素类似物与 β 受体阻滞剂联合使用，以增强降眼压的效果并减少单一药物的不良反应。联合用药方案需要根据患者的具体反应和耐受性进行个性化调整。

4. 用药注意事项

（1）定期复查：患者需要定期进行眼压测量、视野检查和视神经评估，以便及时调整治疗方案。复查的频率通常由医师根据患者病情的严重程度和治疗反应来决定。

（2）药物不良反应：每种药物都有可能引起不良反应，如口干、眼干、心率减慢等。医师会根据患者的具体情况，调整药物剂量或更换药物，以减轻不良反应并确保治疗效果。

（3）生活方式调整：患者应保持健康的生活方式，如戒烟、限酒、控制血压和血糖等，这些因素都可能影响青光眼的治疗效果。

5. 特殊情况处理

（1）急性发作：对于急性发作的青光眼，可能需要使用高渗性脱水剂（如甘露醇）进行紧急降眼压治疗。这种情况下，患者可能需要住院治疗，以便医师密切监护。

（2）手术准备：在药物治疗效果不佳或无法控制眼压时，应考虑手术治疗。手术前，患者需要停止使用可能影响手术效果的药物如抗凝血药物等，并进行必要的术前检查。手术中常用的抗代谢药物包括5-氟尿嘧啶和丝裂霉素C，这些药物可抑制成纤维细胞的增殖，提高手术成功率。药物治疗需要根据患者的具体情况来调整剂量和用药方案，以达到最佳的治疗效果。

6. 综合治疗 难治性青光眼的综合治疗，包括药物治疗、手术治疗以及患者的日常护理和用眼卫生等。患者应定期检测眼压和视力，避免过度用眼和不良的生活习惯。此外，患者的心理支持和教育也非常重要，能帮助患者更好地应对疾病带来的挑战。

综上所述，难治性青光眼是一种治疗难度较大的眼科疾病，其发病率随年龄增长而增加，且存在性别、种族、地理和社会经济等多方面的差异。临床表现多样，以视力障碍、眼部胀痛、虹视、头痛等症状为主。治疗原则以手术治疗为主，辅以药物治疗和综合治疗手段。通过综合治疗，可以有效控制病情，改善患者的生活质量。

第二节　治疗难治性青光眼的临床新技术

一、超声睫状体成形术

超声睫状体成形术（ultrasound cyclo plasty，UCP）是一种无刀微创的青光眼治疗新技术，通过超声波能量作用于睫状体，减少房水生成，从而降低眼压。该技术具有创伤小、恢复快、并发症少等优点，尤其适用于药物治疗效果不佳的难治性青光眼患者。

二、激光小梁成形术与激光小梁穿孔术

激光小梁成形术和激光小梁穿孔术是两种利用激光技术治疗难治性青光眼的方法。前者通过特定波长的激光照射前房角的小梁网，形成新的水流转出通道，改善眼内液体流出路径；后者则在眼球表面制造小孔，扩大房水排出通道。这两种技术均属于非侵入性治疗，具有操作简便、恢复快的特点，适用于开角型青光眼中晚期及闭角型青光眼急性发作期患者。

三、睫状体冷凝术与睫状体光凝术

睫状体冷凝术和睫状体光凝术是两种破坏性手术，通过冷凝或激光破坏睫状突上皮细胞，减少房水生成，从而达到降低眼压的目的。这两种技术适用于疼痛症状较为显著的难治性青光眼患者，尤其是伴有葡萄膜炎、白内障等情况时。然而，由于手术具有破坏性，术后需密切观察并发症的发生。

四、滤过性手术与房水引流装置植入术

滤过性手术如小梁切除术、非穿透性小梁手术等，通过切除部分角巩膜小梁组织，形成瘘管，使房水经此瘘管引流至球结膜下间隙，再由结膜组织的毛细血管和淋巴管吸收。房水引流装置植入术则通过植入阀门等装置，改善眼内液体排出。这些手术技术适用于药物治疗无效或病情严重的难治性青光眼患者，但需注意术后眼压控制及并发症的预防。

五、微脉冲激光经巩膜睫状体光凝术

微脉冲激光经巩膜睫状体光凝术（MP-TSCPC）是一种用于治疗难治性青光眼的微创手术，其主要目的是通过激光减少房水的分泌来降低眼内压（IOP）。与传统的连续波激光手术相比，MP-TSCPC使用一系列短脉冲能量，脉冲之间有休息期，这有助于热能散发，可能减少对周围组织的损伤。微脉冲激光经巩膜睫状体光凝术作用机制。

（一）微脉冲激光

传统激光高能量热能持续累积，睫状体光凝容易造成明显的炎症反应等不良反应。而新型的微脉冲激光是将连续光束切成一系列重复短脉冲来精准控制组织升温，不造成组织损伤，治疗安全有效。

（二）双重作用机制

微脉冲经巩膜激光治疗具有同时促进房水排出和降低房水生成的双重作用机制。

1. 增加葡萄膜巩膜外流　微脉冲经巩膜激光治疗可造成睫状体受热发生形态变化、组织重塑而导致增加葡萄膜巩膜外流，促进眼内房水的排出。

2. 减少房水生成　睫状体色素上皮细胞吸收激光能量，传递到附近制造房水的非色素睫状体上皮细胞，降低其房水的生成。

第三节　微脉冲激光经巩膜睫状体光凝术
治疗难治性青光眼的精准护理

一、术前准备

术前准备对微脉冲激光经巩膜睫状体光凝术治疗难治性青光眼至关重要，术前通过全面检查评估患者状况，减少并发症风险，确保手术安全性，优化手术条件，提升患者配合度，从而提高手术成功率；减少术后不适，加快康复进程；提升患者满意度，促进医疗质量提升。

（一）一般评估

1. 入院评估

（1）患者基本信息：在患者入院时，护士详细记录了患者的姓名、性别、年龄以及联系方式，确保在治疗过程中能够及时与患者或其家属进行沟通。同时，记录入院日期、主诉、现病史及既往病史的概述，以便护士对患者的病情有一个初步了解。

（2）护士询问内容：护士需要询问患者的过敏史、手术史、用药史，以便在治疗过程中避免使用可能引起过敏反应的药物，同时了解患者对药物的耐受性。

2. 初步体格检查

（1）护士对患者的生命体征进行监测，包括体温、脉搏、呼吸、血压，以确保患者的身体状况适合进行手术。

（2）护士对患者的眼部进行详细的检查，观察眼部外观，有无红肿、分泌物等异常情况，以便对患者的眼部状况有一个全面的了解。

（3）进行视力检查，使用标准视力表初步评估患者的双眼视力，以便了解患者的视力状况。

3. 心理评估

（1）护士需要了解患者的心理状态，心理评估量表运用抑郁自评量表（patient health questionnaire-9，PHQ-9）和焦虑自评量表（generalized anxiety disorder-7，GAD-7），评估患者对手术的接受程度及心理预期，以便于在治疗过程中给予患者适当的心理支持。

（2）对于存在焦虑、恐惧等负面情绪的患者，护士应该给予适当的心理疏导和安慰，帮助他们以积极的心态面对手术。

（二）病史评估

1. 难治性青光眼病史

（1）详细询问患者的发病时间、病程长短、症状表现，包括眼红、眼胀、眼痛、畏光、视物模糊等情况，以便护士对患者的病情有一个全面了解。

（2）了解患者既往的治疗情况，包括药物治疗、手术治疗及其效果，以便制订最适合患者的治疗方案。

（3）询问患者是否有家族青光眼病史，以便护士了解患者的遗传背景。

2. 系统性疾病史

（1）询问患者是否患有高血压、糖尿病、心脏病等全身性疾病，以便我们在治疗过程中考虑到这些疾病对患者的影响。

（2）对于有这些疾病的患者，护士详细了解患者的病情控制情况及用药情况，以便在治疗过程中避免可能的并发症。

3. 眼部相关疾病史

（1）询问患者是否有关于眼部外伤史、炎症史、手术史等，以便护士了解患者的眼部状况。

（2）询问患者是否存在已确诊的其他眼部疾病，如白内障、视网膜病变等，以便护士全面了解患者的眼部状况。

（三）实验室检查评估

1. 血常规　给予患者血常规检查，以便护士评估患者有无贫血、感染等情况，为手术提供重要的参考信息。

2. 生化检查　进行生化检查，包括肝肾功能、电解质、血糖等，以便护士了解患者的代谢状况，为手术提供重要的参考信息。

3. 凝血功能　进行凝血功能检查，以便于评估患者的凝血能力，预防术中出血，确保手术的安全性。

4. 传染病筛查　术前给予传染病筛查，包括乙肝、丙肝、艾滋病、梅毒等，以便确保手术的安全性。

5. 尿液检查　通过尿液检查，能够了解患者的泌尿系统状况，排除可能影响手术安全的因素。

（四）心肺功能评估

1. 心电图　行心电图检查，以便术前评估患者的心脏功能，排除心脏疾病对手术的影响。

2. 胸部 X 线或 CT　行胸部 X 线或 CT 检查，便于了解患者的肺部情况，排除肺部感染、胸腔积液等可能影响手术的因素。

3. 肺功能测试（如适用）　对于年龄较大或存在肺部疾病史的患者，可进行肺功能测试，以便于评估肺功能，判断其耐受手术的能力。

（五）专科评估

1. 眼部检查

（1）视力检查：使用标准视力表，细致地评估患者的裸眼视力及矫正视力。了解患者的视力状况，也为术后视力改善提供了一个基线参考。

（2）眼压测量：采用 Goldmann 压平眼压计等先进仪器，精确测量患者的眼压，记录术前眼压水平。这对于评估青光眼的严重程度和治疗效果至关重要。

（3）裂隙灯检查：通过裂隙灯显微镜，对患者的角膜、结膜、虹膜、晶状体等眼部结构进行细致的观察，寻找任何可能影响手术的异常情况。

（4）眼底检查：通过直接检眼镜或眼底照相机，观察眼底情况，评估视神经、视网膜等结构的状态。有助于护士全面了解患者的视网膜健康状况，为手术决策提供重要依据。

2. 眼部影像学检查　给患者行眼部 B 超、光学相干断层扫描（OCT）、超声生物显微镜（ultracound biomicroscopy，UBM）等，对患者的眼部结构进行更清晰的观察。特别是对巩膜、睫状体等部位的形态及病变情况进行详细分析，为手术提供精确的解剖学依据。

3. 视野检查　行视野检查对患者的视野范围及缺损情况进行评估。了解患者的视野状况，也为手术效果预测及术后随访提供重要的参考数据。

（六）眼科手术室术前准备

1. 患者准备

（1）病情了解：手术室护士需详细了解患者的病情、治疗经过及过敏史，以便为患者提供针对性的护理。

（2）术前访视：术前访视患者，解释手术相关事宜，缓解患者的紧张情绪，并向其介绍成功案例，增强患者信心。

（3）术前指导：指导患者术前晚洗头洗澡，术前 30min 排空大小便，避免术中膀胱膨胀引起烦躁，增加手术风险。同时，进行眼球固视训练，以利于术中配合。

2. 手术室环境准备

（1）清洁消毒：手术室环境必须保持高度清洁，并进行定期消毒，以避免感染风险。

（2）环境调整：调整手术室的温度和湿度，保持手术室的舒适性和安全性。

3.麻醉前禁食禁饮要点

（1）全身麻醉：按照中国加速康复外科临床实践指南（2021版）推荐，缩短术前禁食时间，有利于减少手术前患者的饥饿、口渴、烦躁、紧张等不良反应，减少术后胰岛素抵抗，缓解分解代谢，缩短术后的住院时间。除合并胃排空延迟、胃肠蠕动异常、糖尿病、急诊手术等患者外，目前提倡禁饮时间延后至术前2h，之前可口服清流质饮料包括清水、糖水、无渣果汁、碳酸类饮料、清茶及黑咖啡（不含奶）等，不包括含乙醇类饮品；禁食时间延后至术前6h可进食淀粉类固体食物（牛奶等乳制品的胃排空时间与固体食物相当）。术前推荐口服含碳水化合物的饮品，通常在术前10h饮用12.5%碳水化物饮品800ml，术前2h饮用≤400ml。

（2）局部麻醉：无须禁食禁饮，糖尿病、高血压等慢性病患者，术前按慢性病饮食要求进食，糖尿病、高血压病史的患者术晨常规遵医嘱按时服药。

二、术中精准护理

（一）准备工作

1.物品准备

（1）常规物品：无菌治疗巾、无菌手术衣、无菌手套、注射器（10ml、1ml）、球后针头、纱布、棉签、一次性输液器，一次性微脉冲激光治疗探头、手术粘贴巾。

（2）特殊耗材：羟丙基甲基纤维素或羧甲基纤维素（carboxy methyl cellulose，CMC）、房角镜凝胶、利多卡因凝胶、一次性微脉冲激光治疗探头。

（3）手术器械：开睑器、有齿镊、直尖剪、虹膜恢复器、布巾钳、小量杯（图3-3-1）。

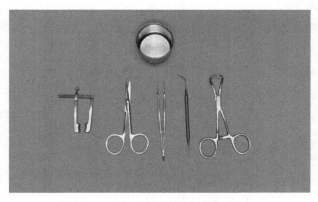

图3-3-1　MP-TSCPC手术器械

（4）仪器设备：眼科手术显微镜、心电监测仪、微脉冲激光治疗仪。

2. 器械准备　护士要在手术开始前，仔细核对手术器械，确保手术所需的器械处于良好的工作状态。

（1）手术床：检查手术床功能是否处于功能完好状态，根据手术医师及实际情况调整手术体位。

（2）眼科手术显微镜：确保手术使用的显微镜处于完好状态。

（3）微脉冲激光治疗仪：检查设备有无异常，开机并保持仪器处于备用状态。

（4）一次性微脉冲激光治疗探头：检查探头功能是否处于功能完好状态，根据患者头部位置来调整患者眼睛是否处于水平位。

3. 药品准备　妥布霉素地塞米松眼膏、0.5%聚维酮碘、盐酸丙美卡因滴眼液、盐酸利多卡因注射液、地塞米松磷酸钠注射液、无菌生理盐水等。

4. 患者准备

（1）患者平卧于手术床上，头位摆放于手术床前端中央，心理状态平稳。

（2）局部麻醉无须禁食禁饮，全身麻醉按要求禁食禁饮。

（3）患者了解护士术前的宣教内容，例如手术的方式、术中及术后注意事项等。

5. 医务人员准备

（1）严格无菌操作：内眼手术对无菌操作要求极高，护士还需要保持手术室的整洁和无菌，遵循手术室相关的操作规范和消毒流程，降低感染风险。

（2）术前安全核查：护理人员核对患者身份信息、手术眼别，确认患者信息无误。手术室护士在麻醉前、手术前、手术后同手术医师及麻醉医师按《手术安全核查表》内容逐项核对，共同签字。

（二）麻醉方式

1. 表面麻醉　使用表面麻醉剂如盐酸丙美卡因，滴用 1～2 滴，20s 起效，术前点眼 3 次，麻醉作用可持续 15min，术中可追加（图 3-3-2）。

2. 球后注射麻醉　评估患者手术配合程度及疼痛耐受程度，利多卡因和布比卡因或罗哌卡因 1:1 混合，球后注射 2.5～3ml，其作用为阻滞睫状神经节及动眼、滑车、展神经和睫状神经，使得眼球运动消失，角、结膜及葡萄膜的感觉麻痹。除镇痛外，还可松弛眼外肌，固定眼球，降低眼压，保持瞳孔充分扩大，从而满足手术的要求（图 3-3-3）。

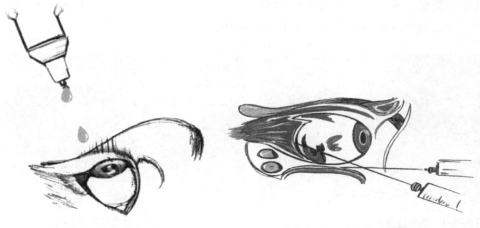

| 图 3-3-2 表面麻醉 | 图 3-3-3 球后注射麻醉 |

3. 全身麻醉　通过静脉注射麻醉药物（如丙泊酚、氯胺酮、依托咪酯等）诱导和维持全身麻醉。药物直接进入血液循环，迅速分布到全身，包括大脑。

（三）术中护理要点

1. 手术环境准备　手术应在无菌、安静、舒适的环境中进行。手术室应提前进行清洁和消毒，确保手术器械、敷料等物品的无菌状态。手术过程中应保持室内温度适宜，避免患者因寒冷或过热而感到不适。

2. 患者进入手术室

（1）核对信息：协助患者进入手术室，核对患者信息和手术眼别、部位，确保无误。

（2）体位摆放：扶患者平卧于手术床中央，调整头位保持自然水平统一，嘱其放松身体。

3. 麻醉管理　麻醉过程中应密切监测患者的生命体征，包括血压、心率、呼吸等，确保麻醉的安全有效。同时，应注意观察患者的意识状态，以便及时发现并处理麻醉并发症。

4. 术前消毒　术前常规使用Ⅲ型安尔碘或 5% 聚维酮碘消毒术眼周围皮肤；使用 0.5% 聚维酮碘消毒结膜囊 2 次，每次作用时间不少于 30s。

5. 激光防护与手术配合　根据手术医师的需求，准确传递手术器械和敷料，确保手术顺利进行。

密切观察患者病情变化，及时发现并处理术中并发症。在手术过程中，应特别注意激光防护（图 3-3-4），医护人员佩戴专用激光防护眼镜（图 3-3-5），护理人员应确保患者勿用力闭眼或转动头部，以免光凝部位出现偏差引起正常组织的损伤。同时，应遮盖好对侧眼，避免激光的误伤。手术过程中，护理人员应密切配合医师的操作，确保手术的顺利进行。

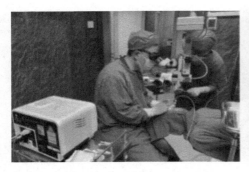

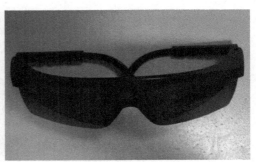

图 3-3-4　主刀医师和助手佩戴激光防护眼镜　　　　图 3-3-5　激光防护眼镜

6.输液及药物管理　确保术中液体和药液的正确输入，观察药物反应，避免静脉用药的药液外渗和输液管脱落、堵塞等情况发生，保障患者安全。在手术过程中，根据患者情况给予必要的疼痛管理措施。

（四）术后精准护理

1.一般护理

（1）体位与休息：术后患者不需要卧床休息，可适当下床活动，活动时勿碰伤术眼，睡眠时取侧卧或仰卧。

（2）饮食护理：术后应给予患者易消化、清淡、营养丰富的饮食，如有糖尿病和高血压，则给予糖尿病饮食和低盐、低脂饮食。同时，应戒烟戒酒、禁食辛辣食物，以免刺激眼部，加重炎症反应。

（3）眼部护理：术后应定期观察患者的眼部情况，包括视力、眼压、结膜充血情况等。如有异常，应及时向医师报告并处理。同时，注意眼部卫生，应叮嘱患者防止眼球受挤压和碰撞，勿用力挤眼和揉搓术眼，以免损伤角膜上皮，影响手术效果。

2.疼痛护理　术后患者可能会出现眼部疼痛、不适等症状。护理人员应采用疼痛程度分级法（verbal rating scale，VRS法）评估患者眼痛程度，并采取相应的护理措施。对于疼痛较轻的患者，可通过分散注意力、冷敷等方法缓解疼痛；对于疼痛较重的患者，可遵医嘱给予镇痛剂治疗。同时，应密切监测患者的眼压情况，及时处理反跳性的眼压升高。疼痛评分量表详见图 3-3-6，疼痛日常综合评定表见表 3-3-1。

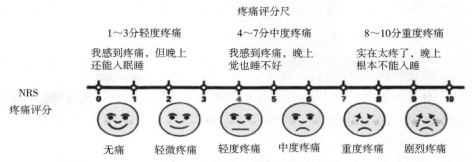

疼痛评分尺

图 3-3-6 疼痛评分量表

表 3-3-1 疼痛日常综合评定表

疼痛日常综合评定表

疼痛性质：A. 刀割样痛（锐痛）；B. 牵涉痛；C. 跳痛；D. 电击样痛；E. 压痛；F. 闷胀痛；
G. 酸痛；H. 绞痛；I. 烧灼痛；J. 撕裂样痛；K. 触痛；L. 无法自诉；M. 刺痛；
N. 迟钝痛；Q. 其他

疼痛程度：A. 无疼痛（0分）；B. 轻度疼痛（1～3分）；C. 中度疼痛（4～6分）；D.
重度疼痛（7～10分）

疼痛对睡眠的影响：A. 睡眠不受影响；B. 间断入睡，需要使用镇痛药；C. 完全无法入睡，
必须服镇痛药

疼痛对活动的影响：A. 不影响活动；B. 影响活动

疼痛对情绪的影响：A. 镇静；B. 易激动；C. 焦虑；D. 恐惧；E. 悲哀；F. 无反应

日期	时间	部位	性质	程度	睡眠	活动	情绪	签名

3. 并发症的观察与护理 术后应密切观察患者是否出现并发症，如角膜与结膜处是否出现水肿，房水与前房是否有渗出、是否清亮、是否有出血等。一旦发现并发症，应及时向医师报告并采取相应的护理措施。

（1）葡萄膜炎

1）临床表现：结膜充血、眼痛、有异物感。

2）处理：及时、准确的使用皮质类固醇药物或非甾体抗炎药物，可有效减轻术眼疼痛感和异物感。

（2）恶性青光眼

1）临床表现：视力下降、眼痛、头痛、恶心呕吐、眼压升高。

2）处理：局部滴用睫状肌麻痹剂，松弛睫状肌，提高晶状体悬韧带的张力，使晶状体后移。常用 1% 阿托品散瞳，夜间用眼膏。全身使用降眼压药物，静脉

滴注甘露醇溶液和局部使用减少房水生成的眼药，糖皮质激素抗炎治疗，减少组织水肿和炎症反应，可局部和全身使用。

（3）前房积血

1）临床表现：视力下降、眼痛。

2）处理：半坐卧位，限制运动。必要时双眼包扎，有利于积血吸收和减少再次出血；全身使用止血药，必要时手术清除血块。

（4）低眼压

1）临床表现：视物模糊、眼球软硬度改变、前房变浅、虹膜炎症反应。

2）处理：给予毛果芸香碱收缩睫状肌，增加房水产生，提高眼压；给予皮质类固醇眼药滴眼，控制炎症反应。

（5）黄斑水肿

1）临床表现：中心视力下降、视物变形、视物变色、光敏感、中央暗点。

2）处理：给予皮质类固醇眼药水滴眼2周，减轻炎症和水肿反应。

4. 用药指导　局部给予降眼压药，注意观察药物不良反应。局部使用糖皮质激素，第一周4次/天，第二周递减为2次/天，有助于减轻充血及虹膜炎反应，同时口服维生素 B_1、甲钴胺片等保护视神经。

5. 饮食指导　饮水采取少量多次的方式，避免一次性饮水过多导致眼压升高。多食用易消化、营养丰富的食物，特别是富含维生素的食物。保持心情舒畅，避免大喜大悲；避免在黑暗中看电子产品或看书。

6. 随访与复诊

（1）患者术后应遵医嘱定期进行随访和复诊，定期测量眼内压，评估是否达到了治疗目标，是否稳定在安全范围内。

（2）检查患者的视力变化，包括最佳矫正视力和裸眼视力，以评估视功能的恢复情况。

（3）通过视野检查评估患者的视野范围和质量，了解青光眼对视功能的损害是否得到控制。

（4）使用裂隙灯显微镜检查眼部前节，包括角膜、前房、虹膜和晶状体的情况。使用眼底镜或眼底照相检查视网膜和视神经。OCT 评估视网膜神经纤维层的厚度，监测青光眼的进展情况。同时询问患者有关术后的任何不适，如眼痛、红肿、异物感、视力变化等。密切监测可能出现的并发症，如感染、出血、眼内炎、低眼压、高眼压等，并及时处理。

（5）评估患者对术后用药的依从性，包括降眼压药物和其他辅助药物的使用情况。

（6）评估患者的心理健康状况，包括焦虑、抑郁等情绪问题，使用专业评估工具，提供必要的心理支持。

1）抑郁自评量表（patient health qustionnaire-9，PHQ-9）：量表共9个条目，每个条目分为0～3分的4级评分，主要统计指标为总分，即各条目分的总和，可以用来评估抑郁症状的严重程度。总分范围为0～27分，0～4分代表无抑郁症状，5～9分代表轻度抑郁，10～14分代表中度抑郁，15分以上代表重度抑郁（表3-3-2）。

2）焦虑自评量表（generalized anxiety disorder-7，GAD-7）：该量表共7个条目，每个条目分为0～3分的4级评分，主要统计指标为总分，即各条目分的总和，可以用来评估焦虑症状的严重程度。总分值范围0～21分，0～4分代表没有焦虑，5～9分代表轻度焦虑，10～14分代表中度焦虑，15～21分代表重度焦虑（表3-3-3）。

表 3-3-2　抑郁自评量表（PHQ-9）

问题	完全不会	几天	一半以上的日子	几乎每天
1. 做事时提不起劲或没有兴趣	0	1	2	3
2. 感到心情低落，沮丧或绝望	0	1	2	3
3. 入睡困难，睡不安稳或睡眠过多	0	1	2	3
4. 感觉疲倦或没有活力	0	1	2	3
5. 食欲缺乏或吃太多	0	1	2	3
6. 觉得自己很糟或觉得自己很失败，或让自己或家人失望	0	1	2	3
7. 对事物专注有困难，例如阅读报纸或看电视时	0	1	2	3
8. 动作或说话速度缓慢到别人已经察觉，或正好相反——烦躁或坐立不安、动来动去	0	1	2	3
9. 有不如死掉或用某种方式伤害自己的念头	0	1	2	3

表 3-3-3　焦虑自评量表（GAD-7）

问题	没有	有几天	一半以上时间	几乎每天
1. 感觉紧张，焦虑或急切	0	1	2	3
2. 不能够停止或控制担忧	0	1	2	3

续表

问题	没有	有几天	一半以上时间	几乎每天
3. 对各种各样的事情担忧过多	0	1	2	3
4. 很难放松下来	0	1	2	3
5. 由于不安而无法静坐	0	1	2	3
6. 变得容易烦恼或急躁	0	1	2	3
7. 感到似乎将有可怕的事情发生而害怕	0	1	2	3

（7）评估患者进行眼部自我护理的能力，包括用药、眼部卫生等。在随访中对患者进行教育，确保他们了解术后护理的重要性，并能够正确执行。护士详细记录每次随访的评估结果，建立患者恢复的档案，以便跟踪和比较。通过这些综合评估方法，医师和护理团队可以全面了解患者的术后恢复情况，及时调整治疗方案，确保患者获得最佳的治疗效果。

（8）对于低视力患者，护士应注意对患者进行防跌倒、坠床意外的管理和教育，给予患者明显标识（如手腕带上、床头卡上等）；加强患者以及家属的健康教育，为患者创造安静、宽敞、明亮的住院环境；给予相关预防跌倒、坠床的措施，如：防滑的拖鞋、外出检查给予必要的帮助（轮椅或担架）；病房地面水渍及时清理干净；患者在家属的搀扶下，在规定范围内进行活动。

微脉冲激光经巩膜睫状体光凝术治疗难治性青光眼的精准护理，回顾了手术护理的全流程，并深入分析了护理措施的实施成效。通过精确的术前评估、周密的术中协作、细致的术后护理及全面的健康教育，显著提升了手术成功率，促进了患者术后视力的恢复，并有效减少了术后并发症。在护理实践中，对患者状况进行精准评估非常重要，个性化护理方案对于提升护理成效具有关键作用。同时，团队协作在确保护理质量中也非常重要。通过加强医护人员之间的沟通与协作，能够更好地应对手术中的各种突发情况，确保手术的顺利进行和患者的安全。

此外，护理人员应该意识到患者术后自我管理能力对于恢复的重要性。在未来的护理工作中，护士应该继续强化健康教育，提升患者的自我护理意识和能力，以促进患者的康复。

综上所述，精准护理为今后的护理实践提供了宝贵的经验和参考。护理人员应持续秉持精准护理的理念，不断提升护理质量和水平，为患者提供更优质的医疗服务。

第四章

折叠式人工玻璃体球囊植入术治疗
硅油依赖眼

第一节　概　述

一、定义

折叠式人工玻璃体球囊植入术是一种用于治疗硅油依赖眼的眼科手术。硅油依赖眼是指在眼外伤或视网膜脱离手术后，患者需要长期依赖眼内硅油填充以维持眼球形态和功能的情况。折叠式人工玻璃体球囊（foldable capsular vitreous body，FCVB）是一种可以植入眼内的柔性容器，用于替代长期眼内硅油填充，以减少硅油相关并发症，如乳化、迁移和眼内炎症。FCVB 是一种模拟自然玻璃体结构的人工玻璃体，能够精细模拟人眼玻璃体腔的形状，并具备优良的力学性能、光学性能和生物相容性。FCVB 由球囊、引流管、引流阀和固定袢组成，主要材料为医用高分子聚合物（硅胶），无色透明，透光率超过92%。通过术中将球囊折叠植入玻璃体腔，并注入硅油，FCVB 可以较好地维持眼球的形态和眼内压力，有效避免硅油的并发症，并减少患者术后需要特殊体位的依赖。此外，FCVB 的植入有助于恢复视网膜的支撑、眼的屈光和细胞屏障等主要生理功能，对治疗硅油依赖眼和阻止眼球进一步萎缩具有重要作用。FCVB 在治疗严重眼外伤、复杂视网膜脱离、硅油依赖眼等疾病中的有效性和安全性已被证实。

二、流行病学调查

硅油依赖眼是一种严重的眼科疾病，通常发生在经历了复杂玻璃体视网膜手术后的患者中。这类患者由于眼内结构的严重损伤，无法在取出硅油后维持正常的眼内环境，导致硅油取出后视网膜再次脱离或眼球萎缩，因此对硅油填充产生了依赖。硅油依赖眼的发生率约为 5.9%，这一数据来源于对 2000～2006 年进行玻璃体切除术和硅油填充患者的回顾性研究分析。

硅油依赖眼的患者多数有严重的或反复出现的玻璃体视网膜增生问题，以及 360° 周边视网膜切除的情况。这些情况往往导致患者在硅油取出后面临持续低眼压的风险，使得硅油难以被移除，因为移除硅油后可能会引起眼球萎缩或其他严重并发症。因此，这些患者需要长期甚至终身依赖硅油来维持眼球形态和功能。硅油依赖眼的视力预后通常不佳。在一项研究中，硅油依赖眼患者在硅油取出后，视力恢复情况并不理想，多数患者的视力仅为眼前手动或光感。硅油长期存留眼内可能会引起乳化，导致多种并发症，如并发性白内障、继发性青光眼、角膜变性等，这些并发症严重影响患者的视力和生活质量。为了改善硅油依赖眼患者的预后，医学界正在探索新的治疗方法，如 FCVB 植入手术。FCVB 是一种模拟自然玻璃体结构的人工玻璃体，能够精细模拟人眼玻璃体腔的形状，并具备优良的力学性能、光学性能和生物相容性。通过术中将球囊折叠植入玻璃体腔，并注入硅油，FCVB 可以较好地维持眼球的形态和眼内压力，有效避免硅油的并发症，并减少患者术后需要特殊体位的要求。FCVB 的临床应用已证实，其在治疗严重眼外伤、复杂视网膜脱离、硅油依赖眼等疾病中的有效性和安全性。

三、临床表现

硅油依赖眼是一种严重的眼科疾病，其临床表现多样，且可能随着时间的推移而逐渐加重，其临床表现如下。

1. 硅油乳化　硅油乳化是硅油依赖眼中最常见的问题之一。在眼内，硅油可能逐渐从清澈透明状态变为浑浊，这一过程称为乳化。乳化的硅油不仅影响视力，还可能引发眼内的炎症反应，导致眼红、眼痛、光敏感等症状。

2. 眼压异常　硅油的存在可能会干扰眼内正常的房水流动，导致眼压升高或降低。眼压的异常波动可能对视神经造成损害，长期眼压过高可能导致视神经萎缩和视野缺损，而眼压过低则可能导致眼球萎缩和眼球内容物的移位。

3. 角膜变性　硅油与角膜内皮的长期接触可能导致角膜内皮细胞功能退化，影响其泵功能，从而引起角膜水肿或混浊。这种角膜变性不仅影响视力，还可能增加感染风险，导致角膜溃疡或其他并发症。

4. 视网膜并发症　硅油依赖眼患者可能出现视网膜血管增生，这是一种异常的血管生长，可能导致视网膜出血和视网膜脱离。此外，硅油还可能引起黄斑区的病变，如黄斑水肿或黄斑裂孔，这些病变会严重影响中心视力。

5. 眼球萎缩　长期眼内硅油填充可能导致眼球壁的组织结构受到损害，进而引起眼球萎缩。眼球萎缩不仅影响外观，还可能导致眼球运动受限、复视、眼球突出度减小等问题。

6. 慢性炎症　硅油依赖眼患者可能会出现慢性眼内炎症，这种炎症反应可能导致眼内纤维化，影响眼内结构的正常功能。慢性炎症还可能增加眼内感染的风险，导致更严重的并发症。

7. 青光眼　硅油依赖眼患者可能会发展为继发性青光眼，这是因为硅油或其乳化产物可能阻塞眼内房水的排出通道，导致眼压升高。青光眼是一种视神经损伤，如果不及时治疗，可能导致永久性视力丧失。

8. 白内障　硅油与晶状体的长期接触可能加速白内障的发展。白内障是指晶状体透明度降低，导致视物模糊的一种眼病。在硅油依赖眼中，白内障的发展可能会进一步影响视力恢复。

9. 心理影响　硅油依赖眼患者可能会因为视力下降、外观改变和长期治疗的压力而出现焦虑、抑郁等心理问题。这些心理问题需要通过心理咨询和支持来帮助患者应对。

四、治疗原则

硅油依赖眼的治疗需要综合考虑患者的具体情况，包括眼部损伤的程度、并发症的风险及患者的整体健康状况。治疗原则通常分为非手术治疗和手术治疗两大类。

（一）非手术治疗

非手术治疗主要是通过药物和非手术的方法来控制症状和延缓疾病进展。

1. 药物治疗　使用抗炎药物（如糖皮质激素）来控制眼内炎症，使用降眼压药物来维持正常的眼压水平。在某些情况下，可能还需要使用抗生素或抗真菌药物来预防或治疗感染。

2. 定期监测　定期进行眼部检查，包括视力、眼压、眼底检查和 OCT 等，以监测病情变化和治疗效果。

3. 对症治疗　针对患者的具体症状，如疼痛、光敏感等，给予相应的对症治疗。例如，使用人工泪液来缓解眼干症状，或使用镇痛药物来控制疼痛。

4. 教育和生活方式调整　教育患者关于疾病管理的知识，包括用药指导、避免眼部外伤和减少眼部疲劳等。同时，建议患者调整生活方式，如保持良好的睡眠和饮食习惯，避免吸烟和过度饮酒。

（二）手术治疗

当非手术治疗无法有效控制病情或存在严重并发症时，可能需要考虑手术治疗。

1. 手术方式

（1）硅油取出术：对于硅油乳化或引起并发症的情况，可能需要手术取出硅油。手术方法包括经巩膜的小切口取出或通过玻璃体切割术（pars plana vitrectomy，PPV）进行。

（2）FCVB术：这种手术通过植入折叠式人工玻璃体球囊来替代硅油，减少硅油相关并发症的风险。球囊可以在眼内展开，模拟自然玻璃体的功能（图4-1-1）。

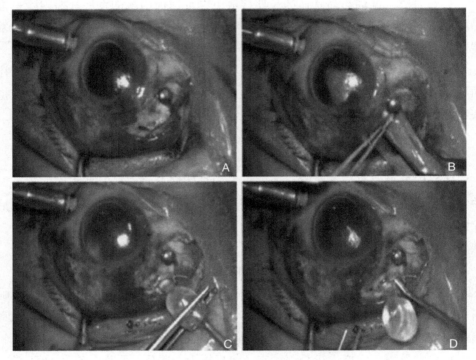

图 4-1-1　FCVB 植入手术过程

A. 巩膜做一形切口；B. 植入 FCVB；C. FCVB 内注入硅油；D. 显微虹膜恢复器调整 FCVB 位置

（3）视网膜手术：对于硅油依赖眼患者，如果存在视网膜脱离或撕裂，可能需要进行视网膜手术，如巩膜扣带术或玻璃体切割术。

（4）青光眼手术：如果硅油依赖眼导致了难以控制的高眼压，可能需要进行青光眼手术，如小梁切除术或植入青光眼引流装置。

（5）白内障手术：硅油与晶状体长期接触可能导致白内障，这时需要进行白内障摘除和人工晶状体植入手术。

（6）眼球重建手术：在眼球萎缩或其他严重眼部损伤的情况下，可能需要进行眼球重建手术，以恢复眼球的形状和功能。

2. 手术适应证　在硅油依赖眼的治疗中，手术治疗是一个重要的选项，尤其适用于对非手术治疗无反应或存在严重并发症的患者。

（1）硅油乳化：硅油乳化会导致视力下降和眼内炎症。在乳化程度严重，影响视力恢复，且药物控制无效的情况下，手术取出乳化硅油是必要的。

（2）持续性高眼压：硅油可能导致眼压持续升高，如果药物和激光治疗无法有效控制眼压，可能需要进行滤过手术或安装青光眼引流装置来降低眼压。

（3）角膜内皮功能失代偿：硅油与角膜内皮的长期接触可能损害其功能，导致角膜水肿或混浊。当角膜内皮功能严重受损，且影响视力时，取出硅油并进行角膜移植是必要的。

（4）视网膜并发症：硅油依赖眼患者可能伴有视网膜脱离、视网膜撕裂或其他视网膜并发症。在这些情况下，可能需要进行玻璃体切割术、巩膜扣带术或其他视网膜手术来修复视网膜。

（5）严重眼内炎症：硅油引起的严重眼内炎症，如果对药物治疗不敏感，可能需要手术取出硅油，并可能需要进行眼内注射或全身应用免疫抑制剂来控制炎症。

（6）硅油引起的青光眼：硅油可能导致或加剧青光眼的发展。在药物治疗无效的情况下，可能需要进行青光眼手术，如小梁切除术、安装青光眼引流装置或进行激光虹膜切开术。

（7）白内障：硅油与晶状体的长期接触可能加速白内障的发展。当白内障严重影响视力时，可能需要进行白内障摘除手术，并植入人工晶状体。

（8）眼球萎缩：硅油依赖眼可能导致眼球萎缩，影响眼球形态和功能。在这种情况下，可能需要进行眼球重建手术，如眼窝填充物植入或眼球假体植入。

（9）硅油肉芽肿：硅油在眼内可能引起肉芽肿，这些肉芽肿可能导致视力下降和疼痛。在药物治疗无效时，可能需要手术切除肉芽肿。

（10）患者生活质量严重下降：当硅油依赖眼严重影响患者的生活质量，且非手术治疗无法改善时，手术可能是提高生活质量的选择。包括取出硅油、植入人工玻璃体球囊或其他眼球重建手术。

在考虑手术治疗时，医师会综合评估患者的整体健康状况、手术风险和潜在收益，以及患者的个人偏好。此外，医师还会与患者进行充分沟通，确保患者理解手术的必要性、可能的风险和预期的治疗效果。

3. 手术禁忌证　在硅油依赖眼的手术治疗决策过程中，除了考虑适应证外，还需严格评估手术禁忌证，以确保患者的安全并避免不必要的风险。

（1）严重的全身性疾病：对于有严重心脏疾病、未控制的高血压、糖尿病或其他系统性疾病的患者，手术风险可能显著增加。在这些疾病得到有效控制之前，应避免进行眼科手术。

（2）活动性眼内炎症：如果患者存在活动性眼内炎症，如葡萄膜炎，手术可能会加重炎症，导致视力进一步下降。在炎症得到充分控制并稳定一段时间后，才考虑手术治疗。

（3）凝血功能障碍：凝血功能障碍会增加术中和术后出血的风险，可能导致手术失败或并发症。在凝血功能得到纠正之前，应避免手术。

（4）未控制的青光眼：眼压未得到有效控制的患者，手术可能会加重青光眼的进展，导致视神经进一步损害。在眼压得到稳定控制后，再考虑手术治疗。

（5）严重的角膜病变：严重的角膜病变，如角膜溃疡、角膜穿孔或角膜内皮功能严重失代偿，可能使手术风险增加，术后恢复困难。

（6）眼球结构严重破坏：在眼球结构严重破坏的情况下，如眼球萎缩或眼球破裂，手术可能无法恢复视力或改善眼球状况，甚至可能加剧病情。

（7）患者期望值过高：对于对手术结果有不切实际期望的患者，应在手术前进行充分沟通，调整其期望值。如果患者无法理解手术的风险和可能的结果，应暂缓手术。

（8）感染风险：活动性感染，如眼内炎或全身感染，是手术的绝对禁忌证。感染未得到控制前，手术可能导致感染扩散，增加失明风险。

（9）严重的视网膜病变：在某些严重的视网膜病变，如广泛的视网膜萎缩或不可逆的视网膜脱离，手术可能无法恢复视力，甚至可能加剧病情。

（10）患者整体健康状况不佳：高龄、营养不良或存在其他严重系统性疾病的患者，可能无法承受手术的风险。在这些情况下，应优先改善患者的整体健康状况。

（11）精神心理障碍：有严重精神心理障碍的患者，可能无法配合术后的治疗和护理，这可能影响手术效果和恢复过程。

（12）无法定期随访：对于那些无法保证定期随访和长期治疗配合的患者，手术可能不是最佳选择，因为术后的护理和随访对手术成功至关重要。

在评估手术禁忌证时，医师需要综合考虑患者的整体状况、手术的潜在风险和患者的期望。在某些情况下，可能需要先对患者的全身状况进行优化，或者先治疗相关的并发症，然后再考虑手术。此外，医师会与患者进行充分沟通，确保患者理解手术的禁忌证和可能的风险。在某些情况下，非手术治疗或姑息治疗可能是更合适的选择。

第二节　治疗硅油依赖眼的临床新技术

在硅油依赖眼的治疗领域，临床新技术的发展为患者提供了更多的治疗选择和更好的治疗效果。

1. 生物降解材料　研究者正在开发可以生物降解的眼内填充物，这些材料可以在完成其治疗任务后逐渐被眼内组织吸收，从而减少长期并发症的风险。这些材料的设计旨在提供临时的眼内支撑，同时避免永久性填充物可能引起的长期不良反应。

2. 人工玻璃体球囊　折叠式人工玻璃体球囊是一种新型植入物（图4-2-1），它可以在眼内展开，模拟自然玻璃体的功能，减少硅油相关并发症的风险。这种球囊的设计允许它通过小切口植入，减少了手术创伤，并且可以在必要时取出或更换。

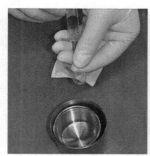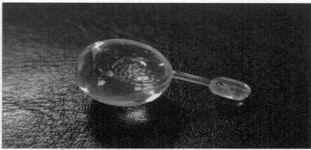

图 4-2-1　人工玻璃体球囊（FCVB 球囊）

3. 微创玻璃体手术技术　微创玻璃体手术技术（如25G或27G手术）减少了手术创伤，加快了术后恢复，降低了术后并发症的风险。这些技术的精细操作减少了对眼内结构的干扰，有助于保护视力。

4. 眼内药物递送系统　眼内植入的药物递送系统可以持续释放药物，如抗炎药物或抗生素，以控制眼内炎症和感染。这种系统可以减少对频繁注射或全身用药的依赖，提供更稳定的药物浓度，从而提高治疗效果。

5. 基因治疗　基因治疗技术在眼科领域的应用正在探索中，未来可能通过基因编辑或替换来治疗某些遗传性眼病，减少对硅油填充的需求。这种治疗方法的潜力在于它可能提供一种根本性的治疗方法，而不仅仅是对症治疗。

6. 干细胞治疗 干细胞治疗技术有望修复受损的眼内组织，如视网膜细胞或角膜内皮细胞。这种治疗方法的关键在于利用干细胞的再生能力来恢复眼内结构的功能，从而改善视力和眼部健康。

7. 免疫调节治疗 针对眼内炎症的免疫调节治疗，如使用生物制剂，可以更精确地控制炎症反应。这些治疗方法可以减少对传统免疫抑制药物的依赖，减少不良反应，提高治疗效果。

8. 光学相干断层扫描（OCT） OCT 技术的进步，如频域 OCT，提供了更高分辨率的眼部成像，有助于更准确地评估视网膜状况和手术效果。这种成像技术可以帮助医师更好地理解眼内结构的变化，从而制订更精确的治疗计划。

9. 眼内镜技术 眼内镜技术提供了更清晰的眼内视野，使得手术操作更加精确，减少了对周围组织的损伤。这种技术的应用可以提高手术的安全性和效果。

10. 人工智能辅助诊断 人工智能（artificial intelligence，AI）技术在眼科诊断中的应用，可以帮助医师更准确地评估病情，预测疾病进展，并制订个性化的治疗方案。AI 技术还可以通过分析大量的临床数据来识别疾病模式，从而提高诊断的准确性。

这些新技术的运用，医师需要考虑其安全性、有效性、成本效益比及患者的个体差异。此外，新技术的引入通常需要通过临床试验来验证其效果，并在获得监管机构批准后才能广泛应用于临床实践。随着科技的不断进步，未来硅油依赖眼的治疗将更加精准、安全和有效。

第三节 折叠式人工玻璃体球囊植入术治疗
硅油依赖眼的精准护理

折叠式人工玻璃体球囊植入术是一种用于治疗硅油依赖眼的先进手术技术。为了确保手术的成功和患者的安全，围手术期的精准护理至关重要。

一、术前精准护理

（一）一般评估

1. 病史收集 详细了解患者的既往眼科手术史、药物使用史、过敏史、全身疾病史及家族病史。

2. 全身健康评估 评估患者的整体健康状况，包括心脏、肺部、肾脏和肝脏功能，确保患者能够承受手术。

3. 血液检查 进行血常规、凝血功能、生化等实验室检查，以评估手术风险。

4. 感染性疾病筛查　进行必要的感染性疾病筛查，如乙肝、丙肝、艾滋病等。

5. 营养评估　评估患者的营养状态，必要时提供营养支持，以增强患者对手术的耐受性。

6. 心理状态评估　评估患者的心理状态，必要时提供心理咨询或心理治疗，帮助患者建立积极的术前心态。

7. 活动能力评估　评估患者的活动能力和自理能力，为术后护理和康复制订个性化计划。

（二）专科评估

1. 视力和眼压检查　评估患者的视力和眼压，了解眼部的基本功能状态。

2. 眼底检查　通过眼底镜或 OCT 等设备检查视网膜、黄斑和视神经的状况。

3. 角膜和前节评估　评估角膜透明度、前房深度和晶状体状况，以确定是否存在影响手术的眼部病变。

4. B 超或 UBM　进行眼部超声波检查，了解眼内结构和有无异物或视网膜脱离等情况。

5. 视觉功能评估　除了视力和眼压，还应评估患者的对比敏感度、色觉和视野，以全面了解患者的视觉功能。

6. 眼部微生物检查　进行眼部微生物培养，以排除潜在的感染源，降低术后感染风险。

7. 泪膜和眼表评估　评估患者的泪膜稳定性和眼表健康状况，必要时进行相应的治疗，以保障术后眼部舒适度。

（三）术前指导

1. 手术介绍　向患者及其家属详细介绍手术的目的、步骤、预期效果。以及可能的风险和并发症。

2. 用药指导　告知患者在术前需要暂停使用的药物（如抗凝药物），以及术前需要开始使用的药物，如抗生素眼药水，术前滴够 12 次。

3. 术前准备　指导患者进行术前的个人卫生准备，如洗头、洗澡、剪指甲等，根据麻醉方式，告知术前麻醉的相关注意事项，如禁食和禁水的时间。同时，进行眼球固视训练，以利术中配合。术前 30min 排空大小便，避免术中膀胱膨胀引起烦躁，增加手术风险。

4. 术后预期　讨论术后的护理计划，包括术后用药、体位要求、活动限制、复查时间表及可能需要的康复训练。

5. 心理支持　提供心理支持，帮助患者减轻术前的焦虑和紧张，确保患者对手术有积极的态度，用成功的案例，帮助患者增强战胜疾病的信心。

6. 手术过程模拟　通过视频或模型向患者展示手术过程，帮助患者更好地理解手术步骤，以及术中如何配合医师，手术过程中患者禁忌做的动作，对于不适情况用什么方式表达给医护人员。

7. 术后生活指导　详细指导患者术后的日常生活注意事项，如眼部护理、用眼卫生、饮食调整、运动指导等。

8. 家属教育　教育家属如何协助患者进行术后护理，包括观察术后并发症的迹象、眼部护理、滴眼药的注意事项、饮食运动的指导和提供心理情感的支持。

（四）术前检查和测试

1. 心电图和胸部 X 线或肺 CT　对有心脏病风险的患者进行心电图和胸部 X 线或肺 CT 检查。

2. 麻醉评估　需要全身麻醉的患者，麻醉师会对患者进行评估，确定麻醉方案和监测计划；局部麻醉的患者，手术医师告知其麻醉方式及相关注意事项。

3. 凝血功能评估　对于有出血倾向或使用抗凝药物的患者，进行详细的凝血功能评估。

4. 眼部影像学检查　除了 B 超，还可以考虑使用 CT 或 MRI 等影像学检查，以获取更详细的眼部结构信息。

（五）手术室准备

1. 器械和设备检查　检查手术器械的完整性和功能，确保手术所需的器械都经过消毒、设备处于良好工作状态，从而确保手术顺利进行。

2. 手术室环境准备

（1）清洁消毒：手术室环境必须保持高度清洁，并进行定期消毒，以避免感染风险。每周进行空气、物体表面的采样，对手术室环境进行监测，以确保手术室环境达到感控要求，确保手术的安全性。

（2）环境调整：调整手术室的温度和湿度，保持手术室的舒适性和安全性。

3. 药品准备　确保所需药品供应充足，包括麻醉药、抗生素、糖皮质激素、术中灌注液等。

（六）术前管理

1. 疼痛管理计划：制订术前和术后的疼痛管理计划，以减轻患者的疼痛和不适。

2. 用药管理：对患者的用药进行管理，包括术前停药和术后用药计划，确保药物使用的安全性和有效性。

3. 术前需协助患者完成三维重建，协助医师完成测算固定点、顶压位置、植入方向、以及注入硅油的量。

通过这些细致的术前准备，医疗团队能够为患者提供最佳的手术体验和护理，从而提高手术成功率和患者满意度。

二、术中精准护理

在折叠式人工玻璃体球囊植入术治疗硅油依赖眼的精准护理中，术中精准护理是确保手术顺利进行和患者安全的重要组成部分。

（一）患者进入手术室评估

1. 核对患者信息　在患者进入手术室前，再次核对患者的姓名、年龄、性别、病历号和手术部位，确保手术对象及手术部位的正确性。

2. 评估患者状态　评估患者的心理状态，提供必要的安慰和支持，确保患者平静、合作。

3. 皮肤及术眼准备　进行眼部周围的皮肤清洁与消毒，可用Ⅲ型安尔碘或5%聚维酮碘进行皮肤消毒；结膜囊消毒可用0.5%聚维酮碘消毒2次，每次作用时间不少于30s，减少术中感染的风险。

（二）麻醉配合

1. 麻醉前评估　全身麻醉方式手术团队需要与麻醉师共同评估患者的麻醉风险，包括患者的全身状况、药物过敏史和麻醉药物的选择。局部麻醉方式由手术团队对患者全身情况进行评估。

2. 监测麻醉状态　在麻醉过程中，密切监测患者的生命体征，包括心率、血压、呼吸和血氧饱和度，确保麻醉安全。

3. 疼痛管理　与麻醉师合作，确保术中疼痛得到有效控制，减少患者的不适。

（三）手术配合

1. 手术体位：护士协助患者平卧于手术床中央，调整头位保持自然水平，嘱其放松身体，确保患者舒适且便于手术操作。

2. 无菌操作：在手术过程中，严格遵守无菌操作原则，减少术中感染的风险。

3. 手术器械管理：与手术医师密切配合，及时提供所需的手术器械和材料，确保手术顺利进行。所需器械如（图4-3-1）：折叠式人工玻璃体球囊、专用植入器械、手术显微镜、无菌手套、手术刀、镊子、剪刀、持针器、缝线、无菌盐水、消毒液、棉签、纱布。手术开始前，手术室护士与医师需进行最后的确认，确保所有器械都已准备妥当，同时还会准备一些备用器械和应急设备，以应对可能出现的突发情况。例如，备用的人工玻璃体球囊、额外的缝线、止血钳等，都被妥善放置在易于取用的位置。

4. 术中患者监测：密切观察患者病情变化，及时发现并处理术中并发症。

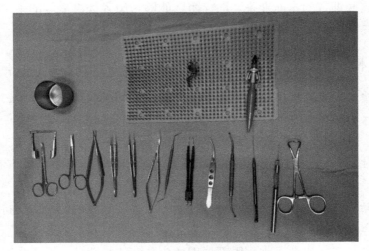

图 4-3-1 玻切手术所需器械

5. 术中协助医师进行无尘手套的冲洗，避免手套上的微小颗粒残留在植入物上。

6. 术中协助医师完成正确球囊折叠，避免放反方向。

（四）输液管理

1. 评估输液需求　根据患者的术前评估和手术需求，确定术中输液的种类和速度。

2. 监测输液情况　密切监测输液的速度和量，确保输液安全，防止过量或不足。确保术中液体和药物的正确输入，观察药物反应，保障患者安全。

3. 观察输液反应　观察患者对输液的反应，及时发现并处理可能的输液相关并发症。

（五）药物管理

1. 术前药物　确保患者在术前正确使用药物，如抗生素眼药水、抗炎药物等。

2. 术中药物　根据手术需要，及时准确地给予术中药物，如局部麻醉药、术中灌注液等。

3. 术后药物准备　准备术后所需的药物，包括镇痛药、抗生素、抗炎药和降眼压药物，确保术后护理的连续性。

（六）术中沟通

1. 与手术团队沟通　与手术医师和麻醉师保持有效沟通，及时反馈患者的术中情况，确保手术顺利进行。

2. 记录术中情况　详细记录术中的关键事件和患者的反应，为术后护理提供重要信息。

3. 手术过程中　手术显微镜将发挥至关重要的作用。它不仅能够提供高清晰度的视野，帮助医师准确地进行操作，还能够放大手术区域，使医师能够更清晰地看到每一个细节。手术室护士需要精准调整好显微镜的焦距和角度，以确保手术视野的最佳状态。同时，手术室的温度和湿度也应严格控制，通常眼科手术室的温度应控制在 20 ～ 24℃，温度不宜过高或过低，过高可能导致手术人员出汗，增加手术室内细菌滋生的风险；过低则可能使患者感到不适，尤其是老年人或体质较弱者；湿度应控制在 40% ～ 60%，湿度适宜可以减少静电的产生，避免对精密仪器造成干扰，同时也有利于保持室内空气质量。手术室的灯光也会根据手术的需要进行调整，以确保手术区域的照明充足且柔和，不会对医师的视线造成干扰。手术中，手术团队成员之间会保持紧密的沟通和协作。他们会密切关注手术进展，及时传递信息和指令，确保手术的顺利进行。同时，他们也会密切关注患者的生命体征和反应，以便在出现异常情况时能够迅速做出反应和处理。

4. 术中紧急情况处理

（1）术中出血处理：协助手术医师立即止血。根据出血的严重程度，可能需要使用电凝、纱布等。

（2）麻醉并发症处理：迅速评估患者的呼吸和循环状况。可能需要调整麻醉药物，提供额外的氧气或进行辅助通气。

（3）球囊植入物问题处理：与手术医师沟通球囊的问题，评估是否需要更换或重新定位。手术调整：协助手术医师进行球囊的调整或更换，确保球囊正确植入眼内。

（4）眼内压力突然升高处理：立即给予降眼压药物，并采取其他措施如调整患者的头部位置，以减轻眼内压力。

（5）视网膜或脉络膜的意外损伤处理：协助手术医师进行视网膜或脉络膜的紧急修复手术。在修复后密切观察患者的眼部反应和眼底情况。

（6）手术器械故障处理：确保所有备用器械均已消毒并处于待用状态。在器械故障时迅速更换。

三、术后精准护理

在折叠式人工玻璃体球囊植入术治疗硅油依赖眼的精准护理中，术后护理尤为关键。

1. **体位护理** 向患者解释术后体位对手术效果和恢复的重要性，确保患者的理解和配合。根据医嘱选择合适的体位，如俯卧位或侧卧位，以减少眼内压力和促进术眼愈合。定时协助患者变换体位，防止长时间保持同一姿势导致的不适和压迫性损伤，确保患者在变换体位时避免对术眼的直接压迫，使用额外的枕头或垫子支撑身体。鼓励患者在术后初期多卧床休息，以减少头部和眼部的运动，指导患者如何在床上进行头部运动而不引起术眼的压力变化，为患者提供一个安静、舒适的环境，有助于他们保持所需的体位并促进休息。密切观察患者对所采用体位的耐受性，及时调整以确保患者的舒适度。记录患者的体位护理过程，包括体位的类型、持续时间及患者的反应。

2. **眼部护理** 术后按时使用抗生素滴眼液和眼药膏，预防感染。保持眼部清洁，避免揉眼或外力碰撞术眼。术后每日用生理盐水清除眼睑周围的分泌物，更换术眼敷贴，在裂隙灯下检查前房、眼底情况，监测眼压、视力的变化，注意观察术眼有无炎症反应，如流泪、结膜充血、水肿程度、畏光、眼部分泌物的量及性质、角膜上皮情况等。观察有无眼痛的发生，评估其性质、程度，排除了高眼压的因素，可给予口服镇痛药物对症处理。术后第 1 天开始遵医嘱点抗生素眼药水，预防感染，并给予营养角膜眼药水点眼，散瞳剂每日 2 次扩瞳。

3. **用药指导** 详细告知患者用药方法、剂量及注意事项，确保患者按时、按量用药。用药时注意用眼卫生，保持药液不被污染，常温下存放，使用散瞳剂时每次滴药后压迫内眦 3 ～ 5min，避免引起全身中毒反应。定期复查视力及眼底情况，评估手术效果及术后恢复情况。护理人员需要耐心指导患者如何正确滴用眼药水，包括滴药的频率、剂量及滴药后的正确闭眼方法，确保药物能够充分发挥疗效。同时，要提醒患者注意药物的保存条件和有效期，避免使用过期药物。

4. **保持术眼清洁卫生** 保持术眼的清洁卫生是预防感染的重要措施。护理人员应指导患者正确进行眼部清洁，定期更换敷料，并确保敷料的正确贴合，以减少感染的风险。同时，要教育患者避免用手揉眼，以免引起不必要的刺激和感染。

5. **监测患者全身情况** 护理人员应密切关注患者的血压、血糖等生命体征，因为这些因素可能会影响手术效果和恢复过程。必要时，应与医师沟通，调整治疗方案，以确保患者的整体健康状况对眼部恢复有利。

6. **心理支持** 难治性青光眼患者可能经历长时间的病痛折磨，手术后的恢复过程也可能伴随着焦虑、担忧等负面情绪。护理人员应关注患者的心理状态，主动倾听患者的需求和感受，提供必要的心理支持和安慰。可以通过解释手术原理、预后情况、康复过程等信息，增强患者的信心和安全感。及时解答患者疑问，消除其顾虑和担忧。鼓励患者保持乐观心态，积极参与康复训练。

7. 营养支持　护理人员应根据患者的具体情况，制订个性化的饮食计划，鼓励患者摄入富含蛋白质、维生素等食物，促进伤口愈合和身体恢复。同时，要避免食用辛辣、刺激性食物，以免加重眼部不适，避免剧烈运动和重体力劳动，防止术眼受伤。

8. 应对疼痛或不适　对于可能出现的疼痛或不适，护理人员应提前向患者说明，并教会患者如何正确应对。例如，可以指导患者进行深呼吸、放松训练等方法来缓解紧张情绪；对于疼痛，可遵医嘱给予适当的镇痛药物或物理治疗方法。

9. 人文关怀　在整个术后护理过程中，护理人员应始终保持耐心、细心和责任心，确保各项护理措施得到有效落实。同时，要加强与患者的沟通和交流，建立良好的护患关系，为患者提供全方位的护理服务和人文关怀。

10. 鼓励患者参与自我护理　在术后恢复阶段，让患者了解并参与到自己的护理过程中是非常重要的。护理人员可以教授患者一些基本的眼部护理技巧，如何正确清洁眼部、如何避免眼部受伤等，以增强患者的自我护理能力。同时，鼓励患者记录自己的恢复情况，如视力变化、疼痛程度等，以便更好地与医护人员沟通。

11. 家庭支持　家庭支持是术后恢复不可或缺的一部分。护理人员应主动与患者家属沟通，解释手术情况和术后护理要点，鼓励家属给予患者更多的关心和支持。家属的陪伴和照顾不仅可以缓解患者的孤独感和焦虑情绪，还能促进患者的康复进程。

12. 特殊患者群体护理　针对特殊患者群体，如老年人、儿童或患有其他慢性疾病的患者，护理人员需要制订更加个性化的护理计划。例如，对于老年人患者，可能需要更加关注他们的身体状况和药物反应；对于儿童患者，则需要采用更加温和、有趣的方式与他们沟通，确保他们能够理解并配合护理工作。

四、并发症的预防与处理

1. 感染预防　严格执行无菌操作原则，加强术后眼部清洁和消毒工作。密切观察患者体温、眼部症状等变化，及时发现并处理感染征象。给予抗生素及促进角膜上皮细胞生长愈合的眼药水点眼以预防感染。嘱患者注意眼部清洁，勿用手揉眼，密切观察患者是否有自觉眼痛、头痛、视力减退症状，每天裂隙灯检查术眼角膜上皮情况，如发生感染立即给予对症处理。

2. 眼压监测　定期监测眼压变化，防止术后眼压升高或降低导致的并发症。观察患者有无眼痛、眼憋胀、视力下降、恶心、呕吐等症状，每日用非接触眼压计监测患者眼压，观察房角，发现眼压升高可及时采取措施，遵医嘱给予派立明、阿法根、噻吗洛尔等降眼压眼药水局部点眼，静脉滴注 20% 甘露醇 7mg/kg，有效降低眼压。必要时可行前房穿刺术。

3. 视网膜再脱离预防　术后避免剧烈运动和重体力劳动，防止视网膜再次脱离。定期复查眼底情况，及时发现并处理视网膜脱离征象。

五、康复教育与指导

（一）术后康复锻炼

1. 眼部肌肉锻炼　在专业医护人员的指导下，患者可以进行一系列眼部肌肉锻炼，如眼球的缓慢转动，从左至右，从上至下，以及进行远近交替注视练习。这些锻炼有助于促进眼部血液循环，加速眼部组织的康复进程，同时也有助于缓解因长时间固定视线导致的疲劳感。

2. 视力恢复训练　根据患者术后视力恢复的具体情况，医护人员会制订一套个性化的视力恢复训练计划。这可能包括使用专门的视力训练软件，进行特定的视觉刺激练习，或是进行简单的远近交替注视练习。这些训练旨在逐步提高患者的视觉功能，帮助他们更好地适应日常生活中的视觉需求。

3. 光感适应　在光线适宜的环境中进行光感适应训练，逐渐增加对光线的耐受性。逐步暴露法：患者在光线较暗的房间内进行训练，以避免初始时的光线过强导致不适；逐渐增加房间的亮度，可以是自然光，也可以是室内灯光，让眼睛逐步适应；每次增加光线强度的间隔可以根据个人的适应情况来调整，通常从几分钟到几天不等。光线过滤法：使用遮光眼镜或半透明滤光片来减少进入眼睛的光线量，随着时间的推移，可以逐渐使用透光性更好的滤光片，以增加光线的强度。

（二）心理调适与支持

1. 情绪管理　术后，患者可能会因为视力的变化、手术带来的疼痛或是对未来的不确定感而产生焦虑、抑郁等情绪。医护人员会鼓励患者积极与家属、朋友以及医疗团队沟通，分享自己的感受和担忧。同时，心理辅导人员也会提供必要的心理支持和咨询，帮助患者建立积极乐观的心态，更好地面对康复过程。

2. 生活适应　康复过程中，患者需要逐步适应术后的生活方式。医护人员会指导患者如何调整阅读姿势，使用放大镜或其他辅助工具来帮助阅读和日常活动。这些适应措施不仅有助于减轻患者的心理负担，还能提高他们的生活自理能力，从而更快地回归正常生活。

（三）定期复查与随访

1. 复查安排　为了确保术后恢复顺利，患者需要按照医师的建议定期到医院进行复查。复查项目可能包括视力检查、眼压测量、眼底检查等，这些检查有助于医师及时了解患者的眼部健康状况，评估康复效果，并根据需要调整治疗方案。

2. 随访管理　医院会为每位患者建立详细的随访档案，记录术后恢复的每一个细节，包括视力变化、用药情况、患者反馈等。随访管理不仅为患者提供了持续的医疗支持和指导，也帮助医护人员更好地理解患者的康复进程，从而提供更加精准的医疗服务。随访期间，除了关注患者的眼部恢复情况外，还应关注患者的整体生活质量。询问患者是否存在其他不适症状，如头痛、恶心等，以便及时发现并处理与手术相关的并发症。同时，了解患者的日常生活习惯，如用眼习惯、作息规律等，为患者提供针对性的健康指导。

（四）家庭护理与注意事项

1. 家庭环境　为了给患者提供一个有利于康复的家庭环境，家属需要确保家中光线适宜，避免强光直射患者的眼睛。同时，保持家庭环境的整洁，减少灰尘和细菌的滋生，可以有效预防眼部感染。

2. 饮食调养　营养均衡的饮食对于促进眼部健康至关重要。医护人员会建议患者多摄入富含维生素 A、维生素 C 和维生素 E 以及 Omega-3 脂肪酸的食物，如胡萝卜、柑橘类水果、深海鱼类等。这些营养素有助于维护眼睛的健康，促进眼部组织的修复。

3. 用药安全　患者在术后需要严格按照医师的指导用药，切勿自行更改剂量或停药。家属应协助患者管理药物，确保药物的正确保存和使用，避免因用药不当导致的不良反应。

4. 避免剧烈运动　在术后恢复期间，患者应避免进行剧烈运动和重体力劳动，以免对脆弱的眼部组织造成不必要的压力和损伤。医护人员会根据患者的具体情况，提供适当的运动建议和限制。

5. 注意眼部卫生　保持眼部的清洁卫生是预防眼部感染的重要措施。患者应避免用手揉眼，尤其是在外出或接触公共物品后。同时，长时间使用电子屏幕，以减少眼部疲劳和干涩感。如果必须使用电子设备，应每隔一段时间就让眼睛休息，进行远眺或闭目养神。

六、特殊情况的应对与处理

在进行折叠式人工玻璃体球囊植入术治疗硅油依赖眼的精准护理时，护理人员需要特别关注以下几个特殊情况，并采取相应的应对措施。

1. 术后感染　由于手术后患者的眼部环境较为脆弱，感染风险较高。因此，护理人员应密切监测患者的体温变化，观察眼部是否有红肿、分泌物增多等感染迹象。一旦发现异常，应立即通知医师，并配合医师给予适当的抗生素治疗。在某些情况下，可能需要进行细菌培养和药敏试验，确保使用最有效的抗生素。

2. 眼内压增高　眼内压增高是术后可能出现的并发症之一，护理人员应定期检查患者的眼压，使用非接触式眼压计进行测量。如果发现眼压升高，应立即报告医师，并根据医嘱给予降眼压药物治疗。在眼压控制不佳的情况下，可能需要进行手术干预，如小梁切除术或引流阀植入术。

3. 球囊移位　球囊植入后，其位置的稳定性对于治疗效果至关重要。护理人员应定期使用 B 型超声波检查或 OCT 来监测球囊的位置。一旦发现球囊移位，应立即通知医师，并根据医师的指导进行调整。在某些情况下，如果球囊移位严重，可能需要重新进行球囊植入手术。

4. 角膜接触不良　由于球囊与角膜的接触关系到患者的舒适度和视力恢复，护理人员应确保角膜的湿润状态，避免因干燥导致的不适。定期检查角膜接触情况，评估患者是否有不适感或视物模糊。如果发现角膜接触不良，应与医师协商，考虑调整球囊位置或更换球囊，以确保最佳的治疗效果。

5. 硅油乳化　硅油乳化是硅油填充术后可能出现的问题，护理人员应密切观察硅油的状态，特别是硅油乳化的迹象，如乳白色浑浊或油滴状颗粒。一旦发现硅油乳化，应及时通知医师，并根据医师的判断进行处理，可能包括更换硅油或采取其他相关措施。

6. 出血与渗出　术后少数患者可能会出现结膜下出血或玻璃体腔内有渗出物。对于这种情况，需密切观察病情变化，给予高靠卧位，使血液下沉，减少头部的活动，必要时进行相应处理，如止血治疗或调整用药方案。

7. 排斥反应　折叠式人工玻璃体球囊植入术使用的材料具有良好的生物相容性，但极少数患者仍可能出现排斥反应。一旦发现排斥反应迹象，需立即报告医师并采取相应治疗措施。

8. 视力恢复与监测　术后视力恢复是患者及其家属极为关注的重点。护理人员应定期使用视力表评估患者的视力恢复情况，并详细记录。对于视力恢复不理想的患者，需及时与医师沟通，探讨可能的原因，如球囊位置、角膜透明度、眼底病变等，并制订个性化的康复计划。同时，护理人员还需向患者及其家属解释视力恢复的过程和可能存在的波动，以减轻他们的焦虑。

9. 生活护理与指导　术后患者在日常生活中可能会遇到一些不便，如视野受限、眼球运动受限等。护理人员应提供详细的生活护理指导，包括如何正确清洁眼部、避免剧烈运动、合理饮食等。同时，还需向患者及其家属传授正确的用药方法和复诊时间，确保患者能够按照医嘱进行后续治疗。

10. 心理支持与干预　手术后的恢复期对患者来说是一个充满挑战和不确定性的时期。护理人员应关注患者的心理状态，积极与他们沟通，倾听他们的担忧和疑虑。对于存在明显焦虑、抑郁等情绪问题的患者，应及时联系心理医师进行干预，确保患者的心理健康。

11. 并发症预防与教育　除了上述特殊情况外，护理人员还需向患者及其家属普及术后并发症的相关知识，如白内障、青光眼等的发生机制和预防措施。通过教育，提高患者及其家属的自我保护意识，减少并发症的发生风险。

12. 团队协作与沟通　在患者的整个治疗过程中，护理团队与医疗团队之间的紧密合作至关重要。护理人员应定期与医师、药师等医疗团队成员沟通，了解患者的最新病情和治疗方案，确保护理措施与医疗措施的一致性。同时，护理团队内部也应保持良好的沟通，共同解决护理过程中遇到的问题和挑战。

综上所述，折叠式人工玻璃体球囊植入术治疗硅油依赖眼的精准护理要求护理人员具备丰富的专业知识和敏锐的观察力。通过全面的护理评估和个性化的护理措施，可以有效应对各种特殊情况，促进患者的康复和生活质量的提高。随着医疗技术的不断进步和护理理念的更新，人工玻璃体植入术治疗硅油依赖眼的精准护理将越来越完善。通过加强术前评估、术中配合、术后护理、康复指导及随访复诊等各个环节的工作，可以进一步提高手术成功率和患者满意度。同时，护理团队还需不断学习和掌握新知识、新技能，以更好地满足患者的需求，推动护理事业的发展。

第五章

玻璃体切割术联合视网膜下注射组织型纤溶酶尿激活剂（t-PA）术治疗视网膜疾病

第一节　概　述

一、定义

玻璃体切割术联合视网膜下注射组织型纤溶酶原尿激活剂（tissue plasminogen activator，t-PA）术是一种针对视网膜疾病的治疗方法。玻璃体切割术是通过切除病变的玻璃体，解除其对视网膜的牵拉，为视网膜复位创造条件；而视网膜下注射 t-PA 术则是通过向视网膜下注射 t-PA，溶解视网膜下积血，促进视网膜复位，恢复视力。

（一）玻璃体切割术的作用

1. 治疗眼底疾病　在某些视网膜疾病中，如视网膜脱离或增殖性糖尿病视网膜病变，病变的玻璃体可能对视网膜产生牵拉，导致视网膜形态和功能的损害。玻璃体切割术通过切除这些病变组织，减轻或消除对视网膜的牵拉力。

2. 清除眼内异物　玻璃体切割术还可以清除玻璃体内的异物，如玻璃体出血、炎症细胞或瘢痕组织，这些障碍物可能阻碍视网膜的正常功能。

（二）视网膜下注射 t-PA 的应用（图 5-1-1）

1. 溶解积血　在某些情况下，如眼外伤或血管性疾病，血液可能积聚在视网膜下，形成积血。t-PA 是一种纤维蛋白溶解剂，能够溶解积血，减少对视网膜的压迫。

2. 促进复位　通过溶解视网膜下的障碍物，t-PA 有助于视网膜的复位，特别是在视网膜脱离的情况下。

玻璃体切割术是一种眼科手术，主要针对的是由于玻璃体混浊、视网膜脱落、眼内异物等复杂眼病而视力受损的患者。在手术过程中，医师会通过微小的切口，移除混浊或病变的玻璃体组织，同时对视网膜进行必要的修复和调整。这一过程需要极高的专业技能和精准的操作，因为玻璃体和视网膜是眼睛中非常脆弱和敏感的结构。

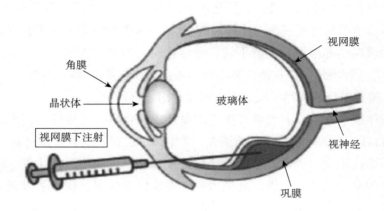

角膜

晶状体

视网膜下注射

玻璃体

视网膜

视神经

巩膜

图 5-1-1 视网膜下注射手术示意图

在特定情况下，如视网膜脱落伴随视网膜下出血或血块形成时，单一的玻璃体切割术可能无法充分解决问题。在这种情况下，医师可能会考虑采用一种更为全面的治疗方案——玻璃体切割术联合视网膜下注射 t-PA。t-PA 是一种能够促进血块溶解的药物，它在视网膜下注射后，能够帮助溶解那些阻碍视网膜复位的血块或纤维蛋白，从而减轻对视网膜的压迫，促进视网膜恢复正常功能。

这种联合手术方式的提出，是基于对眼病治疗深入研究和临床实践的成果。它不仅能够更有效地处理复杂的视网膜问题，而且在提升手术成功率方面展示出显著的优势。然而，对于是否采用该联合手术，医师必须经过慎重考虑，需要基于患者的具体病情、身体状况及手术风险进行全面评估后，才能做出是否采用的决定。

在手术前，医师会与患者进行详尽的沟通，详细阐述手术的必要性、潜在风险及预期的治疗效果。患者在充分理解后，将签署知情同意书，以保障手术的顺利实施。手术完成后，患者还需要进行一段时间的恢复和观察，确保手术效果和视力的稳定恢复。整个治疗过程，从术前准备到术后恢复，都体现了医师对患者高度的责任感及对治疗成效的不懈追求。

二、流行病学调查

视网膜疾病，包括年龄相关性黄斑变性、糖尿病视网膜病变、视网膜血管阻塞、视网膜脱离等，是全球范围内导致视力损害和失明的主要原因之一。在中国，随着人口老龄化趋势的加剧和生活方式的改变，视网膜疾病的发病率逐年上升，对患者的生活质量造成了严重影响，同时也对社会经济造成了负担。

玻璃体切割术联合视网膜下注射 t-PA 术是一种微创的眼科手术技术，通过切除病变的玻璃体和溶解视网膜下的病理性物质，为视网膜的复位和功能恢复创造了条件。这种治疗方法在治疗复杂视网膜疾病如长期不吸收的玻璃体积血、黄斑前膜、某些类型的视网膜脱离等方面显示出显著疗效。

随着医疗技术的进步和患者对视觉质量要求的提高，玻璃体切割术联合视网膜下注射 t-PA 术的应用范围不断扩大，手术技术也在不断创新和完善。例如，手术设备的迭代更新、手术方法的持续改进及术后护理的不断优化等，都有助于提升手术的安全性与有效性，降低术后并发症的发生率，促进患者视觉功能的快速恢复。

未来，随着对视网膜疾病发病机制的深入探究和治疗方法的不断创新，预计玻璃体切割术联合视网膜下注射 t-PA 术将发挥更为显著的作用。此外，随着医疗资源的优化配置和眼科医疗服务的普及，越来越多的患者将能够接受这种先进的治疗，进而改善他们的视觉功能，提高生活质量。

三、临床表现

视网膜疾病是一类影响眼睛后部感光组织的疾病，它们的临床表现多样，且可能引发严重的视力损害。

（一）视力下降

1. 程度不一　视力下降的程度因人而异，可以从轻微的视物模糊到严重的视力丧失。

2. 进展速度　视力下降可能呈现出渐进性或突发性，其具体体现取决于病变的类型和进展速度。

3. 影响因素　视力下降可能受到病变部位、范围、病因及是否及时治疗等因素的影响。

（二）视野缺损

1. 暗点和盲区　患者可能在视野中发现暗点或盲区，这些区域可能随着时间的推移而逐渐扩大。

2. 中心视野受损　在某些疾病中，如黄斑变性，中心视野（直接影响阅读和面部识别的能力）可能首先受到影响。

3. 周边视野受损　在其他疾病中，如青光眼，周边视野可能首先受损，导致出现"隧道视野"。

（三）视物变形

1. 形状扭曲　患者可能注意到直线看起来弯曲，或者物体的形状和大小发生扭曲现象。

2. 中心视野变形　这种变形通常发生在黄斑区受到影响时，黄斑区负责中心视野和精细视觉。

（四）视网膜病变

1. 出血和渗出　眼底检查可能发现视网膜上的出血点或渗出物，这些是由于血管渗漏或破裂造成的。

2. 水肿　视网膜水肿是由于液体积聚在视网膜组织中，可能导致视物模糊。

3. 新生血管　在某些疾病中，如糖尿病视网膜病变，可能形成异常的新生血管，这些血管容易出血，进一步损害视力。

（五）其他症状

1. 闪光感　患者可能经历眼前闪光感，这可能是视网膜受到牵拉或压迫的迹象。

2. 漂浮物　患者可能注意到眼前有漂浮的黑点，这些通常是玻璃体中的小凝块投射到视网膜上的影子。

（六）治疗原则

在视网膜疾病的治疗和管理中，早期诊断、个性化治疗方案的制订、精准护理和康复训练是提高治疗效果和改善患者生活质量的关键环节。

1. 早期诊断

（1）定期筛查：对于高风险人群，如糖尿病患者、高血压患者和老年人，定期进行眼科筛查至关重要。

（2）症状识别：提高公众对视网膜疾病早期症状的认识，如视物模糊、视野改变或眼前出现漂浮物，以便及时就医。

（3）先进技术应用：利用 OCT、眼底摄影和荧光素眼底血管造影等先进技术，提高诊断的准确性和早期发现病变。

2. 病因治疗　针对不同类型的视网膜疾病，治疗原则存在差异。

（1）糖尿病视网膜病变：控制血糖和血压是治疗的基础，必要时进行激光治疗或玻璃体切割手术。

（2）视网膜静脉阻塞：采取抗凝治疗、激光治疗及针对并发症的治疗。

（3）老年黄斑变性：采用抗新生血管治疗、光动力疗法等。

（4）药物治疗：使用激素、抗血管内皮生长因子（vascular endothelial

growth factor，VEGF）药物、抗生素或抗病毒药物等，以减轻炎症、抑制新生血管生成或控制感染。

（5）激光治疗：通过激光光凝术封闭视网膜的新生血管，防止出血或减轻水肿。

（6）光动力疗法（photodynamic therapy，PDT）：对于某些黄斑病变，使用特定光敏剂和激光进行治疗。

（7）手术治疗：包括玻璃体切割手术、视网膜脱落复位手术等，适用于严重并发症或疾病晚期。

（8）支持治疗：包括营养支持、心理咨询等，以提高患者的生活质量。

（9）定期随访：视网膜疾病患者需要定期进行眼底检查，以监测病情变化，及时调整治疗方案。

（10）预防和健康教育：普及视网膜疾病的知识，教育患者进行疾病自我管理，如控制体重、戒烟、避免过度用眼等。

3. 个性化治疗　多学科协作：视网膜疾病的治疗可能需要眼科医师、内分泌科医师、营养师和康复专家的协作，以提供全面的治疗方案。

4. 治疗选择　根据患者的具体情况，选择最合适的治疗方法，如药物治疗、激光治疗、微创手术或联合治疗。

5. 手术适应证

（1）视网膜脱落伴有大量视网膜下出血，影响手术视野和操作。

（2）视网膜脱落伴有视网膜前膜或纤维增生，需要进行玻璃体切割和视网膜前膜剥离。

（3）视网膜脱落合并黄斑裂孔，需要进行玻璃体切割和视网膜复位。

（4）视网膜脱落合并视网膜血管阻塞，需要进行玻璃体切割和视网膜复位。

（5）有视网膜复位手术史但复发的病例，需要再次手术。

6. 手术禁忌证

（1）患者全身状况差，不能耐受手术。

（2）眼部有活动性感染，如结膜炎、角膜炎等。

（3）眼内炎症未得到控制。

（4）有严重的眼内出血倾向。

（5）眼内压异常高，未经治疗。

（6）有严重的眼底病变，如视网膜色素变性，手术效果不佳。

（7）患者对手术中使用的药物或材料过敏。

（8）患者心理状态不稳定，无法配合手术。

在进行手术前，医师会详细评估患者的具体情况，包括眼部检查、全身状况评估及潜在并发症的风险分析，以确定患者是否适合进行玻璃体切割术联合视网膜下注射 t-PA 术。

第二节　评估和治疗视网膜疾病的最新临床技术

1. 光学相干断层扫描（OCT）　高分辨率 OCT 技术，如光谱域 OCT（spectral domain-OCT，SD-OCT），能够提供视网膜的横断面图像，帮助医师评估视网膜厚度、黄斑区结构和视网膜下病变。

（1）OCT 血管成像（OCTA）：OCT 血管成像（OCT angiography，OCTA）技术能够无创地显示视网膜和脉络膜的血管结构，为血管性疾病的诊断提供重要信息。

（2）增强深度成像（EDI）：增强深度成像 - 光学相干断层扫描（enhanced depth imaging-OCT，EDI-OCT）模式能够更深入地观察视网膜的层次结构，有助于识别炎症和水肿。

2. 眼底成像技术　高分辨率眼底相机和超广角成像系统能够捕捉到更广泛的视网膜图像，对于评估视网膜脱离、糖尿病视网膜病变等具有重要价值。自动眼底照相机：自动化技术可以快速获取眼底图像，提高诊断效率，尤其适用于大规模筛查项目。

3. 荧光素眼底血管造影（FFA）　荧光素眼底血管造影（fluorescein fundus angiogrophy，FFA）技术通过注射荧光素染料，观察视网膜血管的流动情况，对于诊断血管渗漏、新生血管和其他血管异常至关重要。FFA 的安全性：使用非碘过敏的荧光素替代品，如荧光素钠，以减少过敏反应的风险。

4. 吲哚菁绿血管造影（ICGA）　ICGA 是一种补充 FFA 的技术，特别适用于观察脉络膜血管和评估脉络膜新生血管。临床应用：ICGA 对于诊断脉络膜肿瘤、息肉样病变和其他脉络膜疾病提供了重要信息。

5. 视网膜光学生物测量　利用光学生物测量技术，如部分相干干涉测量（PCI），可以精确测量视网膜的厚度和体积，为疾病评估和治疗提供数据支持。其临床应用：生物测量数据不仅用于诊断，还用于监测疾病进展和评估治疗效果。

6. 自适应光学（AO）成像　自适应光学（adaptive optics，AO）技术能够校正眼睛的光学像差，提供更清晰的视网膜细胞级成像，有助于研究视网膜功能和结构。AO 技术在临床研究中用于研究视网膜疾病的早期变化。

7. 视网膜激光光凝术　先进的激光设备和技术，如多点激光和微脉冲激光，用于治疗糖尿病视网膜病变、视网膜静脉阻塞等。激光光凝术的创新：新型激光技术，如飞秒激光，提供了更精确和安全的光凝治疗。

8. 微创玻璃体切割术　微创玻璃体切割术（MIVS）使用更小的切口和高速切割频率，减少手术创伤，加快术后恢复。

9. 视网膜下注射药物　抗 VEGF 药物和其他生物制剂的视网膜下注射，用于治疗黄斑水肿、新生血管和其他视网膜疾病。

10. 基因治疗和干细胞治疗　基因治疗和干细胞治疗是视网膜疾病的前沿治疗方法，它们通过修复或替换受损的视网膜细胞来改善视力。

11. 人工智能（AI）　AI 技术在视网膜疾病的诊断中越来越重要，它们能够分析大量的眼底图像数据，提高病变检测的准确性和效率。

12. 视网膜电图（ERG）和视觉诱发电位（VEP）　这些电生理测试评估视网膜和视神经的功能状态，有助于诊断某些遗传性和退行性视网膜疾病。ERG和 VEP 测试对于评估视网膜功能和视神经传导功能至关重要，尤其是在遗传性视网膜疾病和视神经病变的诊断中。

第三节　玻璃体切割术联合视网膜下注射 t-PA 术治疗视网膜疾病的精准护理

玻璃体切割术联合视网膜下注射 t-PA 术是一种先进的手术方法，主要用于治疗复杂视网膜脱落、玻璃体积血及其他眼底相关疾病。在围手术期实施精准护理，对于保障手术效果、减少并发症风险及促进患者快速恢复具有极其重要的作用。

一、术前准备

1. 完善相关检查　术前对患者进行全面的视力评估，包括使用标准视力表进行远视力和近视力的测试，以及眼压测量，确保了解患者的眼部状况。眼底检查是通过角膜接触镜细致观察视网膜病变情况，包括病变范围、形态、出血及渗出情况等。此外，B 超和 OCT 等影像学检查，为医师提供了视网膜及玻璃体的详细图像，有助于医师更准确地评估病情。

2. 评估患者全身状况　详细询问患者的病史，特别是对于高血压、糖尿病等可能影响手术的全身性疾病，我们进行了深入的了解。采用营养风险筛查表NRS2002 对患者全身营养状况进行评估。根据患者的具体情况，给予心电图、血常规、肝肾功能等相关检查，以全面评估患者的全身状况，确保手术的安全性。

3. 告知患者手术风险及可能并发症　在手术前，医护人员与患者进行深入的沟通，详细解释玻璃体切割术联合视网膜下注射 t-PA 术治疗视网膜疾病的手术过程、目的、风险及可能并发症。向患者说明视网膜脱落、出血、感染、白内障等潜在风险，并确保患者充分理解这些信息。在患者完全理解并接受这些风险后，让患者签署知情同意书。

4. 术前用药　根据患者的病情和医嘱，给患者局部使用抗生素眼药水滴眼。详细指导患者关于药物的剂量、用法及注意事项，确保患者能够按时、按量服药，以达到最佳的术前准备效果。

5. 手术部位准备　术前前一晚和术晨，对术眼进行了彻底的结膜囊冲洗，以防止术中感染，确保手术部位的清洁和安全。

6. 手术室准备　对手术室进行彻底的检查，确保所有设备齐全、完好，包括手术显微镜、切割器、注射器等。手术室护士对设备进行性能检查，确保手术过程中设备能够正常运行，为手术的顺利进行提供了保障。

7. 手术团队准备　手术团队成员对玻璃体切割术联合视网膜下注射 t-PA 术治疗视网膜疾病的手术流程、操作步骤及注意事项进行了深入的学习和讨论。明确了团队成员的分工，确保手术过程中各环节衔接紧密、有序进行。

8. 患者心理护理　术前与患者进行了充分的沟通，详细解释了手术过程、术后恢复情况及注意事项。安抚患者的情绪，减轻其紧张、恐惧心理，增强患者对手术的信心。

9. 术前禁食　根据麻醉方式，全身麻醉时责任护士告知患者术前需禁食 6 ~ 8h。向患者解释禁食的目的和重要性，并确保患者遵守禁食规定。局部麻醉无须禁食禁饮限制。

10. 术前排尿　手术前，责任护士需指导患者排空膀胱，以避免术中因膀胱充盈而引起不适或影响手术操作。

通过以上详细的术前准备工作，医护人员为玻璃体切割术联合视网膜下注射 t-PA 术治疗视网膜疾病的手术做好充分准备，确保手术顺利进行，降低手术风险，提高手术成功率。

二、术中护理与配合

（一）体位摆放与麻醉配合

1. 体位摆放　患者进入手术室后，护理人员需协助其摆放在手术床上，确保患者处于舒适且安全的体位。对于需要全身麻醉的患者，护理人员应密切配合麻醉师进行麻醉操作，确保患者在无痛状态下进行手术。

2. 麻醉配合　在麻醉过程中，护理人员需密切监测患者的生命体征，如心率、血压、呼吸频率等，及时发现并处理可能出现的任何异常情况。

（二）手术步骤配合要点

1. 消毒与铺巾　在手术开始前，护理人员需对患者眼部及周围皮肤进行彻底消毒，使用无菌手术巾进行铺巾，确保手术区域的无菌环境。在消毒过程中，护理人员应轻柔操作，避免对患者造成不必要的不适。

2. 器械准备　根据手术步骤的需要，护理人员需提前准备好各种手术器械，并确保器械处于最佳状态。在手术过程中，护理人员应根据医师的指令迅速而准确地传递器械，以保证手术的流畅进行。详细内容如下。

（1）确保所有手术器械消毒彻底，包括手术刀、剪、镊子、注射器等。

（2）准备专用的玻璃体切割手术设备，包括切割头、抽吸管、照明光纤等。

（3）准备 t-PA 药物，确保药物浓度和剂量准确无误。

（4）准备注射器和 38G 注射用针头（图 5-3-1），确保其细小且锋利，以减少对视网膜的损伤。

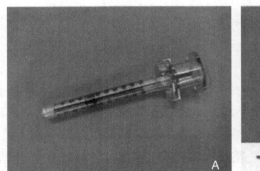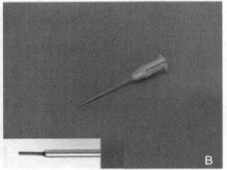

图 5-3-1　视网膜下注射术所需注射器和针头（注：为样品照片，可能因为品牌和大小不同而有所区别）

A. 1mlVFC 注射器；B. 38G 视网膜下注射针头，针尖为 38G，长 2mm 的聚丙烯纤维，针尖后部针头长 28mm

（5）配备必要的显微手术器械，如显微镊、显微剪等。

（6）准备术中使用的辅助材料，如生理盐水、棉签、纱布等。

（7）确保所有器械和材料按照手术步骤和顺序摆放整齐，便于术中快速取用。检查手术显微镜和相关的成像设备，确保其正常工作并调整到适当的放大倍数和照明强度，以便术中清晰观察。

（8）验证手术器械的完整性和功能性，特别是切割头和抽吸管，确保它们在术中能够顺畅运行，无堵塞或漏液现象。

（9）准备好应急物品，如止血材料、缝线、急救药品等，以应对可能出现的术中并发症或紧急情况。

（10）与手术室护士和麻醉师进行详细的术前沟通，确认手术流程、所需物品及注意事项，确保团队成员之间的协作顺畅。

（11）术前再次核对患者的个人信息、手术部位及手术方式，确保无误。

（12）虑到术后护理，准备好患者所需的眼部保护罩、冷敷袋等物品，以及相关的护理指导资料，以便患者术后正确护理和康复。

（13）保持手术室的清洁和无菌状态，遵守严格的感染控制程序，以减少手术感染的风险。

（14）手术开始前，对所有手术器械和材料进行最后的检查和确认，确保万无一失，为手术的成功和安全保驾护航。

3. 手术操作配合

（1）在进行玻璃体切割时，护理人员需密切观察手术进程，及时传递所需器械和耗材。在视网膜下注射 t-PA 时，护理人员需协助医师进行精确的定位和注射，确保药物能够准确地作用于病变部位。

（2）视网膜下注射系统的连接需遵循以下步骤：①将 VFC 注射器尾部连接硅油输注管件，硅油输注管件另一头接入玻璃体切割机；② VFC 注射器安装过滤针头，在玻璃体切割机的硅油取出模式下，调整犀利至 650mmHg，控制脚踏，抽取适量 t-PA 药物，并在注射器上标记；③ VFC 注射器更换 38G 或以上视网膜下微注射针头，在玻璃体切割机的硅油注入模式下，调整推注压力至 20mmHg，控制脚踏，将 VFC 注射器内 t-PA 药物推至合适量，并排出任何可见小气泡；④如果拟定预制视网膜下水泡，可以另准备 1 支 VFC 注射器，采用上述相同步骤，抽取适量平衡液，并在注射器上标记；⑤最终获得 2 支 VFC 注射器（1 支装载 t-PA 药物，1 支装载 BSS），完成视网膜下注射系统准备工作（图5-3-2）。

（3）注射后，护理人员需密切观察患者眼部反应，如出现异常，应立即通知医师，并协助进行相应的处理。

4. 术中并发症预防与处理

（1）出血：在手术过程中，护理人员需密切观察患者眼部出血情况，及时采取止血措施。对于轻微出血，护理人员可使用止血棉球进行局部压迫止血；对于严重出血，应立即通知医师，并协助进行紧急处理。

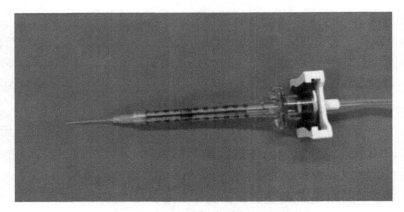

图 5-3-2　视网膜下注射系统的连接

VFC 注射器尾部连接硅油输注管件，头部连接 38G 或以上视网膜下注射针头

（2）感染：护理人员需严格执行无菌操作，降低感染风险。术后密切观察患者眼部感染迹象，如红肿、疼痛等，及时报告医师并采取抗感染治疗措施。

（3）视网膜脱离：在手术过程中，护理人员需协助医师保护视网膜，避免过度牵拉导致视网膜脱离。术后密切观察患者视力恢复情况，如发现视网膜脱离迹象，应立即报告医师并采取相应处理措施。

5. **心理护理**　术中护理人员应保持与患者的良好沟通，通过温和的语言和肢体语言给予患者心理支持，缓解其紧张情绪。对于患者的疑问和担忧，护理人员应耐心解答，帮助患者建立对手术的信心。

（三）术后护理

1. **体位护理**　术后应根据手术方式和病情决定患者的卧位。行玻璃体切割联合球内注气或硅油术后需要头面部低位休息，应详细讲解特殊体位的目的，取得患者的理解与配合，示范正确的卧位姿势，每日俯卧位或头低位时间在 10h 以上，为缓解特殊体位带来的不适，指导患者在保持头面部低位的前提下，适当变更体位，可坐、卧、站姿势交替进行（图 5-3-3 ～图 5-3-6），对限制性卧位患者每日按摩受压部位 3 ～ 4 次，以减轻不适。

2. **病情观察**　术后应密切观察患者的病情变化，包括视力恢复情况、眼压变化、有无眼胀、头痛、恶心等症状。如出现异常情况，应及时报告医师并处理。观察伤口有无渗血、渗液，敷料松紧是否合适，有无脱落、移位，保持敷料的清洁与干燥，如有污染及时更换，了解患者有无全身不适，密切监测其生命体征。眼痛剧烈伴有分泌物、眼睑肿胀、结膜充血明显，前房 KP、AR，应高度考虑眼部感染，遵医嘱积极予以抗感染治疗。

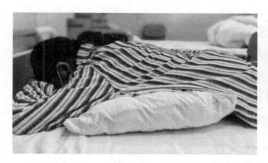 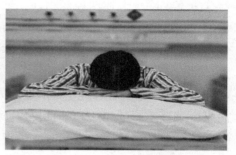

图5-3-3　患者趴在床上的"俯卧位"　　　图5-3-4　患者坐在床上的"头低位"

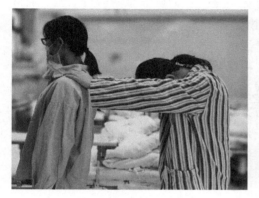 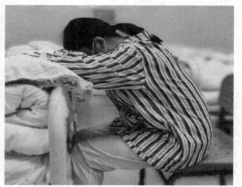

图5-3-5　患者站立时的"头低位"　　　图5-3-6　患者坐位时的"头低位"

3. **生活护理**　术后患者应进食易消化、营养丰富、维生素和蛋白质含量高的食物，保持二便通畅，加强生活护理，解释卧位的重要性。对于行动不便的患者，应协助其进行日常活动，防止跌倒等意外发生。手术后对于俯卧位的患者，每班护士进行患者胸前皮肤护理的交接，预防胸前皮肤发生压力性损伤，患者着装以全棉、舒适、无纽扣在胸前的衣服为主。

4. **用药护理**　手术后根据患者的具体情况和手术效果，医师会给予相应的药物治疗方案，以预防感染、控制眼压、促进伤口愈合等。抗生素眼药水是术后常用的预防感染药物之一。护理人员应严格按照医嘱为患者点眼，确保药物能够充分覆盖手术部位，减少感染的风险。同时，应告知患者及其家属正确的点眼方法和注意事项，如保持手部清洁、避免瓶口接触眼睛等，以确保用药的安全性和有效性。对于眼压升高的患者，医师会给予降眼压药物来控制眼压。这些药物的使用方法和剂量需根据患者的具体情况进行调整，因此护理人员应详细询问患者的用药史和过敏史，确保患者能够安全使用这些药物。在用药过程中，护理人员应密切观察患者的眼压变化，如有异常应及时报告医师并调整治疗方案。除了上述两种药物外，患者可能还需要使用其他药物来辅助治疗。例如，一些患者可能需要使用抗炎药来减轻眼部炎症反应；一些患者可能需要使用促进伤口愈合的药物来加速手术部位的愈合等。无论使用何种药物，护理人员都应确保患者了解用药的目的、方法和注意事项，并严格按照医嘱执行用药计划。在用药护理过程中，护理人员还应加强对患者的用药指导和健康教育，向患者解释药物的作用和不良反应，帮助患者理解药物治疗的重要性，并鼓励患者积极参与治疗过程。同时，护理人员还应定期评估患者的用药效果，及时调整用药方案，以确保患者能够获得最佳的治疗效果。通过严格遵循医嘱、正确使用药物、加强用药指导和健康教育等措施，从而确保患者获得安全、有效的药物治疗，促进患者的康复和视力的恢复。

5. 复查与随访　术后定期复查对于及时了解手术效果、评估病情恢复情况及发现潜在问题至关重要。通过复查，医师可以观察手术部位的愈合情况，检查视网膜是否复位，以及评估眼压、视力等关键指标的变化。这些信息对于判断手术是否成功、是否需要调整治疗方案及预防并发症的发生具有重要意义。因此，护士应该嘱患者术后定期复查，及时了解患者康复情况。对于需要长期随访的患者，应建立详细的随访档案，定期电话随访或门诊复查，确保患者得到持续有效的治疗。

（四）疼痛与不适管理

1. 疼痛评估　术后患者可能会感到眼部疼痛或不适，护理人员需定期评估患者的疼痛程度，可采用视觉模拟评分法（visual analogus scole，VAS）等工具进行量化评估。VAS 评分法通过让患者在一条 10cm 的直线上标出代表其疼痛程度的点，0 代表无痛，10 代表难以忍受的剧痛。通过这种方式，护理人员可以更准确地了解患者的疼痛感受，并据此调整治疗方案。

2. 疼痛缓解措施　疼痛管理是至关重要的环节。患者在经历玻璃体切割术联合视网膜下注射 t-PA 治疗后，可能会感受到不同程度的眼部不适或疼痛。护理人员需定期评估患者的疼痛水平，采用 VAS 或面部表情量表（faces pain scale-revised，FPS-R）等工具，以确保评估的准确性和客观性。对于轻度疼痛，可以通过听舒缓音乐、调整舒适的体位或提供心理支持来缓解。舒缓音乐可以使人情绪放松，而舒适的体位有助于减少眼部压力，心理支持则能帮助患者放松心情，减轻对疼痛的敏感度。疼痛为钝痛，随时间延长而缓解，多为手术创伤引起的眼痛，可安慰患者，给予解释，并加强观察，必要时可按医嘱给予镇痛药。镇痛药物的选择应考虑到患者的个体差异和可能的副作用，根据评估结果，护理人员应与医师密切合作，为患者提供个性化的镇痛方案，可能包括非甾体抗炎药（nonsterodal antiinflammatory drugs，NSAIDs）或阿片类药物。同时，护理人员应向患者解释药物的作用机制、可能的不良反应及如何正确使用药物，确保患者能够安全、有效地管理自己的疼痛。以确保既能有效缓解疼痛，又不会对患者的整体恢复造成不利影响。眼胀痛伴同侧头痛，患者感恶心、呕吐，要考虑眼压升高，通知医师并及时给予降眼压处理；眼痛如针刺样伴异物感、流泪，应检查角膜上皮有无损伤，可给予抗生素眼膏涂抹后包扎，72h内角膜上皮即可修复。

3. 眼部不适处理　术后患者还可能出现眼干、眼痒等不适感，护理人员应指导患者正确使用人工泪液等眼药水，保持眼部湿润，并避免揉眼等可能加重不适的行为。人工泪液可以模拟自然泪液，帮助润滑和保护眼睛表面，减少干涩和瘙痒感。此外，护理人员还应教育患者认识到揉眼可能带来的风险，如增加感染机会或导致伤口裂开，从而帮助患者养成良好的眼部卫生习惯。

（五）饮食与营养指导

1. 饮食原则　术后患者应保持饮食清淡，多摄入富含维生素和蛋白质的食物，如新鲜蔬菜水果、鱼类、瘦肉等，以促进伤口愈合和视力恢复。蔬菜和水果富含抗氧化剂，有助于减少眼部炎症和氧化应激，而高质量的蛋白质则是组织修复不可或缺的原料。同时，应避免食用辛辣、刺激性食物，以免加重眼部不适。辛辣食物可能导致眼部血管扩张，增加眼部充血和不适感，而刺激性食物可能引起眼部刺激或过敏反应。护理人员应向患者强调均衡饮食的重要性，鼓励他们摄入富含维生素 A、C、E 和 Omega-3 脂肪酸的食物，这些营养素对于视网膜健康和整体恢复过程都有益处。此外，护理人员应建议患者减少糖分和盐分的摄入，避免食用可能引起眼压升高的食物，如含咖啡因的饮料。护理人员还应提供具体的饮食建议和食谱，帮助患者在术后恢复期间制订合理的饮食计划。推荐患者每日饮食以低血糖生成指数（glycemic index，GI）食物为主，可参考 2023 年版成人糖尿病食养指南，见表 5-3-1。

2. 营养补充　针对可能影响视力的视网膜病变等疾病，建议患者适量补充叶黄素、玉米黄质等有益于视网膜健康的营养素。叶黄素和玉米黄质是两种重要的类胡萝卜素，它们在视网膜中起到保护作用，可以过滤掉有害的蓝光，减少光损伤，并有助于维持视网膜细胞的正常功能。护理人员应向患者解释这些营养素的重要性，并提供具体的饮食建议或营养补充品的选择。

表 5-3-1 各类食物血糖生成指数（GI）表

食物分类		食物名称	GI 分类
谷类及制品	整谷粒	小麦、大麦、黑麦、荞麦、黑米、莜麦、燕麦、青稞、玉米	低
	谷麸	稻麸、燕麦麸、青稞麸	低
	米饭	糙米饭	中
		大米饭、糯米饭、速食米饭	高
	粥	玉米粒粥、燕麦片粥	低
		小米粥	中
		即食大米粥	高
	馒头	白面馒头	高
	面（粉）条	强化蛋白面条、加鸡蛋面条、硬质小麦面条、通心面、意大利面、乌冬面	低
		全麦面、黄豆挂面、荞麦面条、玉米面粗粉	中
	饼	玉米饼、薄煎饼	低
		印度卷饼、披萨饼（含乳酪）	中
		烙饼、米饼	高
方便食品	面包	黑麦粒面包、大麦粒面包、小麦粒面包	低
		全麦面包、大麦面包、燕麦面包、高纤面包	中
		白面包	高
	饼干	燕麦粗粉饼干、牛奶香脆饼干	低
		小麦饼干、油酥脆饼干	中
		苏打饼干、华夫饼干、膨化薄脆饼干	高
薯类、淀粉及制品		山药、雪魔芋、芋头（蒸）山芋、土豆粉条、藕粉、苕粉、豌豆粉丝	低
		土豆（煮、蒸、烤），土豆片（油炸）	中
		土豆泥、红薯（煮）	高
豆类及制品		黄豆、黑豆、青豆、绿豆、蚕豆、鹰嘴豆、芸豆	低
		豆腐、豆腐干	低

续表

食物分类	食物名称	GI 分类
蔬菜	芦笋、菜花、西蓝花、芹菜、黄瓜、茄子、莴笋、生菜、青椒、西红柿、菠菜	低
	甜菜	中
	南瓜	高
水果及制品	苹果、梨、桃、李子、樱桃、葡萄、猕猴桃、柑橘、杧果、芭蕉、香蕉、草莓	低
	菠萝、哈密瓜、水果罐头（如桃、杏）、葡萄干	中
	西瓜	高
乳及乳制品	牛奶、奶粉、酸奶、酸乳酪	低
坚果、种子	花生、腰果	低
糖果类	巧克力、乳糖	低
	葡萄糖、麦芽糖、白糖、蜂蜜、胶质软糖	高

（六）生活与活动指导

1. 休息与睡眠　术后患者应保障充足的睡眠时间，避免长时间用眼或熬夜。充足的睡眠有助于身体和眼部的恢复，减少疲劳和压力。在休息时，可适当抬高头部，以减轻眼部压力。抬高头部可以帮助减少眼部充血，促进血液循环，从而加速恢复过程。

2. 日常活动　活动限制是术后护理中不可忽视的重要环节。护理人员需向患者明确说明术后活动的限制，包括避免剧烈运动、重体力劳动及任何可能导致头部或眼部受到冲击的活动。此外，患者应避免长时间的低头工作或阅读，以及任何可能增加眼内压力的姿势，如弯腰拾物。术后初期，患者应避免剧烈运动和重体力劳动，以免加重眼部负担或引起视网膜再次脱离。随着病情恢复，可逐渐增加活动量，但需注意保护眼，避免碰撞或外伤。剧烈运动可能导致眼压突然升高，增加视网膜脱离的风险。因此，护理人员应指导患者选择低风险的运动项目，如散步、瑜伽等，同时强调在运动过程中保持警觉，避免眼部受伤。

3. 环境适应　术后患者应避免长时间暴露在强光下或处于干燥的环境中，以免刺激眼或加重干眼症状。在户外活动时，可佩戴太阳镜等防护用品。强光可能会导致眼部不适，甚至损伤视网膜，而干燥的环境则可能加剧干眼症状。因此，护理人员应建议患者在外出时佩戴具有紫外线防护功能的太阳镜，并在干燥的环境中使用加湿器，以保持空气湿润。

（七）心理支持与社会支持

心理支持是术后护理中不可或缺的部分。手术后的患者可能会因为视力的改变、对治疗效果的担忧以及对未来的不确定而感到焦虑和恐惧。护理人员应通过倾听、同理心和正面鼓励，帮助患者缓解心理压力。护理人员可以向患者介绍术后恢复的成功案例，提供心理辅导资源，如心理咨询服务，可以组织患者参与支持小组，以便他们能够与经历相似的其他患者交流心得，从而增强信心，积极面对术后恢复过程中遇到的挑战。

1. 心理干预　术后患者可能因视力恢复不佳或担心复发而产生焦虑、抑郁等负面情绪。护理人员需关注患者的心理状态，提供心理支持和安慰，鼓励患者保持积极乐观的心态。心理干预可以通过一对一的谈话、团体支持活动或引入专业心理医师进行咨询等方式进行。护理人员应倾听患者的担忧，提供科学的信息和实际案例，帮助患者建立合理的期望，减少不必要的焦虑。

2. 家庭与社会支持　家庭成员和社会支持对患者的康复至关重要。护理人员可指导家属如何提供有效的照顾和支持，并鼓励患者参与社交活动，建立积极的人际关系。家庭成员的支持包括日常生活照顾、情感交流和鼓励，而社会支持则可以通过参与患者支持小组、社区活动或志愿服务等方式实现。这些活动不仅能够帮助患者重建自信，还能让他们感受到社会的温暖和接纳。

（八）并发症的预防与处理

预防和早期发现并发症是术后护理的关键职责之一。护理人员需密切观察患者的眼部状况，包括视力变化、眼红、眼痛、视物模糊或视野缺失等症状。此外，护理人员应监测患者的一般健康状况，如发热、头痛或恶心呕吐等症状，这些可能是眼内感染或眼压升高的预警和信号。一旦发现异常，护理人员应立即通知医师，并协助进行必要的检查和治疗。

1. 感染预防　术后需严格遵守无菌操作原则，保持眼部清洁干燥，定期更换敷料和眼药水，以预防感染。感染是术后常见的并发症之一，可能会导致手术失败甚至视力丧失。因此，护理人员应确保所有接触患者眼部的物品都是无菌的，并指导患者及其家属如何正确进行眼部卫生护理。

2. 出血与再脱离预防　患者应避免任何可能增加眼部压力或导致出血的活动。禁止进行剧烈运动、重体力劳动以及任何可能导致头部或眼部受伤的活动。通过限制这些活动，患者可以最大限度地减少出血的风险，并促进手术部位的愈合。定期到医院进行复查也是预防出血和视网膜再次脱离的关键措施之一。复查过程中，医师可以详细检查患者的眼部状况，及时发现并处理任何潜在的风险因素。这些风险因素可能包括新生血管的形成、视网膜的牵拉或撕裂等。通过及时的干预，医师可以有效地降低出血和视网膜再次脱离的发生率。在术后恢复期间，护理人员应发挥重要作用，指导患者采取适当的活动限制，并强调定期复查的重要性。护理人员应向患者详细解释术后护理的注意事项，包括如何正确用药、如何保持眼部清洁及如何避免剧烈运动等。同时，护理人员还应密切关注患者的病情变化，及时向医师报告任何异常情况。玻璃体切割术联合视网膜下注射 t-PA 术后出血与视网膜再次脱离的预防需要患者、医师和护理人员的共同努力。通过严格遵守医嘱、采取有效的预防措施及定期到医院进行复查，才能最大限度地降低这些风险，提高手术的成功率和患者的生活质量。

3. 眼压异常处理　手术后患者的眼压可能会出现波动，这既可能是手术后的正常反应，也可能是术后并发症的一个信号。因此，定期监测眼压变化成为术后护理的关键环节。护理人员应熟练掌握眼压测量的方法，并严格按照医嘱执行监测计划。一旦发现眼压有升高或降低的趋势，应立即报告医师，以便及时评估并采取相应的治疗措施。针对眼压异常的处理，医师会根据患者的具体情况制订个性化的治疗方案。对于眼压升高的患者，可能会给予 β 受体阻滞剂、碳酸酐酶抑制剂或高渗剂等降眼压药物。这些药物能够有效地降低眼压，减轻患者的症状，并防止并发症的发生。然而，对于炎症较重的患者，除了降眼压治疗外，还需要给予激素抗炎治疗以控制炎症反应。在采取以上降压措施后，患者的眼压仍然可能持续升高。此时，医师可能会考虑如放出眼内填充的气体或硅油，或者松解甚至拆除用于固定视网膜的环扎带等方法。这些操作虽然具有一定的风险性，但在特殊情况下可能是必要的，以挽救患者的视力。除了专业的医疗干预外，护理人员还应教会患者如何识别眼压异常的症状，如头痛、眼痛、视物模糊等。一旦患者出现这些症状，应立即就医并告知医师自己的病情和用药情况。护理人员还应强调定期检查眼压的必要性，使患者能够积极配合医师的治疗计划，共同维护眼部健康。通过定期监测眼压变化、及时报告并调整治疗方案、采取个性化的治疗措施，以及加强患者的自我管理和教育等措施，可以有效地控制眼压异常的发生和发展，减少并发症的风险，提高手术的成功率和患者的生活质量。

4. 黄斑裂孔　对于术后出现黄斑裂孔的患者，这一并发症的严重性不容忽视。黄斑是视网膜中最为敏感且功能最为关键的部分，负责中心视力。因此，黄斑裂孔的出现可能会对患者的视力造成严重影响。在处理黄斑裂孔时，需要根据裂孔的大小和位置来评估其风险性和治疗的必要性。较小的裂孔可能不会对视力造成立即的影响，但也需要密切监测其变化。而对于较大或位于关键位置的裂孔，则需要及时采取治疗措施，以防视力进一步受损。如果决定对黄斑裂孔进行治疗，那么选择合适的手术方式至关重要。手术方式的选择应根据患者的具体情况、裂孔的特点及医师的经验来综合考虑。在手术过程中，医师需要精确操作，以确保手术的成功并最大限度地减少对患者视力的影响。同时，加强术后护理也是确保治疗效果的重要环节。护理人员应密切关注患者的病情变化，及时向医师报告任何异常情况。此外，患者也需要积极配合护理人员的指导，遵守术后护理的注意事项，如避免剧烈运动、保持眼部清洁等，以促进手术部位的愈合和视力的恢复。因此护士需要对术后可能出现的其他并发症如黄斑裂孔给予足够的重视和有效的处理。通过全面的术后监测、及时的干预以及加强的术后护理，提高手术的成功率和患者的生活质量。

5. 预防跌倒　手术后采用约翰霍普金斯跌倒风险评估量表（成人）对患者进行跌倒的评估。对于行动不便的患者，跌倒不仅可能导致身体其他部位的伤害，更可能因意外碰撞或冲击而造成眼部损伤，这对于刚刚经历复杂眼部手术的患者来说，无疑是雪上加霜。因此，加强防跌倒措施显得尤为重要。术后保持地面干燥是关键。湿滑的地面是跌倒的常见原因之一，特别是在浴室、洗手间等易积水区域。护理人员应定期检查并清理地面，确保无积水、无油渍，为患者提供一个安全的行走环境。设置扶手也是预防跌倒的有效手段。在患者经常活动的区域，如走廊、楼梯、洗手间等，安装稳固的扶手可以为患者提供额外的支撑，帮助他们在需要时稳定身体，减少跌倒的风险。为患者提供合适的助行工具。根据患者的具体情况和需求，选择合适的轮椅、拐杖、助行器等助行工具，可以帮助患者更加安全、便捷地进行日常活动，护理人员应指导患者正确使用这些工具，并定期检查其完好性和适用性。除此以外，护理人员还应加强对患者的安全教育和心理疏导。通过讲解跌倒的危害和预防方法，提高患者的安全意识；同时关注患者的心理状态，及时给予安慰和鼓励，帮助他们树立信心，积极面对康复过程，为患者营造一个更加安全、舒适的康复环境，促进患者早日康复。

（九）出院指导

1. 保持眼部清洁　请保持手术部位的清洁干燥，避免水或其他液体直接接触到眼部。如需洗脸或洗澡，请确保水不会溅入眼中。

2. 正确使用眼罩　继续佩戴医师为您提供的眼罩或防护镜，这有助于保护手术部位免受外界刺激和感染。按照护士的演示正确佩戴和取下眼罩。

3. 避免眼部受压　睡觉时请尽量仰卧，避免侧卧时压迫到手术眼。同时，也要避免揉眼、挤压眼球或进行剧烈运动，以防视网膜脱落或出血。

4. 按时按量用药　请严格按照医师的医嘱使用眼药水或眼药膏。护士会教您正确的用药方法和频率，请务必遵循。

5. 注意药物保存 将药物存放在阴凉干燥处，避免阳光直射和高温环境。同时，注意药物的保质期，过期药物请勿使用。

6. 定期复诊 定期复查是监测手术效果和及时发现并发症的关键。护理人员应向患者详细解释复查的重要性，并协助安排复查时间表，术后第1周、半个月、1个月、3个月定期门诊复诊。复查通常包括视力检查、眼压测量、眼底检查等项目，有时可能需要进行 OCT 或其他影像学检查。护理人员应确保患者了解复查的流程和目的，鼓励他们按时复查，并在复查前后提供必要的支持和指导。如出现眼前闪光感、视物变形、视力突然下降、眼胀痛等不适需立即就医。

7. 观察病情变化 在家期间，请密切观察眼部情况。如果出现视力急剧下降、眼部疼痛、红肿、分泌物增多等异常情况，请立即联系医师或前往医院就诊。

8. 充足休息 保持充足的睡眠时间，避免熬夜和过度劳累。良好的休息有助于身体的恢复和视力的改善。

9. 合理饮食 饮食应以清淡、易消化、富含营养的食物为主。多吃新鲜蔬菜和水果，补充维生素和矿物质。避免辛辣、刺激性食物和烟酒等不良嗜好，保持大便通畅，如有糖尿病、高血压等慢性病患者，则进食糖尿病饮食和低盐、低脂饮食。

10. 情绪调节 保持心情愉快，避免情绪波动对眼部造成不良影响。可以适当进行一些轻松的活动或听一些舒缓的音乐来放松心情。

11. 适度视力训练 在医师的指导下，可以适当进行视力训练以促进视力的恢复。但请注意不要过度用眼以免造成疲劳。

12. 心理调适 手术后的恢复期可能会让患者感到焦虑或不安。护士应该帮助患者树立战胜疾病的信心，自己的眼睛会逐渐恢复健康，并保持积极乐观的心态面对治疗过程中的挑战。如有需要，可以向心理医师或心理咨询师寻求帮助。

（十）随访与评估

1. 定期随访 建立患者随访档案，定期通过电话、门诊等方式进行随访，了解患者的康复情况、用药效果及有无并发症发生等。

2. 效果评估 根据随访结果，对患者的康复效果进行评估，及时调整护理计划和康复方案。同时，收集患者的反馈意见，不断改进护理服务质量。

通过全面的围手术期精准护理，可以确保玻璃体切割术联合视网膜下注射t-PA术的成功实施，并促进患者视力的恢复和生活质量的提高。护理人员在这一过程中扮演着至关重要的角色，不仅需要具备专业的医疗知识和技能，还需要有同理心和良好的沟通能力，以满足患者在身体和心理上的多元化需求。

第六章

人工生物合成角膜移植术治疗角膜斑翳

第一节 概 述

一、定义

角膜斑翳是指角膜上出现的局限性或弥漫性不透明区域，这些区域的形成通常是由角膜组织的病理改变所致，导致光线无法正常通过，从而影响视力。角膜是眼睛的前部透明组织，负责折射光线并保护眼内结构。当角膜的透明度受到损害时，视力可能会显著下降，严重时甚至失明。

（一）病理机制

角膜斑翳的形成可以归因于多种病理机制，包括角膜细胞的增生、炎症细胞的浸润、纤维化或角膜组织的坏死。这些变化可能导致角膜的结构和功能受到影响，进而影响光的折射和透过。

（二）病因多样性

1. 感染 细菌、病毒、真菌或寄生虫感染是角膜斑翳的常见原因。例如，单纯疱疹病毒感染可能导致角膜炎，进而形成斑翳。

2. 外伤 眼部外伤，如化学灼伤、物理创伤或手术后的并发症，可能导致角膜组织损伤和斑翳形成。

3. 炎症 自身免疫性疾病（如干眼症、类风湿关节炎）可能引起角膜的慢性炎症，导致斑翳的出现。

4. 退行性变化 随着年龄的增长，角膜可能出现退行性变化，如角膜内皮细胞数量减少，导致透明度下降。

5. 营养不良 维生素 A 缺乏等营养不良状况可能影响角膜的健康，导致角膜软化和斑翳形成。

6. 系统性疾病 某些全身性疾病，如糖尿病、结缔组织病等，可能影响眼部血液供应和营养，从而导致角膜病变。

二、流行病学调查

（一）背景

角膜斑翳，一种影响视力的角膜疾病，其特征为角膜上出现局限性的混浊。这种混浊可能是由角膜炎症、外伤、遗传性疾病或其他眼部疾病引起。随着我国人口老龄化的加剧及生活方式的改变，角膜斑翳的发病率呈现逐年上升的趋势。为了更好地了解我国角膜斑翳的流行病学特征，本调查对近年来的相关数据进行了全面的收集和深入的分析。

（二）调查结果

1. 全球分布　角膜斑翳在全球范围内普遍存在，但其发生率和严重程度因地区而异。在发展中国家和资源匮乏的地区，由于卫生条件较差、医疗资源不足以及缺乏有效的眼部护理，角膜斑翳的发生率显著增加。这些地区的居民更容易受到眼部感染、外伤和其他风险因素的影响，导致角膜病变的发生。在发达国家，虽然医疗条件相对较好，但角膜斑翳仍然存在，尤其是在老年人群中，因年龄相关的退行性变化和慢性眼病的增加而导致角膜病变。

2. 发病率　根据流行病学研究，角膜斑翳是导致视力损害和失明的重要原因之一。全球范围内，角膜病变的发病率在不同人群中有所不同。研究表明，角膜斑翳的发病率在发展中国家可高达每 10 000 人中有 3 ～ 5 人，而在发达国家则相对较低。我国角膜斑翳的总体发病率约为 0.5%，角膜斑翳的发生不仅影响患者的视力，还可能导致社会经济负担的增加，尤其是在需要长期护理和治疗的情况下。由于缺乏有效的干预措施，许多患者可能面临失明的风险。

3. 年龄分布　在年龄分布上，角膜斑翳患者主要集中在 40 ～ 60 岁年龄段，这一年龄段的患者占总患者数的 60% 以上。随着年龄的增长，角膜斑翳的发病率呈现出逐渐上升的趋势，这可能与老年人角膜组织老化、修复能力下降有关。

4. 性别分布　在性别分布上，男性患者略多于女性患者，男女比例约为 1.2 ： 1。这一性别差异可能与男性在日常生活中更容易接触到角膜损伤的危险因素有关。

5. 地区分布　在地区分布上，我国南方地区的角膜斑翳发病率高于北方地区。这可能与南方地区气候湿润、紫外线辐射强度大等因素有关，这些因素可能增加了角膜疾病的发生风险。

6. 风险因素　角膜斑翳的发生与多种风险因素密切相关，这些因素可以分为以下几类。

（1）眼部外伤：眼部外伤是导致角膜斑翳的主要原因之一，尤其是在工作环境中缺乏适当保护的情况下。化学灼伤、物理创伤或异物进入眼内都可能导致角膜损伤和斑翳形成。

（2）长期使用隐形眼镜：不当的隐形眼镜使用习惯，如佩戴时间过长、清洁不当，可能导致角膜感染和炎症，进而引发角膜斑翳。

（3）眼部手术史：经历过眼部手术的患者，如白内障手术或角膜移植，可能面临更高的角膜病变风险，尤其是在术后护理不当的情况下。

（4）系统性疾病：某些全身性疾病，如糖尿病、风湿性关节炎等，可能影响眼部的血液供应和营养，从而增加角膜病变的风险。这些疾病常伴随慢性炎症，进一步损害角膜健康。

（5）营养不良：缺乏维生素 A 等营养素可能导致角膜软化和其他病变，从而增加角膜斑翳的发生率。

（6）环境因素：环境因素，如紫外线暴露、空气污染和干燥气候等，也可能对角膜健康产生负面影响。长期暴露于这些环境中可能导致角膜的慢性损伤和病变。

三、临床表现

1. 视力下降　角膜斑翳可能导致不同程度的视力下降，从轻微的视物模糊到严重的视力丧失都有可能发生。这取决于斑翳的大小、位置（是否在视觉轴上）以及是否影响到角膜的光学中心。视力下降可能会对患者的日常活动造成影响，如阅读、驾驶或识别面孔，严重时甚至可能导致失明。

2. 眼痛和不适　角膜炎症或感染引起的眼痛可能是持续性的或阵发性的，且可能随着眼球活动而加剧。异物感可能由于角膜表面的不规则性或角膜上皮的损伤而引起，患者可能有沙粒或尘埃在眼睛里的感觉。烧灼感可能是由于角膜神经末梢暴露于外界刺激或炎症介质中而引起的。

3. 光敏感　角膜病变可能使眼睛对光线更加敏感，导致患者在明亮的光线下感到不适，尤其是在户外阳光下。光敏感可能伴随着眩光，即在强光下出现光晕或光斑，这会影响夜间驾驶或在强光环境中的视觉质量。

4. 红眼　角膜病变常伴随结膜充血，表现为红眼。这种充血可能是由于角膜炎症引起的血管扩张和血流增加。红眼可能伴随分泌物增多，尤其是在感染性角膜病变中，可能有明显的黄色或绿色分泌物。

5. 角膜混浊　角膜的透明度降低，可能出现明显的混浊和瘢痕。这些混浊区域可能呈现为白色、灰色或蓝白色，严重影响视力。角膜瘢痕可能是由于愈合过程中的纤维化或组织收缩，这些瘢痕可能在角膜上形成不规则的表面，导致散光。

6. 其他症状　患者可能还会经历眼部干燥、瘙痒或眼睑痉挛等症状。在某些情况下，角膜病变可能导致眼球运动受限，尤其是在涉及角膜和巩膜的炎症性疾病中。

7. 并发症　长期角膜炎症可能导致角膜变薄、角膜穿孔或眼内感染，这些并发症可能进一步损害视力或导致更严重的眼部问题。

四、治疗原则

（一）非手术治疗

非手术治疗是针对轻度或中度角膜斑翳的首选方法，旨在控制病情、减轻症状并促进角膜愈合。

1. 药物治疗

（1）抗生素：针对感染性角膜斑翳，使用局部或系统性抗生素治疗，以控制感染并防止病情恶化。常用的抗生素包括氟喹诺酮类、头孢类等，具体选择应根据病原体的敏感性进行调整。

（2）抗炎药物：使用非甾体抗炎药（NSAID）或糖皮质激素眼药水，减轻角膜炎症和疼痛。糖皮质激素可以有效控制炎症反应，但需谨慎使用，以避免潜在的副作用。

（3）人工泪液：使用人工泪液保持角膜湿润，缓解干眼症状，促进角膜上皮的愈合。人工泪液可以帮助修复角膜表面，减少不适感。

2. 定期监测　定期进行眼科检查，监测病情变化，评估治疗效果，及时调整治疗方案。监测内容包括视力、眼压、角膜透明度和眼底情况等。

3. 生活方式调整　教育患者避免眼部外伤，保持良好的眼部卫生，定期进行眼科检查，以便早期发现和处理角膜病变。建议患者避免长时间使用电子设备，保持适当的用眼休息。

（二）手术治疗

当非手术治疗无效或角膜斑翳严重影响视力时，手术治疗可能是必要的。

1. 角膜移植

（1）穿透性角膜移植：适用于严重的角膜斑翳，手术中将病变角膜切除，并植入健康的供体角膜。此手术能够显著改善视力，但需考虑供体角膜的可用性和术后排斥反应的风险。

（2）深板层角膜移植：对于角膜的深层病变，保留角膜内皮的情况下进行移植，减少术后排斥反应的风险。这种手术适用于角膜上层病变较为严重的患者。

（3）人工生物合成角膜植入：人工生物合成角膜（图 6-1-1）移植术是一

种先进的医疗技术，它结合了生物工程和眼科手术的最新进展。该技术主要利用生物材料或组织工程方法，合成出与人体角膜结构和功能相似的替代品，用于角膜移植手术中。这种合成角膜旨在恢复患者的视力，同时减少传统角膜移植中可能遇到的排斥反应和供体角膜短缺的问题。在人工生物合成角膜移植术中，通常使用生物相容性好的材料，如胶原蛋白、透明质酸等，这些材料可以模拟自然角膜的透明性和生物力学特性。通过精确的生物工程技术，可以制造出具有适当厚度和曲率的角膜，以适应不同患者的具体需求。此外，人工生物合成角膜移植术还可能涉及细胞培养技术，如使用患者自身的细胞来培养角膜组织，以进一步降低免疫排斥反应的风险。这种个性化的治疗方案为角膜疾病患者提供了新的希望，尤其是在传统角膜移植受限的情况下。

随着研究的深入和技术的进步，人工生物合成角膜移植术有望成为治疗角膜损伤和疾病的重要手段，为全球数百万角膜疾病患者带来光明。

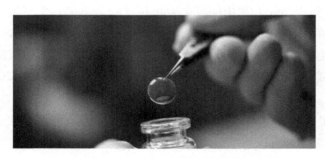

图 6-1-1　人工生物合成角膜

（4）人工角膜植入：在供体角膜不可用或患者不适合传统角膜移植的情况下，人工角膜可以作为替代方案。人工角膜的植入可以提供良好的视觉效果，并减少术后并发症的发生。

2. 其他手术　对于由角膜斑翳引起的并发症，如白内障或青光眼，可能需要进行相应的手术治疗。白内障手术可以在角膜移植后进行，以改善视力。

（三）手术适应证

手术适应证是指在特定情况下，患者适合接受手术治疗。对于角膜斑翳，常见的手术适应证包括以下几方面。

1. 严重视力损害　当角膜斑翳导致视力显著下降，影响日常生活时，手术可能是必要的。

2. 非手术治疗无效　在经过充分的药物治疗和其他保守措施后，病情未见改善或持续恶化。

3. 角膜穿孔或严重瘢痕 如角膜出现穿孔或严重瘢痕形成，手术可能是恢复眼部结构和功能的唯一选择。

4. 影响眼球形态 角膜斑翳导致眼球形态异常，影响美观或功能时，手术治疗可能是合适的选择。

（四）手术禁忌证

手术禁忌证是指在某些情况下，患者不适合进行手术治疗。对于角膜斑翳，常见的手术禁忌证包括以下几方面。

1. 活动性眼内炎症 在眼内存在活动性炎症时，手术可能加重炎症反应，导致更严重的并发症。

2. 全身性疾病 如严重的心脏病、糖尿病、肝肾功能不全等，可能影响患者的手术耐受性和恢复能力。

3. 凝血功能障碍 存在凝血功能障碍的患者，手术可能会导致严重的出血风险。

4. 严重的角膜病变 如角膜内皮功能严重失代偿或角膜萎缩，手术可能无法恢复视力或改善眼部状况。

5. 患者期望不切实际 如果患者对手术结果有不切实际的期望，可能需要在手术前进行充分的沟通和心理疏导。

（五）预防措施

1. 环境防护 针对南方地区紫外线辐射强的问题，建议居民在户外活动时佩戴合适的太阳镜和宽边帽，以减少紫外线对角膜的直接照射。同时，保持生活和工作环境的清洁与卫生，减少眼部感染的风险。

2. 健康饮食 均衡的饮食对眼部健康至关重要。推荐摄入富含维生素 A、维生素 C 和维生素 E 的食物，如胡萝卜、菠菜、柑橘类水果等，这些营养素有助于保护角膜和视网膜，减少眼部疾病的发生。

3. 避免外伤 加强安全教育，提高公众特别是儿童和青少年的安全意识，避免眼部受到外伤。在进行高风险活动时，如使用电动工具、进行体育运动等，应佩戴护目镜等防护设备。

4. 定期筛查 对于高风险人群，如家族中有角膜疾病史、长期佩戴隐形眼镜者等，建议定期进行眼部筛查，以便及时发现并处理潜在的眼部问题。

5. 戒烟限酒 吸烟和过量饮酒都可能对眼部健康产生不良影响。吸烟会增加眼部炎症和感染的风险，而过量饮酒则可能损害视神经和视网膜。因此，建议人们戒烟限酒，保持健康的生活方式。

随着医疗技术的不断进步和人们对眼部健康重视程度的日渐提升，角膜斑翳的防治工作将迎来显著的突破。未来，人们可以期待更多精准的医疗诊断技术被应用于角膜斑翳的早期筛查中；同时更多有效的治疗方法将被开发出来，以提高患者的治疗效果和生活质量；此外，通过加强健康教育和预防措施的推广，可以进一步降低角膜斑翳的发病率，保护更多人的眼部健康。综上所述，角膜斑翳作为一种常见的眼部疾病，其防治工作需要全社会的共同努力。通过加强宣传教育、实施有效的预防措施、提高医疗技术水平等多方面的努力，可以有效地控制角膜斑翳的发病率，保护更多人的视力健康。

第二节　评估和治疗角膜斑翳的临床新技术

在角膜斑翳的评估与管理中，临床新技术的不断发展为眼科医师提供了更为精准的诊断工具和治疗方案。这些新兴技术不仅提高了角膜病变的识别率，还改善了患者的治疗体验和预后。

一、高分辨率成像技术

1. 光学相干断层扫描（OCT）　OCT 技术利用光波进行高分辨率成像，能够提供角膜的横断面图像，帮助医师评估角膜的厚度、层次结构及病变的深度。这种无创性检查方法能够实时监测角膜的变化，在术后随访中具有重要意义。

通过 OCT，医师可以观察到角膜斑翳的具体位置和形态，判断其对视力的影响程度，从而制订个性化的治疗方案。

2. 共聚焦显微镜　共聚焦显微镜能够提供角膜组织的实时高分辨率图像，帮助医师识别角膜病变的细微结构，包括细胞的形态和分布。共聚焦显微镜可以用于检测角膜上皮细胞的变化，评估角膜的健康状况。

此外，利用共聚焦显微镜，医师可以在手术前评估角膜的细胞密度和形态，为手术决策提供重要依据。

二、生物测量学技术

1. 角膜地形图　角膜地形图技术可以绘制出角膜的三维形态，评估角膜的曲率和不规则性。这对于了解角膜斑翳对光学的影响至关重要，尤其在考虑角膜移植或其他手术时。通过分析角膜地形图，医师可以识别出潜在的散光或其他屈光不正问题，从而为患者提供更为精准的矫正方案。

2. 生物力学测量　角膜的生物力学特性，如硬度和弹性，能够影响手术的风险和效果。通过生物力学测量，医师可以评估角膜的强度，判断其是否适合进行手术。这种评估有助于预测术后恢复情况，降低并发症的风险。

三、分子诊断技术

1. 基因检测　通过基因检测，医师可以识别与角膜病变相关的遗传变异。这对于某些遗传性角膜疾病的早期诊断和个性化治疗具有重要意义。了解患者的遗传背景可以帮助医师制订更为有效的治疗计划，并为患者提供相应的遗传咨询。

2. 蛋白质组学　蛋白质组学分析可以揭示角膜病变的分子机制，帮助识别与疾病进展相关的生物标志物。这些信息可以用于开发新的治疗策略和监测疗效。

四、新型生物材料和药物递送系统

1. 生物合成角膜　人工生物合成角膜的开发为角膜移植提供了新的选择。这些材料具有良好的生物相容性和透明性，可以在角膜移植中替代传统的供体角膜。生物合成角膜的使用可以减少供体角膜短缺的问题，并降低术后排斥反应的风险。

2. 药物递送系统　新型药物递送系统（如纳米粒子或微胶囊）能够在角膜组织中持续释放药物，提高药物在眼部的浓度和疗效。这种系统可以减少对频繁眼药水使用的依赖，改善患者的用药体验。

五、细胞和基因治疗

1. 干细胞治疗　干细胞治疗技术有望修复受损的角膜组织，通过再生角膜上皮细胞或内皮细胞来改善角膜的透明度和功能。这种方法为治疗角膜斑翳提供了新的思路。研究表明，干细胞移植可以有效促进角膜愈合，减少斑翳的形成。

2. 基因编辑技术　基因编辑技术（如 CRISPR/Cas9）在角膜病变的治疗中展现出潜力，未来可能通过修复或替换与角膜病变相关的基因来治疗某些遗传性疾病。

六、人工智能 AI 技术

1. 图像分析　利用人工智能算法分析角膜图像，可以提高角膜病变诊断的准确性和效率。

2. AI 技术　能够识别图像中的细微变化，帮助医师做出更快的决策。通过分析大量的临床数据，AI 还可以预测疾病的进展和治疗效果，为制订个性化的治疗方案提供支持。

七、远程监测和远程医疗

1. 远程监测系统　通过远程监测系统，患者可以在家中进行角膜状况的自我监测，及时向医师反馈信息。这种方式提高了患者的参与感，促进了疾病管理。

2. 远程医疗应用　远程医疗应用可以帮助患者在术后进行定期随访，减少医院就诊的频率。

第三节　人工生物合成角膜移植术治疗角膜斑翳的精准护理

一、术前护理

术前护理是确保患者手术成功和患者安全的重要环节。护士需要对患者的病史、用药情况、过敏史等信息进行详细的沟通。同时，还需要对患者进行全面的评估，包括术前专科评估、全身功能评估及心理状态评估等，从而确保手术的安全和有效。

（一）术前评估

评估患者的眼部情况、自理能力、身心状况、教育程度，患者及其家属对手术相关知识的认知度，了解家庭及社会支持情况。

（二）术前准备

1. 双眼泪道冲洗　术前冲洗双眼泪道，检查泪道有无炎症及病变的情况；术前一晚及术晨用生理盐水冲洗术眼结膜囊，冲洗时冲力不能过大，以免对角膜组织造成损伤。

2. 术前用药

（1）术前 3d 遵医嘱给抗生素眼药水滴眼（左氧氟沙星、妥布霉素等），4次/天，以保持结膜囊相对无菌状态，防止术后可能出现的感染。

（2）缩瞳：术前 1h 用 1% 毛果芸香碱滴眼液缩瞳 2～3 次，瞳孔缩小，避免切除病变角膜或缝合角膜植片时损伤晶状体。

（3）降低眼压：术前 30min 静脉滴注 20% 甘露醇 7ml/kg，使玻璃体脱水，降低眼压，滴速应不低于 90 滴/分。只有在快速滴注的情况下才能在血液中形成高渗状态，实现脱水、降眼压的目的，从而保障手术过程不出现晶状体虹膜隔隆起，保证手术顺利进行。

（4）遵医嘱行抗生素药物敏感试验，术前 30min 至 2h 输注抗生素预防手术感染。

3. 心理评估与疏导　在手术前，医护人员应与患者进行深入的交流，了解他们的心理状态，特别是对手术的期待与担忧。通过耐心的解释和疏导，帮助患者建立信心，减轻焦虑情绪。医护人员可以使用温和的语言，给予患者积极的鼓励，讲解术前用药的目的、术中配合要点及放松技巧，缓解其紧张情绪。

4. 术前全身检查 协助患者完成术前各项检查，如血常规、凝血功能、心电图等，确保患者身体状况适合手术。

5. 饮食指导 指导患者术前进食清淡易消化食物；鼓励患者多食富含维生素 A 的食物，以促进角膜愈合；对于有高血压的患者应进食低盐、低脂食物，对于糖尿病患者应避免食用可能导致血糖升高的食物，以保证血压、血糖稳定。对于全身麻醉患者术前禁食 12h，禁饮 6h；对于局部麻醉患者无须禁食禁饮，术晨可适量进食进饮。

6. 全身准备 术前 1d 协助患者做好个人清洁卫生，注意保暖，避免感冒。术晨告知患者取下饰品，全身麻醉患者取下活动义齿等物品。

二、术中护理

1. 患者进入手术前核查 与手术医师一起核查患者的病历、手术同意书等，确保手术对象和手术类型正确无误。详细核对患者的病史，包括既往眼科手术、药物使用、过敏反应等，以避免术中意外。确认患者的最新检查结果，如角膜地形图、眼底照片等，确保手术方案的准确性。

2. 患者准备 协助患者进入适当的手术体位，并确保患者舒适且安全。确保患者的眼睛和面部已经进行了适当的清洁和消毒。为患者提供心理支持，减轻其术前焦虑，确保患者以最佳状态接受手术。向患者解释术中可能的感觉和术后的预期，帮助患者做好心理准备。

3. 无菌操作 确保所有手术器械和材料都已消毒，并在无菌条件下使用。协助手术医师穿无菌手术衣和戴手套。确保手术室的无菌环境，包括使用紫外线消毒和空气过滤系统。手术前对所有器械进行功能和完整性检查，确保手术顺利进行。

4. 麻醉管理 术前确定患者的麻醉方案，选择局部麻醉或全身麻醉，术中持续监测麻醉深度、效果和患者的生命体征，确保麻醉安全。

5. 手术器械管理 根据手术医师的需求，及时提供和更换手术器械。确保所有器械在手术过程中的正确使用和放置。提前准备并检查所有手术器械，确保器械的可用性和功能性。在手术过程中，准确、迅速地传递器械，减少手术时间。详细内容如下。

（1）器械清单（图 6-3-1）

1）人工生物合成角膜：采用先进的生物工程技术，模拟自然角膜的结构和功能，为角膜斑翳患者提供精准的移植材料。

2）角膜环钻、手术显微镜、手术镊子、手术刀片、手术缝合线及缝合针：用于手术过程中的精细操作和缝合，确保手术的精准度和术后角膜的完整性。

3）一次性手术手套、口罩、手术帽、洗手服和手术衣：确保手术过程中的无菌操作，保护患者和医护人员的安全。

4）无菌包、无菌器械盘、无菌手术巾、无菌生理盐水等无菌物品：用于手术区域的覆盖、清洗和保持湿润，确保手术的无菌环境。

5）无菌注射器、无菌注射针、无菌引流管、无菌敷料等医疗用品：用于手术中的注射、引流和伤口处理，确保手术的顺利进行和术后恢复。

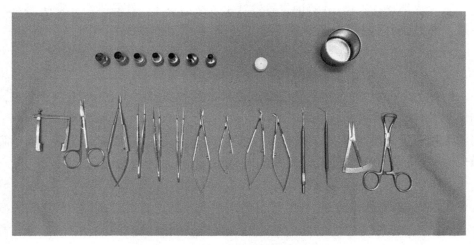

图 6-3-1　板层角膜移植所需器械

（2）术中器械准备

1）在手术前，所有无菌手术器械需经过严格的清洗、消毒和灭菌处理，确保无菌状态。

2）手术开始前，医护人员需按照手术流程，逐一检查并确认所需手术器械的完整性和无菌状态。

3）术中使用的手术显微镜需提前进行调试，确保手术视野的清晰度和放大倍数符合手术要求（图6-3-2）。

4）术中需保持手术区域的干燥和无菌，避免交叉感染。医护人员需严格遵守无菌操作规范，定期更换手套和口罩等防护用品。

5）在手术过程中，如需更换手术器械或添加新的无菌物品，需由指定的医护人员进行操作，并确保在无菌条件下进行。

6）手术结束后，所有使用过的手术器械需进行清洗、消毒和灭菌处理，以便下次使用。同时，需对手术区域进行彻底的清洁和消毒，防止术后感染的发生。

6. **术中监测** 密切监测患者的眼压、心率、血压和血氧饱和度等生命体征。观察患者的反应，及时发现并报告任何异常情况。术中密切监测眼压，必要时采取措施控制眼压，防止对视神经的损害。定期评估患者的疼痛程度，及时调整麻醉和镇痛方案。

7. **手术配合** 在手术过程中，根据手术医师的指示，协助操作，如牵拉组织、提供湿润的纱布等。确保手术区域的光线和视野清晰，为手术医师提供良好的手术条件。协助医师做好植片切割及缝合工作。手术中使用的人工合成角膜由重组Ⅲ型人胶原蛋白制成，植入后可以形成一个组织支架，有利于患者自身的基质细胞迁移其中，以达到自然组织修复和再生的功能。

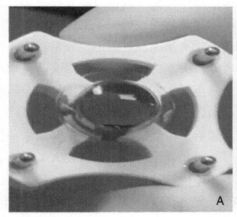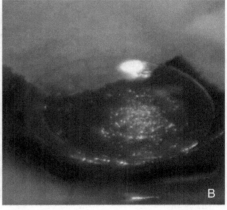

图 6-3-2 切割好的植片（A）和术中植入（B）

8. **术中沟通** 与手术医师和麻醉师保持有效沟通，及时传达患者的任何变化或需求。

9. **术中记录** 记录手术过程中的关键事件，包括手术步骤、使用的药物、患者的生命体征变化等。术后与手术团队讨论术中记录，评估手术效果，为术后护理提供参考。

10. **术后处理** 协助手术医师进行术后患者眼部状况初步评估，如检查角膜透明度、角膜植片的位置和眼内压力。根据初步评估结果，制订详细的术后护理计划，包括用药、监测和康复指导。

11. **患者转运** 在手术结束后，协助将患者安全转运至恢复区或病房。确保患者在转运过程中安全和舒适，避免在转运过程中发生意外。在转运过程中持续监测患者的生命体征，确保患者状态稳定。

12. **术后护理指导** 向病房的责任护士提供术中的关键信息，确保术后护理的连续性。

13. **术中紧急情况处理** 准备应对术中可能出现的紧急情况，如出血、麻醉并发症等，并协助实施应急预案。

三、术后护理

1. **患者体位与活动** 手术后为促进伤口愈合和减少并发症的发生，需要特别关注患者的体位管理。术后应嘱患者采取平卧位或半坐卧位，以减轻眼球压力，避免对手术部位产生不必要的刺激。患者应尽量卧床休息，减少不必要的活动，尤其是头部活动，以免牵拉伤口，影响愈合。

术后患者应避免用力挤眼及揉眼，这些动作可能导致伤口裂开或感染，对手术效果产生负面影响。同时，患者应尽量避免弯腰、低头等动作，以免眼球受到挤压，影响眼压的稳定。在体位管理中，头部的相对固定也非常重要。可以使用头带或颈托等辅助工具，帮助患者保持头部的稳定，避免因头部晃动而对手术部位造成不良影响。患者还应注意避免咳嗽、打喷嚏等可能导致眼压骤升的动作，以降低角膜缝线裂开的风险。如果患者必须咳嗽或打喷嚏，可以提前告知医护人员，以便采取相应的措施，如给予镇咳药等，以减少对手术部位的影响；或用舌尖顶上腭，减少咳嗽或打喷嚏的发生率。因此，在人工生物合成角膜移植术治疗角膜斑翳的精准护理中，体位护理是非常重要的一环。通过科学的体位管理，可以有效减轻眼球的压力，促进伤口愈合，减少并发症的发生，提高手术效果。

2. **病情观察** 术后绷带包扎术眼，以保护和促进伤口的愈合。在此过程中，护士需要密切关注患者对术眼包扎的舒适度，确保绷带包扎既不过紧也不过松。过紧的包扎可能会压迫耳部、鼻孔，甚至遮盖健眼，导致患者感到不适；而过松的包扎则可能无法有效固定眼球，影响手术效果。在眼部包扎期间，护士需要明确告知患者不要随意揭开绷带，以免发生感染。同时，医护人员应定期观察眼部敷料的情况，检查是否有松脱、渗血、渗液等现象。这些现象可能是伤口感染或愈合不良的征兆，一旦发现应立即处理。

此外，护士还需要密切关注角膜移植上皮的愈合情况。角膜移植的成功与否，很大程度上取决于上皮的愈合质量。因此，需要定期使用裂隙灯等工具检查角膜上皮的愈合情况，确保移植的角膜能够顺利生长并与周围组织融合。在病情观察中，眼痛情况也是护士需要关注的重要指标之一。眼痛可能是由多种原因引起的，如眼压升高、感染、炎症等。因此，护士需要通过询问患者的主观感受及使用眼压计等仪器监测眼压的变化，及时发现并处理可能导致眼痛的潜在问题。根据患者的病情变化，实施相应的护理措施。例如，对于眼压升高的患者，护士遵医嘱给予降眼压药物或进行其他必要的治疗；对于感染或炎症的患者，护士需要及时使用抗生素或抗炎药物进行治疗；对于角膜上皮愈合不良的患者，护士可以采取促进上皮生长的措施等。通过这些针对性的护理措施，护士可以有效地促进患者的康复，提升手术效果。

3. 眼部护理　术眼双眼包扎并限制眼球运动，2～3d后改单眼包扎，术后24h后换药，以后隔日换药，换药动作轻柔，避免擦伤角膜植片。注意观察眼分泌物的颜色、性质。如果分泌物使睫毛和眼睑皮肤粘在一起，先用生理盐水或抗生素眼液湿润后再轻轻取下。轻轻擦除眼部分泌物，切忌压迫眼球行分开上、下眼睑，以免切口裂开。每日用裂隙灯检查，非接触式眼压计测量眼压，观察角膜植片透明度、创缘对合情况、前房深浅、瞳孔及虹膜反应。注意观察有无角膜排斥反应的发生。

4. 用药护理　术后静脉滴注糖皮质激素抗排斥反应，坚持足量、规则、缓慢停药的原则，注意观察药物的副作用，观察患者有无消化道不适或出血征象。告知患者如何观察大便颜色。注意观察患者的情绪和血压、体重、睡眠情况。局部使用糖皮质激素滴眼剂、眼膏，要密切观察眼压的变化。如角膜组织愈合不佳者，遵医嘱给予促进角膜上皮修复的药物。

5. 基础护理　加强巡视，及时满足患者需求。保持床的卫生及患者的个人卫生，创造良好的休养环境。

6. 其他护理　眼药水掀开先用，避免污染。感染性眼病应注意隔离，防止交叉感染。责任护士应该教会患者将眼药水按滴药顺序摆放，避免滴眼液时漏滴或错滴。

四、并发症的处理及护理

（一）角膜排斥反应

1. 临床表现　角膜植片水肿、混浊，角膜有新生血管生长，术眼红、痛、视力下降。

2. 处理　术眼遵医嘱糖皮质激素类药物滴眼和静脉输注。目前糖皮质激素是抗排斥反应最常使用的药物。术后常规连续静脉滴注地塞米松注射液或甲泼尼龙注射液，坚持足量、规则用药和缓慢停药原则。注意有无眼压升高等药物不良反应。若激素治疗无效，遵医嘱使用环孢素。环孢素可以口服和局部滴眼，以局部滴眼为主要给药方式。环孢素为油性溶液，宜在其他眼药使用后滴眼。

（二）植片溃疡

1. 临床表现　术后 2 周左右发生植片中央和边缘出现浅溃疡。

2. 处理　对因治疗，更换植片。

（三）原发病复发

1. 临床表现　出现原发病的相关表现。

2. 处理　注意观察病情变化，对因治疗，必要时行二次角膜移植术。

（四）继发性青光眼

1. 临床表现　眼压升高、角膜水肿、眼红、痛、视力下降。

2. 处理　去除病因，积极治疗原发病，降眼压处理，局部滴降眼压眼液，口服醋甲唑胺和静脉滴注甘露醇等。

五、术后患者出院宣教

1. 饮食指导　术后初期指导患者进食易消化、富含纤维素的食物，如多吃蔬菜、水果等，以保持大便通畅。同时应避免排便时用力屏气，以免造成伤口出血或植片脱落。恢复期进食高蛋白、高维生素饮食。以增加机体免疫力，促进角膜上皮生长，有助于伤口愈合。忌食烟酒和辛辣刺激性食物，因辛辣食物可致血管扩张，眼部充血，从而增加机体的应激性，加重术后炎症反应的程度，可能诱发排斥反应。

2. 运动指导　避免剧烈运动，不能用力揉眼，防止角膜植片移位或缝线裂开。

3. 用药指导　手术后，为了有效预防感染、避免排斥反应及减轻炎症反应，患者需要遵医嘱继续使用一段时间的药物治疗。包括抗生素眼液、糖皮质激素眼液及环孢素眼液等。这些药物的使用时间根据患者的具体情况而定，但一般需持续 3～6 个月。在用药过程中，正确的滴眼方法至关重要。医护人员向患者及其家属详细介绍滴眼液的正确使用方法，包括如何洗净双手以防止细菌污染，如何轻轻拉开下眼睑以避免压迫眼球，以及如何准确地将滴眼液滴入结膜囊内等。同时，医护人员还需强调，在滴眼药前后应避免触摸或揉压眼球，以免增加感染的风险或影响药物的吸收。

此外，患者在使用滴眼液时还需注意药物的保存和更换。一旦发现滴眼液受到污染或变色，应立即停止使用并更换新药。同时，对于需要特殊储存条件的药物，如环孢素眼液，应严格按照说明书上的要求放置在 2～8℃的冰箱内保存，以确保药物的稳定性和有效性。在用药过程中，患者应严格遵守医嘱，按时按量使用药物。任何关于药物剂量、使用频率或停药的更改都应在医师的指导下进行。同时，患者还应注意观察自身反应，如出现眼部不适、视力下降或其他异常情况，应及时向医师报告以便及时调整治疗方案。通过正确的用药方法和严格的用药管理，可以有效预防并发症的发生，促进患者的康复进程。

4. 定期复查　为了确保角膜移植手术的成功与患者的长期视力健康，定期复查尤为重要。医护人员应详细告知患者及其家属定期复查的必要性和重要性，并协助他们安排好复查的时间和地点。复查计划的制订应充分考虑患者的康复进度和医师的专业建议，确保每次复查都能准确评估患者的恢复情况。复查内容通常包括视力检查、眼压测量及全面的眼部检查等。视力检查可以评估患者的视力恢复情况，了解手术效果；眼压测量则是为了监测患者的眼压水平，防止高眼压对角膜植片造成不良影响；而全面的眼部检查则可以观察角膜植片的透明度、前房深浅、瞳孔及虹膜反应等，及时发现并处理任何潜在的并发症。为了方便患者，医护人员可以为其提供一份详细的复查计划。根据患者的具体情况和医师的指导，复查计划可以设定为每周1次，以便在术后初期密切观察患者的恢复情况。随着患者康复的进展，复查频率可以逐渐降低，例如在术后3个月后调整为每月复查1次。整个复查过程应至少持续6个月，以确保对患者进行全面的随访和评估。在康复期间，如果患者出现视力下降、畏光、流泪、充血、疼痛等任何不适症状，应立即到医院就诊。这些症状可能是术后并发症的征兆，及时就诊可以确保问题得到及时处理，避免病情恶化。通过定期的复查和随访，可以及时发现并处理潜在问题，确保手术的成功和患者的长期视力健康。

5. 生活指导　患者出院后，维持良好的生活习惯和用眼习惯对于维持手术效果和促进康复至关重要。医护人员应向患者提供具体的生活指导，帮助他们在日常生活中更好地保护眼。患者应避免长时间用眼，尤其是在阅读、使用电脑或手机等需要近距离注视的活动时。长时间用眼容易导致眼疲劳和干涩，进而影响角膜植片的恢复。建议患者每隔一段时间就进行远眺或闭眼休息，以缓解眼部疲劳。手术后患者应避免剧烈运动，尤其是可能对眼部造成冲击或压力的运动。剧烈运动可能导致眼压升高或角膜缝线裂开等风险，对手术效果产生不良影响。医护人员应根据患者的具体情况，制订合适的运动计划，并提醒患者在运动过程中注意保护眼。

此外，患者还应注意眼部卫生和防护工作。保持眼部清洁是预防感染的重要措施之一。医护人员应指导患者如何正确清洁眼部，包括使用无菌棉签和生理盐水轻轻擦拭眼部周围区域等。同时，患者还应注意避免用手揉搓眼或触摸眼部周围区域，以减少感染的风险。在日常生活中，患者还可以采取一些措施来保护眼。例如，在户外活动时佩戴合适的太阳镜或护目镜，以减少紫外线对眼的伤害；在风沙较大的环境中佩戴防护眼镜，以防止沙尘等异物进入眼内；在使用化妆品或护肤品时避免让化学物质接触到眼等。医护人员还可以为患者提供一些实用的生活建议，如如何选择合适的眼镜和护目镜。根据患者的具体情况和需求，医护人员可以为其推荐适合的眼镜类型和品牌，并指导其正确佩戴和保养眼镜。这些措施都有助于保护患者的眼健康，促进康复进程的顺利进行。

6. 心理支持　面对角膜移植手术及其康复过程，患者往往承受着巨大的心理压力和情绪波动。因此，提供全面的心理支持对于患者的康复至关重要。

医护人员应鼓励患者保持积极乐观的心态。康复过程中难免会遇到各种困难和挑战，保持积极乐观的心态有助于患者更好地应对这些挑战，增强康复的信心和动力。医护人员可以通过与患者建立良好的沟通关系，倾听患者的感受和需求，给予积极的鼓励和支持，帮助患者树立战胜疾病的信心。

加强与患者家属的沟通联系也是心理支持的重要方面。家属的支持和理解对于患者的康复同样具有重要意义。医护人员应定期与患者家属进行交流，了解家属对患者的关心和支持情况，并指导家属如何更好地为患者提供心理支持。同时，也可以邀请家属参与患者的康复计划和护理过程，共同为患者营造一个温馨、和谐的康复环境。此外，医护人员还可以建议患者参加支持小组。支持小组是由经历类似手术的患者组成的团体，他们可以相互分享康复经验、交流感受和心得。通过参加支持小组，患者可以获得来自同龄人的理解和支持，从而减轻心理压力和孤独感。同时，也可以从他人的成功经验中汲取力量和信心，更好地应对康复过程中的挑战。心理支持是人工生物合成角膜移植术后护理中不可或缺的一部分。通过鼓励患者保持积极乐观的心态、加强与患者家属的沟通联系及建议患者参加支持小组等措施，可以为患者提供全方位的心理支持，促进其康复进程的顺利进行。

综上所述，人工生物合成角膜移植术治疗角膜斑翳的精准护理涉及术前准备、术后护理、并发症预防与护理及出院指导等多个方面。通过全面的护理措施和精心的护理管理，可以确保患者顺利康复并达到最佳的手术效果。医护人员的细致关怀和专业指导是患者康复之路上不可或缺的坚强后盾。生物工程角膜移植术作为眼科领域的一项重要技术突破，为角膜病患者带来了重见光明的希望。精准护理模式的引入和应用，则为这一技术的成功实施提供了有力保障。通过精准评估、精细操作、个性化护理、多学科协作、科研创新及持续改进等措施的实施，可以不断提高生物工程角膜移植术的治疗效果和患者满意度，为更多患者带来光明和希望。

第七章

人工角膜治疗终末期角膜盲

第一节　概　述

一、定义

终末期角膜盲（end-stage corneal blindness，ECB）是指由各种原因引起的双眼角膜盲者，角膜透明度丧失，但眼内结构和功能尚可，最佳矫正视力低于0.05，常见于高危角膜移植或反复角膜移植失败，严重眼烧伤（化学烧伤、热烧伤）引起的角膜严重血管化或瘢痕，自身免疫性角膜病，Stevens-Johnson综合征（Stevens-Johnson syndrome，SJS），眼部类天疱疮晚期引起的重度干眼，瘢痕性角结膜疾病，严重神经营养性角膜病，眼睑严重畸形等角膜盲患者。

二、流行病学调查

流行病学调查研究显示，据世界卫生组织（world health organization，WHO）统计，全球约3.14亿视觉障碍患者，占世界人口的5%，其中盲人约6000万，因角膜病所致角膜盲的患者约有800万；每年新增病例约150万，90%生活在发展中国家。我国视力障碍患者已超过2000万，其中角膜盲患者有400万左右，且每年新增病例10余万，全球范围内角膜疾病是排名第五的致盲眼病，在我国是仅次于白内障的第二大致盲性眼病。角膜移植手术是主要的治疗方法，但因角膜供体短缺、医疗资源分配不均等问题，我国每年实际仅能完成约1万台角膜移植手术。根据角膜病变范围、程度和性质，成分角膜移植术已在临床广泛开展，超过80%患者可以通过常规供体的常规角膜移植手术复明，然而还有约15%角膜盲患者常规角膜移植手术难以成功，高危角膜移植手术的失败率可达30%～70%，人工角膜移植手术是唯一的复明希望。

三、临床表现

（一）症状

1. *外观*　角膜透明度丧失，但眼内结构和功能尚可。

2. *视力*　最佳矫正视力低于 0.05。

（二）体征

1. 各种原因无法保持角膜透明性者，如化学、热烧伤等引起的严重角结膜瘢痕血管化、眼睑闭锁等。

2. 部分患者可存在眼睑闭合异常，眼睑形态异常，干眼等长期病变进而引起角膜混浊。

3. 结膜混合充血，角膜水肿，雾状混浊，可见新生血管或溃疡灶。

四、治疗原则

（一）非手术治疗

1. *药物治疗*　如果是由于感染等因素引起的角膜盲，患者可以在医师的指导下使用抗生素类药物。

（1）左氧氟沙星滴眼液、妥布霉素滴眼液：抑制病原菌的生长，改善角膜盲的情况。

（2）维生素 A 软胶囊、维生素 C 片：促进眼部的细胞再生。

2. *物理治疗*　角膜盲的患者还可以在医师的指导下进行物理治疗，常用的物理治疗方式有佩戴框架眼镜、角膜接触镜等。患者通过佩戴框架眼镜可以改善角膜屈光度，缓解视物模糊的情况。而角膜接触镜可以通过光学矫正的方式，改善患者的视力。

（二）手术治疗

如果患者病情比较严重，进行药物治疗和物理治疗效果不佳，可以在医师的指导下进行手术治疗，如角膜移植术等。术后患者需要注意避免用手揉搓眼，以免引起细菌感染，不利于病情的恢复。

1. *手术方式*

（1）角膜移植术：是一种用健康角膜组织替换患者混浊、变性、感染等病变的角膜，达到治疗角膜疾病，提高患眼视力，恢复解剖结构和改善外观的治疗手段，根据手术方式不同，可将其分为全层移植的穿透性角膜移植术、板层角膜移植术（全板层和部分板层）、角膜内皮移植术（带和不带后角膜基质）及其他移植方式。常见的为板层角膜移植术（lamellar keratoplasty，LKP）和穿透性角膜移植术（penetrating keratoplasty，PKP）。①穿透性角膜移植术：以全层透明角膜代替全层混浊角膜。②板层角膜移植术：将浅层角膜病变组织切除，留下一定厚度的角膜作移植床，用一块同样大小和厚度的板层移植片放在受眼角膜床上。以间断缝线固定，植片和植床必须平整及互相吻合，才能得到良好的光学效果。

（2）人工角膜移植术：是用透明的医用高分子材料制成的特殊光学装置，通过手术将它植入角膜组织中，以取代部分角膜瘢痕组织，而达到保持眼球完整、去除感染病灶、恢复角膜透明、重新恢复视力的一种手术方法。

2. 手术适应证

（1）穿透性角膜移植术适应证：各种原因所致的全层角膜白斑、伴有角膜基质异常的角膜内皮细胞功能失代偿、不能控制的感染全层角膜的角膜溃疡或角膜穿孔等。

（2）板层角膜移植术适应证：圆锥角膜、角膜基质营养不良，角结膜皮样瘤，免疫相关性角膜病机未累及全层的各种原因导致的角膜白斑和角膜斑翳，不能控制的未感染全层角膜的感染性角膜炎等。

（3）人工角膜移植术适应证：适用于患各种严重角膜疾患后的双目失明，特别是严重的化学烧伤引起的全部角膜白斑和多次角膜移植术失败，无法再做其他手术，但视功能、B超等眼科检查显示眼底功能尚好的患者。

1）领扣型人工角膜：单眼或双眼角膜盲；多次常规角膜移植手术失败；不适合行常规穿透性角膜移植术的高危角膜移植患者，如角膜混浊伴大量新生血管、先天性无虹膜、重度眼烧伤、Stevens-Johnson 综合征和重度干燥综合征等。

2）米赫（Miok）人工角膜和 Boston Ⅱ型人工角膜：适用于双眼角膜盲，主要针对眼烧伤或爆炸伤等引起的严重角结膜瘢痕血管化、眼睑闭锁、严重 Steven-Johnson 综合征及瘢痕性类天疱疮、终末期睑球粘连或眼睑重度畸形等。

3. 手术禁忌证

（1）常规角膜移植术无明确手术禁忌证。

（2）人工角膜移植禁忌证。

1）泪液、眼睑、瞬目功能等异常导致的严重干眼、结膜鳞状上皮化、眼表条件差为领扣型人工角膜的禁忌证，但可使用 Boston Ⅱ型和 Miok 人工角膜。

2）角膜穿孔为 Miok 人工角膜的相对禁忌证。

3）青光眼绝对期、视神经和视网膜疾病晚期、形觉剥夺性弱视及术前视力无光感是所有人工角膜移植手术的禁忌证。

第二节　治疗终末期角膜盲的临床新技术

一、人工角膜移植技术

人工角膜（keratoprosthesis，Kpro）主要是非生物合成人工角膜，是使用具有良好组织相容性的材料来替代严重病变的角膜组织体征，发挥其光学和重建视功能的屈光装置。

1. 领扣型人工角膜　由光学镜柱（又称前板）、后板和 C 形钛环 3 个部分组成（图 7-2-1）。镜柱材料为透明医用聚甲基丙烯酸甲酯（polymethyl methacrylate，PMMA），后板和钛环材料分别是医用钛和钛合金。后板和 C 形钛环将载体角膜固定在镜柱与后板之间，装配后形状似领扣样结构。镜柱具有角膜光学区和人工晶状体的屈光功能，植入无晶状体眼时，可以根据患眼眼轴长度选择镜柱的屈光度数（眼轴长度范围为 20 ～ 28mm）。

2. Miok 人工角膜　由透明的医用 PMMA 光学镜柱和钛金属支架 2 个部分构成（图 7-2-2）。镜柱直径为 2.5mm，长度范围为 2.2 ～ 2.4mm，高度为 0.5 ～ 2.5mm，可根据患者眼表情况调整和选择。镜柱和钛支架采用螺旋式方法固定。

3. Boston Ⅱ型人工角膜　与 Boston Ⅰ型类似，但在光学镜柱前表面多出一段颈样结构，以供放置眼睑或软骨，加固其后方的人工角膜（图 7-2-3）。

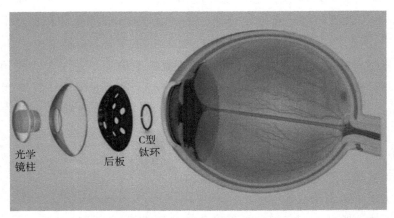

光学
镜柱
后板
C型
钛环

图 7-2-1　领扣型人工角膜由光学镜柱（前板）、后板和 C 形钛环构成

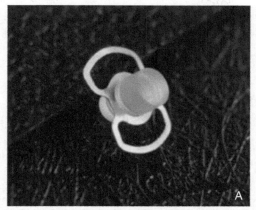

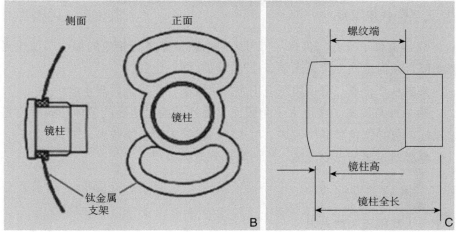

图 7-2-2　Miok 人工角膜由透明的光学镜柱和钛金属支架构成

A. 示 Miok 人工角膜外观；B. 示 Miok 人工角膜整体结构示意；C. 示 Miok 人工角膜光学镜柱结构示意

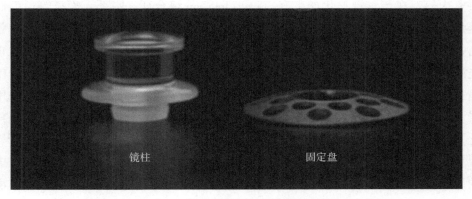

图 7-2-3　Boston Ⅱ型人工角膜由光学镜柱和固定盘构成

［上述图片来自中国人工角膜移植手术专家共识（2021 年）］

然而，仍需注意以下问题：

（1）患者角膜和眼表条件极差，术后并发症概率高，属于高风险手术，对手术技术要求更高。

（2）不同型号人工角膜患者的选择。

（3）术前存在青光眼、眼底病变的处理。

（4）患者终身随访，预防和处理角膜溶解、感染及青光眼等。

建议严重眼部烧伤和多次穿透性角膜移植手术失败的患者，可选择领扣型人工角膜移植手术。而严重和广泛睑球粘连的患者，行 Miok 人工角膜移植；术后进行长期的随访，并及时解决出现的并发症。

二、术中并发症

1. **载体角膜中央钻孔偏位** 可考虑对角膜植床进行相应的偏位刻切或更换载体角膜，须保证人工角膜光学镜柱与视轴在同一位置。

2. **角膜植床出血** 可采用压迫止血方法或小心使用烧灼器止血。

3. **感染性角膜炎** 接近人工角膜光学镜柱处前盘边缘的载体角膜感染是严重并发症，可导致角膜基质融解、房水渗漏甚至人工角膜脱出，须紧急处理。

4. **虹膜组织阻挡光学通路** 须切除部分虹膜组织。

三、术后并发症

（一）高眼压和青光眼

行人工角膜移植手术的患眼，术前约 50% 合并青光眼，术后继发性青光眼的发生率约为 25%。青光眼是损失视力最重要的并发症之一，也是长期随访的重点内容。在严重瘢痕化如患有 Steven-Johnson 综合征、眼部天疱疮等免疫性疾病和化学烧伤后的患者，因房角结构大多受到严重损伤，因此患者人工角膜植入术后发生继发性青光眼并发症的情况较多，发病率高，发病快，眼压是青光眼监测过程中重要的参考指标。多年来，由于人工角膜镜柱及钛板等均为硬质材料，所以无法使用仪器精准测量，因此，人工角膜患者眼压测量均仍采用指测法，而人工角膜患者许多为化学伤或热烧伤，往往伴有眼睑瘢痕及眼表角化，这大大增加了眼压测量的难度及可靠性。因此，在临床中需要结合视野、视盘–OCT、B超以及视觉电生理等作为青光眼监测的辅助手段。对有高眼压史的患者，局部滴用降眼压药物，口服碳酸酐酶抑制剂可有效降低眼压，但不可长期使用。术后局部药物难以渗透进入眼内，因此疗效可能不佳。可采取手术治疗，如青光眼引流阀植入术或睫状体光凝术等，以内镜下眼内睫状体光凝手术（endoscopic cyclophotocoagulation，ECP）为例，主要针对术后青光眼药物治疗不理想者，具体操作：术眼充分散瞳后，2%利多卡因注射液球后浸润麻醉，建立常规玻切三通道，手持纤维导光束直视下用内路二极管激光探头对睫状突逐个光凝，能量200～300mW，以光凝睫状突微变白为适量光凝反应，时间300～400ms，光凝范围至少3个象限。

（二）角膜溶解及渗漏

角膜溶解是一类严重威胁人工角膜稳定性的并发症，发生率为21.6%～85.0%，一般发生于术后2周至2年，术后2个月发生率最高，2年后基本趋于稳定。引起角膜溶解的因素较多，如干眼、炎症等。角膜溶解往往发生在相对较干燥、营养不良的角膜。角膜溶解的发生与患者本身的眼表条件、组织相容性和术者的缝合技巧都有一定的相关性，常可造成人工角膜与组织间界面结合不严密而导致房水渗漏，晚期可导致植入物移位或脱出、上皮植入、眼内炎及视网膜脱离等。该并发症严重威胁人工角膜稳定性，处理不及时和延误治疗会造成人工角膜脱出，甚至有丧失眼球的危险。发病早期患者往往无明显症状，大多在复诊时由医师发现。常采用的治疗方法是自体耳软骨植入术。取患者自体耳软骨加固人工角膜前组织，促进局部角膜纤维血管化及组织增生。以稳固角膜支架，从而防止人工角膜脱出导致手术失败。出现角膜溶解后，若无房水渗漏，可佩戴合适的角膜绷带镜和行外侧睑裂缝合，改善眼表的湿润度；同时减少局部糖皮质激素使用。手术处理包括载体角膜加固（用结膜瓣、唇黏膜瓣修补板层角膜植片等）及更换人工角膜。

（三）人工角膜前（后）膜形成

人工角膜前（后）膜（retroprosthetic membrane，RPM）即纤维血管组织在镜柱后表面增生，是波士顿Ⅰ型人工角膜植入术后常见的并发症，发生率高达27%～65%。其对视力的影响是暂时的，经治疗后可好转。前增殖膜的形成原因为人工角膜镜柱露出眼表的高度较低和周围的组织对镜柱刺激而导致的反应性增生，但其对视力的影响是暂时的。而后增殖膜的形成是导致人工角膜植入术后患者视力不佳的重要原因，发生率高达20.83%～50%，其形成主要与术后慢性炎症有关，也可能与糖尿病、高血压、多次手术史、种族等有关。因此，为预防人工角膜前膜的形成，可适当增加镜柱的高度，但镜柱高度与视野的范围成反比，故镜柱平面高出眼表1～2mm为宜。一旦组织增生遮挡镜柱，对视力影响不明显者可以随访观察。较薄的RPM可使用YAG激光切开，较厚的则需考虑行手术切除，反复增生者可考虑联合唇黏膜移植，或更换镜柱。

（四）眼后节并发症

人工角膜移植手术相关眼后节并发症包括感染性眼内炎、无菌性玻璃体炎、玻璃体混浊、黄斑囊样水肿和视网膜脱离等。

1. 感染性眼内炎 感染性眼内炎是最危险、最严重的并发症，可能导致患者永久性视力丧失及眼球萎缩。革兰阳性菌是主要的感染细菌。其危险因素包括患者本身疾病如类天疱疮的免疫性疾病、术后感染性角膜炎、抗生素使用不正确等。术眼终身具有发生眼内炎的风险。尤其是术后用药依从性差者，人工角膜光学镜柱与载体角膜的交界面处常发生角膜感染；青光眼房水引流管暴露等可导致感染波及眼内。近年来，由于全天佩戴大直径软性接触镜来保护角膜，保持角膜湿润，避免角膜上皮缺损及预防性抗生素的正确使用，眼内炎的发生率大大降低。人工角膜移植手术后眼内炎的预后较差。处理方法包括玻璃体取样寻找病原体，尽快行玻璃体注药及玻璃体切割术。人工角膜暴露时须更换人工角膜，再行穿透性角膜移植术。

2. 无菌性玻璃体炎 无菌性玻璃体炎是影响患者术后视力的又一重要因素，发病因素不明。人工角膜植入诱发产生免疫反应，此外，组织溶解、坏死均可能造成无菌性玻璃体炎的发生。Boston I 型人工角膜患者中无菌性玻璃体炎发病率为 14.5%，平均于术后 13.3 个月。无菌性玻璃体炎在其他内眼手术中也存在，致病因素包括眼内试剂的毒性，器械残留物，色素膜的机械刺激，或者对残留晶体皮质的免疫反应。对于无菌性玻璃体炎，应及时全身和局部应用糖皮质激素治疗，预后较好。无菌性玻璃体炎与眼内炎临床症状有一定的相似性，但对视力损害等预后差异大，治疗方法也不同，因此针对二者的鉴别诊断至关重要。无菌性玻璃体炎表现为术后无明显诱因突然发作的视力下降，不伴眼红、眼球疼痛等症状，眼表安静，前房可基本无反应，玻璃体大量混浊，呈"雪花状"改变，其最佳矫正视力多可在治疗后一定时间内恢复。而眼内炎典型症状起病急，发展迅速，视力可急剧下降，甚至丧失，炎症进一步加重时患者可伴有眼球转动疼痛，运动受限。检查见眼睑红肿，结膜充血，角膜水肿，前房积脓及纤维素性渗出，视网膜静脉周围炎等，B 超提示玻璃体混浊较重。然而，由于人工角膜镜柱光学区直径仅 2.5mm，眼底难以窥入，且眼表血管化甚至组织瘢痕、角化，临床诊断更加困难。因此，实际工作中，为安全起见，即使眼睛无疼痛，相对安静，也应立即采取眼内炎标准的诊断和治疗方案，在实验室检查结果出来以前，尽快进行抗感染治疗，建议采用局部及全身广谱抗生素联合用药。对于临床症状更倾向玻璃体炎的患者，可采用球旁注射曲安奈德 40mg 及局部万古霉素（14mg/ml），喹诺酮类及泼尼松局部点眼 4 次 / 天。

3. 黄斑囊样水肿 黄斑囊样水肿在人工角膜患者中往往容易被忽视，主要是其早期对视力影响较缓慢，且人工角膜患者术后对视力需求期望值较低，部分医疗机构黄斑 OCT 检查并不作为人工角膜术后常规检查项目，发病率为 0 ～ 33%，平均发病时间为 7.6 个月，远远晚于白内障术后的 4 ～ 6 周。建议复诊时常规行 OCT 检查，尽早诊断可能出现的黄斑囊样水肿。

4. 视网膜脱离　Boston 人工角膜视网膜脱离报道为 3% ～ 12%。通常需要玻璃体切割手术，然而，因人工角膜患者眼部解剖结构多数发生很大变化，且透过镜柱极其有限的视野范围使得手术操作异常困难。因此，该并发症的处理需要非常高超的手术技巧。

5. 载体角膜上皮愈合不良　及时发现领扣型人工角膜中的载体角膜上皮缺损非常重要。出现角膜上皮愈合不良，眼部需要应用促上皮愈合制剂、封闭泪小点和口服多西环素等。对于持续性角膜上皮愈合不良者，可考虑结膜瓣遮盖或睑裂缝合。

第三节　人工角膜治疗终末期角膜盲的精准护理

一、术前准备

（一）一般评估

1. 视功能评估

（1）双眼视力，鉴定单眼或双眼盲（最佳矫正视力低于 0.05）。

（2）评价视神经和视网膜功能（采用光定位和辨色方法，准确者术后多可获得较好视力）。

2. 患者依从性评估　术后坚持用药和接受随访，对人工角膜移植手术后远期成功十分关键。

3. 患者接受度评估

（1）充分告知患者和家属术后可能出现的并发症，强调人工角膜脱出、眼内感染、青光眼等严重并发症的风险。

（2）告知患者对视力恢复有切合实际的期望。

（3）使患者了解术后复查和长期局部应用抗生素预防感染的必要性。

（二）专科评估

1. 检查眼睑结构、瞬目功能以及泪液情况等　若存在眼睑缺损，需要先行眼睑重建术；若上下穹窿粘连或狭窄，需要行角膜缘干细胞移植、结膜移植等眼表重建手术，以便于术后佩戴大直径角膜绷带镜。

2. 角膜和眼前节结构　常规行裂隙灯显微镜检查并拍照；尽可能完成眼前节相干光层析成像术（OCT 检查）、超声生物显微镜（UBM）检查，了解角膜和房角结构、虹膜周边前粘连情况等。

3. 视网膜和视神经　眼部 B 超检查，主要了解视网膜在位情况和有无明显视盘凹陷；视觉诱发电位和视网膜电图检查判断视网膜功能。对视网膜脱离者，可考虑与眼底病专业医师合作行人工角膜移植联合视网膜复位术。对常规眼内检查情况不明者，可考虑行内镜下眼内探查术，观察眼内情况。

4. 青光眼的处理　判断眼压是否控制良好非常重要，有助于术者判断行抗青光眼手术的时机和利弊。建议术前先采用降眼压药物控制眼压，若无法有效控制眼压，可选择行睫状体冷冻或光凝术、青光眼房水引流装置植入术等，待眼压正常后再行人工角膜移植手术；也可在人工角膜移植手术的同时，行青光眼房水引流装置植入术。

二、人工角膜植入术中精准护理

（一）准备工作

1. 物品准备

（1）常规物品：无菌治疗巾、无菌手术衣、无菌手套、无菌注射器、止血材料、手术缝合线。

（2）特殊耗材：人工角膜。

2. 器械准备　护士要在手术开始前，仔细核对手术器械，确保手术所需的器械，并处于良好的工作状态。

（1）手术床：检查手术床功能是否处于功能完好状态，根据手术医师及实际情况调整手术体位。

（2）头圈：检查头圈功能是否处于功能完好状态，根据患者头部位置来调整患者眼睛是否处于水平位。

（3）手术使用的显微镜处于完好状态。

3. 药品准备　利多卡因、抗生素（硫酸庆大霉素注射液、硫酸阿米卡星注射液等）、无菌生理盐水等液体。

4. 患者准备

（1）患者头位摆放准确，心理状态平稳。

（2）患者已禁食 12h、禁饮 8h，空腹状态。

（3）患者了解护士术前的宣教内容，例如手术的方式、术中及术后注意事项等。

5. 医务人员准备

（1）严格无菌操作：眼科手术对无菌操作要求极高，护士还需要保持手术室的整洁和无菌环境，遵循手术室相关的操作规范和消毒流程，降低感染风险。

（2）术前安全核查：护理人员核对患者身份信息确认患者信息无误。手术室护士在麻醉前、手术前、手术后同手术医师及麻醉医师对照《手术安全核查表》内容逐项核对，共同签字。

（二）麻醉方式

采用全身麻醉。因人工角膜植入术对患者要求极高，建议选择全身麻醉；若采用球周阻滞麻醉，术前须充分软化眼球。

（三）术中护理配合

1. 领扣型人工角膜的精准护理关注点

（1）人工角膜复合体组装：载体角膜植片（新鲜全层角膜为佳）直径一般为 8.5～9.5mm，内皮面向上放置在切割枕上，采用 3mm 环钻去除中央角膜，人工角膜的镜柱从 3mm 中央孔套入，后板套入镜柱，C 形钛环卡入锁住，使人工角膜与载体角膜的镶嵌达到水密状态。组装完成后的复合体在手术显微镜下检查，确保各构件完全到位。人工角膜的安装应在取下患者病变角膜之前完成。

（2）植床制备和术眼准备：植床直径一般为 8.0～8.5mm，较载体角膜植片直径小 0.50～0.75mm。与标准的穿透性角膜移植术相同，建议术中摘除晶状体（即使尚未发生白内障，以避免术后发生白内障造成手术操作困难）；若为人工晶状体眼，建议术中取出人工晶状体，植入无晶状体眼型人工角膜。采用 A 超测量眼轴长度，选择不同屈光度数的人工角膜（以 0.5mm 眼轴长度递进）。若玻璃体脱出行前段玻璃体切割术。术中对黄斑和视盘等眼底情况进行评估。

（3）术中处理：常规行周边虹膜切除术，预防术后发生瞳孔阻滞性青光眼。根据术前是否确诊青光眼或是否存在青光眼引起的视盘凹陷，考虑同时植入房水引流装置。

（4）人工角膜复合体缝合：应用 10-0 尼龙线间断缝合 16 针，将人工角膜复合体固定在植床上，眼内注入平衡盐溶液形成前房，保持水密状态，术毕常规放置角膜绷带镜。

2. Boston Ⅱ型人工角膜的精准护理关注点

（1）制备耳软骨：在同侧耳郭（背侧）约上 1/4 处做 15mm 切口，分离皮下组织显露软骨。取 1 块 12mm×10mm 的耳软骨供后续使用。

（2）制备角膜植床：充分显露角膜和巩膜组织，范围达到角膜缘后 5mm 处。结膜囊狭窄者需要尽可能分离和保留结膜组织，或在术前用唇黏膜行结膜囊重建术。同领扣型人工角膜移植术。

（3）组装 Boston Ⅱ型人工角膜复合体：与领扣型人工角膜相同。若使用自体角膜，宜选择 8mm 植片环钻和 2.75mm 中心环钻。

（4）植入 Boston Ⅱ 型人工角膜复合体：以标准穿透性角膜移植术的方式缝合人工角膜复合体。余同领扣型人工角膜移植术。

（5）利用耳软骨进行加固：将自体耳软骨修剪成适合贴敷于眼表的形状，环钻制备直径 3mm 中心孔。选择耳软骨一侧做连接中心孔的切口，使软骨环绕于镜柱。用 7-0 缝线将软骨固定在巩膜表面。

（6）覆盖结膜或皮肤：将筋膜囊和结膜逐层紧密缝合固定于眼表，覆盖和加固软骨。若结膜囊受限，可使用无睑板的眼睑皮肤代替结膜覆盖耳软骨，使人工角膜镜柱前端突出于闭合的眼睑皮肤。

3. Miok 人工角膜的精准护理关注点　Miok 人工角膜移植术分为 2 期进行。

（1）一期植入人工角膜支架：在角膜上方沿角膜缘剪开球结膜约半周，板层切开角膜缘约 8mm，隧道刀板层分离角膜基质，以角膜顶点为中心，范围约 6mm×8mm，将人工角膜支架植入角膜板层内，确保居于角膜中央；6-0 或 8-0 可吸收缝线缝合。

（2）二期安装人工角膜光学镜柱：在一期手术后 3 个月施行。按玻璃体视网膜手术常规，在颞下方睫状体扁平部放置眼用平衡液灌注。用 2.5mm 环钻钻除角膜中央前板层组织，专用扳手拧出支架中央填芯，再用 2.2mm 环钻钻除角膜后板层组织，经人工角膜中央孔行晶状体摘除术；将选定的光学镜柱旋入支架中。经睫状体平坦部，用玻璃体切割头切除中央部虹膜、晶状体残余皮质和前部玻璃体。常规结膜遮盖角膜，对于眼睑闭合不全、眼干燥者常规行永久性睑裂缝合术。

三、护理措施

（一）手术前的精准护理

1. 入院后全面评估患者，包括身体状况、生命体征、神志、精神、自理能力、家庭经济情况等。

2. 常规血液学与生化检查，裂隙灯检查眼表情况、血管化组织的厚度、睑球粘连情况。

3. 专人带领患者做眼 A、B 超、UBM、视网膜电图（ERG）等检查，以便准确地了解角膜厚度、眼轴长度、房角结构和眼底的情况等，排除手术禁忌证。

4. 遵医嘱滴抗生素眼液，如有严重的闭锁型睑球粘连患者要用注射器取抗生素眼液后，从缝隙处冲洗，每天 4 次。

5. 做好术前指导，嘱患者术前 3d 忌食辛辣和刺激性食物，多食清淡、营养丰富的食物，防止便秘，术前一晚洗头、洗澡、更衣，做好卫生处置，切勿着凉感冒、跌倒等，保持情绪稳定，避免紧张焦虑、睡眠充足，睡眠不佳者遵医嘱可给予地西泮口服，如有便秘者遵医嘱给予通便药，向患者详细说明手术的名称、术者和麻醉方式等，使患者做好心理准备。

6. 高眼压者遵医嘱给予降眼压治疗，术前给予镇静与止血药。

（二）心理的精准护理

拟进行人工角膜植入的患者多为双目失明且病程较长，已行多次手术，生活不能自理，且经济条件差，加上该手术是一种特殊的器官移植手术，患者及家属承受着心理、家庭和社会的压力，术前表现为紧张、焦虑、恐惧等心理反应。当发生术后并发症时，患者及其家属的心理负担和经济负担加重，易出现紧张、焦虑的情绪。

1. 护士通过汉密尔顿焦虑量表评估、汉密尔顿抑郁量表评估患者的心理状态并制订精准护理措施。

2. 护士首先要与患者及其家属建立良好的护患关系，了解患者的心理动态，针对性进行干预，安慰、鼓励患者，指导家属鼓励和支持患者配合治疗。

3. 对于出现术后并发症和术后视力不理想的患者给予重点关注，向患者及其家属详细讲解疾病的有关知识，介绍一些成功病例，增强患者治疗信心，建立病友联系手册，可以让相同疾病的患者找到知音，患者间相互倾诉可给彼此增加信心，充分调动患者及其家属的主动性与积极性，为手术的顺利进行及术后康复创造有利的条件。

4. 因眼部疾病影响外观者，可建议患者戴墨镜。

（三）安全指导的精准护理

患者多为双眼盲，自理能力严重缺陷。

1. 护士应经常巡视病房，及时进行安全隐患分析与评估，并详细记录。留陪伴一人，并向患者及其家属做好安全教育，护士在患者床头悬挂"预防跌倒、坠床"等警示信息的标识牌并持续提醒患者及其家属。同时，告知家属24h陪伴。

2. 病房保持整洁、干净，患者常用生活物品放在患者易触及的地方并固定位置，保持地面干燥，告知患者穿防滑拖鞋，防止滑倒。

3. 虽然部分患者术后可获得较好的视力，但因视野受限且另一眼盲，活动也不宜太快，防止意外发生。

（四）手术后的精准护理

1. 术眼护理

（1）患者术后返回病房，及时评估患者的情况，向手术室护士了解患者术中情况，做好术后指导，告知患者及其家属术后要保持术眼卫生，禁止游泳，勿揉压术眼，避免脏水、异物进入术眼。

（2）预防感冒，避免咳嗽和打喷嚏、忌剧烈活动、用力排大便和用力低头提重物、捡东西等动作，避免引起眼压升高而造成伤口裂开和出血等，对于咳嗽患者可嘱其深呼吸后舌尖顶住上腭，轻轻咳嗽，减轻对头部的震动。

（3）对患者进行换药和滴眼液时，严格无菌操作，避免交叉感染。

（4）经常巡视病房，观察患者敷料有无渗液和渗血等，倾听患者及其家属的主诉，观察患者是否有眼痛、视力下降等情况，异常时及时报告医师进行处理。

（5）长期佩戴角膜接触镜者，定期进行清洗，丢失后要重新放置新的角膜接触镜。

（6）术后嘱患者安静卧床、闭目休息，防止用眼过度，适量活动，保持充足的睡眠。

（7）加强生活护理，满足生活上的各种需求，并做好安全指导。

（8）强调术后终身防碰撞、防外伤。平时戴防护眼镜或戴有檐的帽子，以免碰撞术眼。

（9）虽然有些患者术后获得较好的视力，但因视野较窄，且另一眼盲，活动时动作不能太快，防止意外发生。

2. 用药指导

（1）人工角膜植入术后患者需终身局部应用抗生素滴眼液，长时间局部应用抗排斥反应滴眼液。

（2）预防性应用抗生素降低了人工角膜术后感染的风险。因此，在术后至出院前，反复向患者强调按医嘱长期用药的重要性，教会患者掌握点眼药的正确方法和药物的保存方法，特别强调药瓶的开口不要接触到任何东西，包括眼，以免滴眼液受到污染，引起术眼受伤或感染。

（3）抗生素全身用药：根据病情及手术情况，全身静脉滴注广谱抗生素3天后，改为口服多西环素抑制载体角膜溶解，用量为1次/天，100mg/次，建议应用3～6个月，每3个月检查1次肝功能。局部用药：术后1个月内，局部应用第4代氟喹诺酮药物（如加替沙星或莫西沙星滴眼液），4次/天；加替沙星眼用凝胶每晚1次；维持量为滴眼液2次/天。建议终身应用抗生素滴眼液，并长期给予人工泪液，以维护眼表稳定。根据眼压情况，考虑使用局部或全身降眼压药物。术后按要求定期观察随访。

（4）糖皮质激素：Miok人工角膜移植术后可不局部应用糖皮质激素滴眼液。其余的可局部应用妥布霉素地塞米松滴眼液，4次/天；妥布霉素地塞米松眼膏，每晚 1 次。术后 2 周改为 1% 醋酸泼尼松龙滴眼液，4 次 / 天，每周减量 1 次；妥布霉素地塞米松眼膏改为隔晚 1 次。术后 1 个月改为 0.1% 氟米龙滴眼液，4 次 / 天，逐渐减量，根据眼部情况维持每天 1 次或隔天 1 次；妥布霉素地塞米松眼膏改为每周 2 次。糖皮质激素引起眼压升高时，建议减量或停用。

（5）其他药物：他克莫司滴眼液（或环孢素滴眼液），每天 2 ～ 3 次；重组牛碱性成纤维细胞生长因子凝胶或小牛血去蛋白眼用凝胶，每天 4 次；人工泪液如玻璃酸钠滴眼液，每天 4 ～ 6 次，根据眼表情况可减少用药次数。

3. 助视指导

（1）人工角膜植入眼的视野窄，所以对这些患者，需指导其出院后采用光学助视器和非光学助视器来改进他们的视觉活动能力，使他们利用残余视力工作和学习，以便获得较高的生活质量。

（2）指导患者分别使用远用和近用光学助视器，采用放大 2.5 倍的望远镜，以看清远方景物，采用手持放大镜、眼睛式助视器或近用望远镜等，以看清近距离事物。

（3）使用非光学助视器，如老人用手机、大字号的印刷品，改善照明、阅读用支架、家庭装修提高颜色对比度等，也有助于患者改善视觉活动的能力。

（4）术后 6 个月可行小瞳验光配镜矫正视力。

（五）并发症的观察及精准护理

人工角膜植入术仍是一项风险较大的手术，除了做好常规护理工作外，需重点让患者和家属意识到坚持终身局部应用抗生素滴眼液、防碰撞、防外伤、按医嘱复诊做相关影像学检查的重要性，使继发性青光眼、炎症反应、人工角膜前后膜的形成等并发症能早期发现、早期处理，以延长人工角膜的使用寿命。

1. 高眼压或青光眼　青光眼是术后严重并发症之一，可造成永久性失明，是长期随访的重点内容。由于角膜严重受损，导致部分患者术前就存在眼压高，需使用药物控制眼压，手术的炎症反应和人工角膜的异物性刺激导致术后可能发生继发性青光眼。此外，术后炎症反应、应用类固醇激素和使用胶原酶抑制剂等，均可增加发生青光眼的概率。由于人工角膜手术患者眼表条件差，无法用常规方法测量眼压，需要有经验的医师指测眼压来评估眼压水平，因此，术后定期检查眼压非常重要。

（1）护士向患者讲解青光眼常见症状，经常巡视病房，耐心听取其主诉。保持病房的安静和整齐，做好晨晚间护理。

（2）嘱患者每次饮水量小于 500ml，以防止血容量骤增而引起眼压升高。

（3）如患者出现头痛、眼痛、恶心、呕吐、视力急剧下降时，考虑眼压升高的可能，立即通知医师处理，遵医嘱给予用药，并记录结果。

（4）避免长时间低头，勿在暗室逗留、衣着不宜过紧，特别是领口，以免影响颈部血液循环导致眼压升高。

（5）告知患者定期复查眼底和视野，这对监控是否有青光眼损害和进展情况有重要意义。

2. 角膜溶解及渗漏

（1）术后遵医嘱口服金属蛋白酶抑制剂多西环素 50 ～ 100mg，2 次 / 天，注意定期检测肝功能，使用软性接触镜可以减少泪液蒸发，防止脱水，减少干燥对角膜上皮的伤害，从而可以预防角膜植片的坏死和溶解，注意定期清洁接触镜。

（2）应用抗生素眼液，3 ～ 4 次 / 天，预防感染。保持眼部敷料的清洁干燥，及时换药，术后 1 天开放点眼，点妥布霉素地塞米松滴眼液，4 ～ 6 次 / 天，每晚点妥布霉素地塞米松眼膏 1 次；注意观察眼部分泌物的性质，眼分泌物较多者，可用无菌棉签蘸抗生素滴眼液擦拭，如发现有异味或颜色异常，及时通知医师，留取标本送检。

（3）角膜溶解往往会导致房水渗漏，因此，术后还应注意观察载体角膜的上皮修复情况，植入的人工角膜复合体与植床的对合紧密程度，缝线是否在位，有无浅前房或前房消失等。

（4）护士应明确告知患者及时处理相关并发症的重要性，以使视功能长期保持。无论有无临床症状的发生，均应保证术后每 3 ～ 6 个月复诊 1 次。

（5）做好自体耳软骨植入术后的护理工作，术后患者术眼滴入抗生素眼液，3 ～ 4 次 / 天，高眼压患者局部滴降眼压药物，睡前涂氧氟沙星或金霉素眼膏。

（6）行睑裂缝合者，将眼液从缝合处滴入，使药液慢慢渗入结膜囊内。

（7）观察眼部有无红肿、异常分泌物，及时换药。

（8）重视耳部取软骨处创口的消毒及处理，注意观察缝线及创口愈合情况，每日用聚维酮碘消毒，手法轻柔，保持创口敷料干燥、清洁，严格无菌操作，预防感染。

（9）术后常规应用人工泪液，戴软性角膜接触镜，以减少泪液蒸发，防止脱水，减少干燥对角膜上皮的伤害，从而预防角膜植片的坏死和溶解。

（10）对于角膜薄弱、新生血管较少或睑闭合不全者，可行自体骨膜、自体球筋膜和结膜覆盖，加强人工角膜前层组织，永久缝合外侧 1/3 睑裂，减少角膜暴露面积和泪液蒸发，以防止角膜溶解的发生。

（11）不管是否发生临床症状，均要确保术后每 3 ～ 6 个月复诊 1 次。

3. 人工角膜前后膜的形成 前后膜形成是最常见并发症之一。

（1）告知患者人工角膜前膜的形成是术后常见现象，对于人工角膜稳定性有利，且经治疗后多可好转，不会影响视力，但需密切观察术眼有无干燥、胀痛、异物感。

（2）前膜的形成可用肉眼观察到，术后告知患者观察前膜的方法，以便出院后及时发现。

（3）后膜的形成与术后的慢性炎症有关，发生率较高，常是术后视力下降的原因之一。因此，术后对患者及其家属做好知识宣教，如出现视力下降或观察到有前膜时要及时复诊。

（4）对反应性增生程度轻者用抗生素眼液冲洗，对于反应性增生程度较重者，告诉患者通过眼前节激光或手术治疗可恢复视功能。

（5）遵医嘱滴人工泪液，保持眼部湿润状态，促进角膜上皮修复，稳定人工角膜。

4. 感染性眼内炎 感染性眼内炎是非常严重的并发症，炎症反应迅速波及眼内组织和液体，主要由细菌或真菌感染所致，可能导致患者永久性视力丧失。

（1）术后遵医嘱常规应用左氧氟沙星滴眼液、妥布霉素滴眼液和氟康唑滴眼液，并告知患者终身使用，严格无菌操作，加强巡视，严密观察术眼敷料有无脱落、渗血、渗液，术眼有无红、肿、热、痛，分泌物有无异常等。

（2）当前段 OCT 监测到人工角膜与载体角膜镶嵌不紧密、有前房渗漏时，应及时采取有效措施，调整预防性抗生素滴眼液的种类，降低眼内感染的风险。

（3）告知患者全天佩戴大直径软性接触镜，可保护角膜，保持角膜湿润，避免角膜上皮缺损，结合预防性抗生素的正确使用，可降低眼内炎的发生率。

（4）局部使用聚维酮碘可减少眼表的细菌群落及种类、清除真菌菌落，周期性使用可预防感染。

（5）术后保持术眼敷料的干燥、清洁，及时换药，术后 1d 开放点眼，行睑裂缝合者，将眼液从缝合处滴入，使药液慢慢渗入结膜囊内，注意观察术眼分泌物情况，如发现有异味或颜色异常，及时通知医师并留取标本送检，一旦怀疑发生细菌性眼内炎，可行玻璃体抽液病原体培养和抗生素眼内注射，同时局部和静脉使用广谱抗生素，必要时行玻璃体切割术。

（6）饮食给予高蛋白、高维生素食物，嘱患者多进食新鲜蔬菜、水果，避免食用过硬食物，以免咀嚼运动影响伤口愈合。

（7）禁烟酒、忌辛辣食物，因辛辣食物可致血管扩张、眼部充血，禁海鲜、羊肉等食品，因这类食物可提高机体的应激性，加重术后炎症反应。

（8）喹诺酮类抗生素及局部使用的万古霉素是主要预防感染的药物，术后也可应用类固醇激素，但长期使用广谱抗生素、类固醇激素、戴角膜接触镜，可能会增加真菌及革兰阴性菌感染的危险。

（六）延续性精准护理

1. 随访　建立人工角膜植入术后患者随访登记卡，重点关注角膜溶解及眼压问题，告知患者及其家属复查的重要性。

（1）随访时间：手术后第1天、1周、2～3周复查。此后，每个月复查1次，1年后每年复查4次，观察有无并发症发生，以后每6个月随访1次。对于未能及时复诊的患者，通过电话联系，了解病情并督促患者到院复诊。

（2）随访内容：定期检查视力、眼压、眼底、视野、B超和眼前段OCT，关注中央视野变化和视野损伤情况，观察人工角膜光学镜柱与载体角膜的间隙和纤维性内生情况、虹膜与人工角膜后板的解剖关系、青光眼房水引流管的位置、RPM发生情况等。嘱患者如出现视力下降，眼部红、肿、热、痛，分泌物增多，或家属观察到人工角膜前膜形成时，应及时回院复诊。

（3）护士通过视功能和生存质量调查问卷（NEI-VFQ-25，见附录）了解患者人工角膜植入术后的视功能和生存质量情况，及时对其进行干预指导。

2. 眼压　人工角膜移植手术后测量眼压较为困难，但十分重要，可采用指测或在角膜缘用棉签头轻压观察角膜缘部巩膜压陷情况以评估眼压。

3. 眼表及人工角膜

（1）采用裂隙灯显微镜检查角膜绷带镜的位置、人工角膜光学镜柱表面蛋白沉着情况和光学镜柱与后板的细节变化。

（2）角膜绷带镜应定期更换或出现表面沉着物时及时更换。

（3）取下角膜绷带镜，评估光学镜柱周围的角膜上皮是否完整及虹膜和RPM情况。

4. 视神经和视网膜

（1）用90D或78D前置镜，对眼后节、视盘和黄斑进行检查。

（2）对怀疑周边视网膜病变或眼内炎者，行B超检查。

第八章

热脉动系统治疗干眼

第一节 概 述

一、定义

干眼，又名角结膜干燥症（dry eye，DE）是以泪膜稳态失衡为主要特征并伴有眼部不适症状的多因素眼表疾病，泪膜不稳定、泪液渗透压升高、眼表炎症反应与损伤，以及神经异常是其主要病理生理学机制。干眼常会累及双眼，患者通常会感到眼疲劳，有异物感、干涩感，部分患者还会出现眼烧灼感、酸胀感、眼红、眼痛、畏光等症状。干眼早期仅轻度影响视力，若疾病继续进展则可发展为角膜损伤，此时患者常表现为眼痛明显加剧，难以忍受；晚期可出现角膜溃疡、穿孔或继发感染，也可形成瘢痕，严重影响患者的视力。

二、流行病学调查

全球干眼患病率可达 5% ～ 50%，78% 的患者为女性，40 岁以上的成年人群中干眼患病率可高达 75%。高龄、性别、亚裔、低湿度环境暴露是干眼的独立风险因素，而干燥综合征、类风湿关节炎等自身免疫性疾病是干眼的高危风险因素。我国干眼患病人数约 3.6 亿人，占眼科门诊患者的 30% 以上。干眼除引起眼部不适外，对患者的视觉质量、生活质量和心理健康亦有重要影响。由于干眼患者数量巨大，而且随着人口老龄化及视频终端设备的广泛普及，干眼患病率呈快速增长状态，其总体对社会发展及经济发展的影响不容忽视。

三、临床表现

（一）干眼的分类

目前干眼尚无统一分类标准，部分国际干眼共识甚至没有制定干眼的分类。但是，考虑到我国临床治疗和疗效判定的需要，有利于临床的诊断和治疗，本共识制定了 3 种分类方法。

1. **按发病原因和危险因素分类**　干眼由多因素导致，在病情进展过程中可能另有因素加入，部分患者发病很难用一种病因完全解释。在临床工作中，找到始动因素或最主要因素会给临床治疗提供方向或在治疗中抓住主要矛盾，按照干眼发病原因及危险因素可分为以下几种类型。

（1）全身因素型：很多全身性疾病，尤其免疫系统疾病及内分泌系统失衡会导致干眼，如 Sjögren 综合征、Steven-Johnson 综合征、移植物抗宿主病、各种结缔组织和胶原血管病、严重的肝功能异常、甲状腺功能异常、糖尿病及痛风，更年期后的女性较为普遍，其他如维生素 A 缺乏、雄激素缺乏等疾病也易导致干眼。

（2）眼局部因素型：包括局部感染及免疫相关疾病，如感染性结膜炎、过敏性结膜炎、角膜上皮基底膜下神经纤维丛密度异常，泪腺、睑板腺、眼表上皮细胞（杯状细胞）及角膜神经功能异常、螨虫性睑缘炎、睑缘结构异常等；各种原因引起的泪液动力学异常，如眼睑皮肤及结膜松弛症、泪阜部增生、眼睑痉挛、眼型痤疮等。

（3）环境因素型：环境因素包括空气污染、光污染、射线、高海拔、低湿度及强风力等。

（4）生活方式相关因素型：如长时间操作视频终端、户外活动少、长时间近距离平面固视、睡眠不足、使用空调、吸烟、长期佩戴角膜接触镜、眼部化妆及长时间驾驶等。

（5）手术相关因素型：包括各种手术导致泪腺、副泪腺、睑板腺、眼表上皮细胞、角膜上皮基底膜下神经纤维丛损伤及缺失；各种手术引起血流动力学异常，如眼表面光滑程度改变或曲率变化、泪道管径扩大、泪小点位置异常、睑缘缺损等。激光角膜屈光手术、白内障摘除手术等导致干眼的发生率较高，大部分患者于术后 3～6 个月恢复，但少数患者可以持续较长时间。

（6）药物相关因素型：包括全身及局部用药。全身用药，如更年期补充激素，服用抗抑郁、抗组胺、抗胆碱、抗精神病药物及异维 A 酸药物、利尿剂、避孕药物、全身化疗药物等；局部用药，如眼部使用消毒剂、抗病毒药物、抗青光眼药物（受体阻滞剂等）及含防腐剂的滴眼液、眼膏等。

（7）其他因素型：如焦虑、抑郁等情绪也会导致干眼。

2. **按照泪液主要成分或功能异常分类**　眼表泪膜主要由脂质层、水液层及黏蛋白层组成，通过泪液动力学（包括眨眼等）将泪液分布在眼表，并最后排出眼部。按照泪液的主要成分及泪液动力学因素进行分类，虽然临床多数患者就诊时为混合型干眼，但是多数患者在发病早期仅为单纯型干眼，因病情未能得到及时控制，发展为混合型干眼。确定患者发病早期的干眼类型，对于治疗具有帮助。

（1）水液缺乏型干眼（aqueous tear deficiency）：因水液性泪液生成不足和（或）质的异常而引起，如 Sjögren 综合征和许多全身疾病引发的干眼。

（2）脂质异常型干眼（lipid deficiency）：由于脂质层的质或量出现异常而引起，如睑板腺功能障碍、睑缘炎及各种引起泪液蒸发增加等因素造成的干眼。

（3）黏蛋白异常型干眼（mucin deficiency）：由于各种因素造成眼表上皮细胞（尤其杯状细胞）受损而引起。目前相关研究采用结膜印迹细胞检查法及进行蕨样试验可了解黏蛋白缺乏，但临床尚无直接检测黏蛋白缺乏的方法，丽丝胺绿和虎红染色可间接提示缺乏黏蛋白覆盖的区域。临床眼表药物的毒性损伤、化学性眼外伤、热烧伤及角膜缘功能障碍、长期佩戴接触镜等造成的干眼一般属于此种类型。

（4）泪液动力学异常型干眼（abnormal tear dynamics）：因泪液的动力学异常引起，包括瞬目异常（如瞬目频率降低、不完全瞬目等）泪液排出异常、结膜松弛及眼睑异常等导致的干眼。部分视频终端综合征及各种原因导致的神经麻痹性或暴露性眼睑闭合不全也属于这一类型干眼。

（5）混合型干眼（mixed dry eye）：临床最常见的干眼类型，为以上 2 种或 2 种以上原因所引起的干眼。

以上分类是相对的。临床部分干眼如视频终端综合征，既存在蒸发增加因素，可属于脂质异常型干眼，又存在瞬目频率下降及不完全瞬目因素，可属于泪液动力学异常型干眼，后期部分患者还可合并睑板腺功能障碍，严重的视频终端综合征则为混合型干眼。

3. 按干眼严重程度分类 干眼按照严重程度进行分类，对于评估病情和临床药物治疗效果均有很大帮助。目前国际上尚无具有实用性的干眼严重程度分类方法。临床上干眼的症状与体征常不一致，考虑到症状的主观性较强，并受生理、心理及神经感觉的影响，干眼严重程度分类主要依据干眼的体征。根据症状的严重程度进行分类也具有临床价值，评分标准可以眼干燥症状评分表为依据。若症状与体征分离，则以体征为主。根据体征的严重程度干眼可分为以下几类。

（1）轻度：裂隙灯显微镜下检查无明显眼表损伤体征（角膜荧光素染色点＜ 5 个），泪膜破裂时间（break up time，BUT）在 2s 及以上。

（2）中度：裂隙灯显微镜下检查角膜损伤范围不超过 2 个象限和（或）角膜荧光素染色点 5 ～ 30 个，BUT 在 2s 及以上。

（3）重度：裂隙灯显微镜检查角膜损伤范围 2 个象限及以上和（或）角膜荧光染色点＞ 30 个，BUT ＜ 2s。角膜荧光素染点融合成粗点、片状或伴有丝状物。

泪液分泌量是判断水液缺乏性干眼严重程度的重要指标，由于 Schirmer 试验检查的稳定性及重复性不佳，故未将其结果作为干眼严重程度分类的指标。但是在有些情况下，其也可作为参考指标，如 Schirmer 试验结果为 0，即可认为是重度干眼。

（二）干眼的临床症状

患者主诉有眼痒、烧灼感、砂砾感、牵拉感，或异物感，或对光敏感等。另外还可出现尖锐的刺痛、眼疲劳感和视物模糊等症状。某些患者注意到在严重的刺激后有大量流泪症状。典型的干眼症症状程度有波动性、间歇性等特点。某些因素可以加重症状：如长时间用眼（如阅读、使用电脑、驾驶、看电视等）；干燥、多风、多尘或者烟雾的局部环境；某些全身性药物，包括异维 A 酸、镇静剂（如具有抗胆碱能作用的）、利尿剂、β 受体阻滞剂、口服避孕药和所有抗胆碱能药物（包括抗组胺药和许多胃肠道药物）、脱水等。病变严重时，受累及的区域，主要是上下眼睑之间的睑裂区（或称暴露带）荧光素染色剂着色。患者常因刺激感而瞬目频率增加。眨眼会在眼表上传播更多的眼泪，从而减少或防止干燥和症状。因此，频繁眨眼通常是一种习得的补偿机制。

对于水液缺乏型，结膜可能看起来干燥、无光泽，具有多余的褶皱。蒸发过强型干眼症可能出现泪液增多和在眼睑边缘有泡沫样物质。非常少见的情况下，严重的进展性、慢性干眼症造成眼表角质化或者角膜上皮缺损，引起角膜瘢痕化、血管化、感染、溃疡和穿孔等并发症，最终导致视力严重损害。

四、治疗原则

干眼的治疗原则是根据干眼的类型和程度给予长期和个体化治疗，同时使患者适应慢病管理体系。治疗方案的基本选择原则是从简单到复杂、从无创到有创。

（一）药物治疗

1. 润滑眼表和促进修复

（1）人工泪液：人工泪液的主要功能是润滑眼表，为治疗干眼的一线用药，其作为对症治疗方法适用于各种类型干眼。目前研制的人工泪液可模拟泪膜的 1 种或多种成分，针对泪膜的 3 层结构进行定向补充，同时稀释眼表面的可溶性炎性反应介质。补充水液层人工泪液的主要成分包括玻璃酸钠、羧甲基纤维素、羟丙基甲基纤维素、聚乙烯醇、聚维酮、聚乙二醇及聚丙烯酸等，其主要作用为补充水分和润滑眼表。补充脂质层的人工泪液包括含有脂类成分和模拟脂质结构的人工泪液主要作用是防止泪液蒸发，延长泪膜的涂布时间维持泪膜的稳定性。此外，还有模拟黏蛋白结构增加泪膜与角膜之间黏附性的含羟丙基胍成分的人工泪液。

人工泪液应根据干眼的类型、程度及患者使用的舒适度等因素进行个性化选择。轻度干眼宜选择黏稠度较低的人工泪液，如0.1%玻璃酸钠、聚乙二醇、0.5%羧甲基纤维素等，使用频率为每天4次。对于中、重度干眼，宜选择黏稠度较高的人工泪液，如0.3%玻璃酸钠、1%羧甲基纤维素、聚丙烯酸等，使用频率根据病情和症状适当增加或按需使用；同时可以选择不同种类人工泪液组合使用，如高黏稠度和低黏稠度人工泪液混合使用。对于睑板腺功能障碍（meibomain gland dysfunction，MGD）等脂质层异常的干眼，应优先选用含脂质成分的人工泪液。对于需长期及高频率（如每天6次以上）使用人工泪液者，应优先选择不含防腐剂的人工泪液。眼用凝胶、膏剂在眼表面保持时间较长，主要用于重度干眼，但因会造成视物模糊及眼部不适，可选择在睡前应用。由于不同患者对不同种类人工泪液的舒适度感受存在个体差异，因此在遵循上述治疗原则的基础上，应选择患者舒适度和依从性好的药物。

（2）促进泪液分泌的滴眼液：目前中国临床促进泪液分泌的主要药物是促黏蛋白分泌的P2Y2受体激动剂（地夸磷索钠），其作用机制是刺激眼表上皮细胞分泌黏蛋白，对水液和脂质分泌也具有一定促进作用。国外目前还有瑞巴派特、半乳糖凝集素3等促进黏蛋白分泌剂，这类药物适用于黏蛋白异常型及混合型干眼。

（3）促进眼表修复的滴眼液：以成纤维细胞生长因子、表皮生长因子、维生素A等为主要有效成分的滴眼液，具有促进上皮增生、维护眼表微环境的作用。中、重度干眼伴有明显角膜上皮损伤者应根据干眼的类型选择适合的人工泪液，并配合应用促眼表修复的滴眼液（每天2～4次）。

（4）眼用血清制剂：自体血清和小牛血去蛋白提取物眼部制剂含有各种生物活性成分，其作用为促进眼表上皮修复，改善眼表微环境，适用于伴有眼表上皮损伤及角膜神经痛等多因素中、重度干眼。

2. 抗炎治疗　目前临床应用的抗炎药物主要包括3类：即糖皮质激素、非甾体抗炎药（NSAID）和免疫抑制剂这3类药物的作用机制及药物效能不同，因此在抗炎药物的选择方面应充分发挥各类药物的优势，尽量减少不良反应的发生，根据情况可以考虑联合用药。

（1）糖皮质激素：用于伴眼部炎性反应的中、重度干眼。使用原则为低浓度、短疗程，炎性反应控制后缓慢停药。目前常用的糖皮质激素滴眼液，根据强度从强到弱有地塞米松、泼尼松龙、氯替泼诺、氟米龙，使用时应根据患者的病情合理选择。对于眼表炎性反应重或原发病为免疫相关性干眼者，可应用高浓度糖皮质激素短期冲击治疗后逐步替换为低浓度糖皮质激素。使用频率及用药时间视野表炎性反应的严重程度而定，每天 1～4 次，维持 2～4 周，炎性反应减轻后应逐渐减小使用频率及用药时间，不作为长期维持用药睑缘炎性反应较重者可考虑应用含糖皮质激素的眼膏涂抹睑缘，每天 1 或 2 次，一般应用 1～2 周，待炎性反应消退后减量和停药，避免长期使用。用药期间必须警惕糖皮质激素引起的不良反应，如高眼压、晶状体后囊膜混浊等，一旦出现应停止用药。

（2）免疫抑制剂：主要适用于伴眼部炎性反应的中、重度干眼，尤其适用于免疫相关性干眼。临床常用的药物包括他克莫司和环孢素 A。环孢素 A 治疗干眼的药物浓度为 0.05%～1.00%，使用频率多为每天 2 次，中长期维持用药可考虑 0.05% 环孢素。他克莫司为强效免疫抑制剂，适用于治疗重症免疫相关性干眼（急性期）和较严重的炎性反应，使用频率多为每天 2 次。他克莫司滴眼液抗炎效能明显高于环孢素 A，起效更快，可作为重症患者的冲击治疗。免疫抑制剂的起效速度低于糖皮质激素，因此重症患者可以考虑联合应用糖皮质激素和免疫抑制剂，待炎性反应控制后逐渐将糖皮质激素减药或停药。需要长期应用免疫抑制剂者适宜选择低浓度药物。免疫抑制剂滴眼液具有一定的刺激性，如烧灼感，在使用前应告知患者。

（3）NSAID：通过抑制环氧化酶，减少前列腺素等炎症介质的释放减轻炎症，但其抗炎作用较糖皮质激素弱，一般应用于轻、中度干眼或中、重度干眼患者的维持治疗。目前临床常用的有双氯芬酸钠、普拉洛芬及溴芬酸钠滴眼液，其中双氯芬酸钠有单支装不含防腐剂的剂型，副作用更小。虽然非甾体抗炎药无眼压升高及并发性白内障的风险，但有文献报道存在角膜知觉减退及角膜溶解等并发症。因此在临床使用过程中应谨慎选择，尤其是合并有角膜上皮病变的患者不建议使用。

应依据干眼的严重程度来合理选择上述三类常用的抗炎滴眼液。由于免疫抑制剂的起效慢于糖皮质激素，因此对于重症患者，可考虑免疫抑制剂联合糖皮质激素一起使用，当炎症控制后将糖皮质激素减量或停用。

（4）其他：立他司特（lifitegrast）滴眼液是一种由淋巴细胞功能相关抗原 -1 拮抗剂配制成的滴眼液，它的结构类似于配体细胞间黏附分子 -1 的抗原决定簇，通过竞争性拮抗淋巴细胞功能相关抗原 -1 与配体细胞间黏附分子 -1 相互作用抑制 T 淋巴细胞的活化、分化、迁移及炎症因子的释放，从而减轻眼表的炎症反应，在国外已被批准用于干眼的治疗。

3. **抗菌药治疗** 在治疗睑缘炎相关干眼，如蠕形螨或细菌感染相关的睑缘炎时，局部或全身应用抗生素可以达到治疗目的。

（1）局部用抗菌药：主要用于治疗睑缘炎，根据致病微生物的不同可选择不同药物。①甲硝唑：主要用于与蠕形螨或厌氧菌感染相关的睑缘炎及干眼，可在睑缘局部应用2%甲硝唑凝胶，每天早、晚各1次，用药时间一般为2～3个月，以减少睑缘蠕形螨的数量。但是，使用期间须注意药物损伤眼表等不良反应。②红霉素、金霉素眼膏：主要用于睑缘炎和伴炎性反应的MGD，可局部涂抹在睑缘，每天早、晚各1次，用药时间一般为2～4周。

（2）全身用抗生素：主要用于治疗MGD及其相关干眼。常用的有四环素类和大环内酯类，其可刺激人睑板腺上皮细胞分化、促进脂质聚集。①四环素类药物：适用于脂质异常型干眼，可口服米诺环素、多西环素，剂量尚无最优方案，可考虑间断使用或长期维持治疗。但是，须注意胃肠道反应、光敏反应等。其安全性和疗效有待进一步研究。②大环内酯类药物：具有刺激人睑板腺上皮细胞分化、促进脂质聚集及抗菌的作用，适用于重度或难治性脂质异常型干眼，尤其对全身应用其他抗菌药不耐受者可能有效。

4. **抗氧化治疗** 研究表明，氧化应激参与干眼的病理反应，干眼患者泪液中含有氧自由基，活性氧可用以破坏结膜杯状细胞、眼表神经髓鞘和泪液脂质层，导致泪膜不稳定及渗透压升高。因此人们开始探索抗氧化剂在干眼治疗中的应用。目前一种以线粒体中的氧化应激为作用靶点的抗氧化物Visomitin已在国外上市，用于治疗干眼，研究结果显示局部使用Visomitin滴眼液6周可明显改善患者干眼症状，增加泪膜稳定性并减少角膜的损伤。

随着对干眼发病机制的进一步研究，干眼的药物治疗已从单纯的人工泪液替代治疗向针对病因的个体化治疗转变。目前用于干眼治疗的药物种类很多，在临床诊治干眼患者时，一定要明确病因、干眼类型及严重程度，根据不同情况合理选择药物，以期获得良好的治疗效果。

（二）非药物治疗

非药物治疗为干眼的基础治疗，尤其对于脂质异常型干眼及蠕形螨睑缘部病变者更为重要。

1. **物理治疗**

（1）睑缘清洁：睑缘清洁可有效去除睫毛根部的睑缘碎屑、堵塞睑板腺导管开口的固化分泌物和菌落，具有改善睑板腺开口堵塞情况和眼睑卫生的作用，有助于睑脂从腺管排出。目前睑缘清洁的方法有：医用棉签或清洁湿巾清洁、睑缘清洁仪深度清洁及睑缘清创术，可根据具体情况选择应用。含次氯酸、茶树油及其衍生物 4- 松油醇的眼部专用湿巾具有抗炎、抗菌和抗寄生虫作用，可常规清洁睑缘。睑缘细菌感染、局部炎症反应及蠕形螨感染较重者，应选用睑缘清洁仪深度清洁睑缘，以便彻底清除睫毛根部的沉积物。睑缘清洁后可遵医嘱使用滴眼液或眼膏继续治疗，可抑制细菌、蠕形螨繁殖及炎性反应。睑缘皮肤黏膜交接区增宽明显、睑板腺开口堵塞较重、睑缘污浊油脂较多和睑缘过度角化的患者，可选择睑缘清创术治疗。

（2）热敷熏蒸：①热敷在干眼治疗中主要适用于泪液中脂质的质和（或）量异常导致泪液蒸发过快引起的蒸发过强型干眼，其原理是通过局部加热，使熔点高的睑脂重新具有流动性，利于睑脂排出以改善或恢复睑板腺功能。当热敷温度达到 40℃时可以促进睑板腺开口重新开放，使脂质融化从而促进睑脂的排出，维持泪膜的稳定性。②超声雾化熏蒸作用原理是将药液置入超声雾化仪的容器中，通过熏蒸仪器和超声波的作用使药物雾化，与水蒸气一起形成雾化分子，充分分布于眼罩中，药物雾化分子渗入眼部皮肤与黏膜；一些仪器具有加热功能，喷雾呈热气熏蒸眼部，其温度一般控制在 40 ～ 45℃。超声雾化熏蒸治疗能保持恒定温度、湿度和药物浓度，同时氧气的输入可加速眼部新陈代谢，改善眼组织低氧状态和血液循环，对干眼和视疲劳等可起到缓解作用，已被纳入 2020 年中国干眼专家共识。

（3）睑板腺按摩：睑板腺按摩包括家庭适用的手指按摩法和在医院进行的专业按摩法，如玻棒法、睑板垫法、镊子挤压法。基本原理是通过机械挤压睑板腺，疏通堵塞的睑板腺开口，排出睑板腺内的异常睑脂。手指按摩法经济、方便，患者可在家自己操作，但因挤压的力度有限，仅适用于轻度睑板腺阻塞者。专业睑板腺按摩适用于中、重度睑板腺阻塞者，因力度较大，挤压较为彻底，效果更好。对于睑板腺开口严重阻塞者，可用细的探针穿刺开口，以利睑板腺睑脂排出。

（4）冷敷：冷敷是应用比人体温度低的物理因子（冷水、冰块等）刺激皮肤或黏膜以治疗疾病的一种物理治疗方法，冷敷温度通常为 0℃以上、体温以下，通过寒冷刺激引起机体发生一系列功能改变（如降低体表温度、收缩局部血管、减慢血液循环、降低血管通透性和降低基础代谢率），从而达到止血、镇痛、消炎和退热的目的。

（5）强脉冲光（intense pulsed light，IPL）：是一种以脉冲方式发射的高强度非激光光源，有多色性、非相干性和非平行性的特点，可作用于皮肤组织，产生光热和光化学作用。IPL 在治疗皮肤病（如酒渣鼻、痤疮、毛细血管扩张等）

方面已有广泛的应用，近年来，IPL治疗被广泛应用，以改善MGD及相关干眼患者的症状和体征。

（6）热脉动治疗：可直接加热上、下眼睑的睑结膜面，同时在眼睑皮肤面对睑板腺进行脉冲式按摩。其独特的设计避免了治疗时对角膜及眼球加热和挤压，大大提高了治疗的安全性和患者的依从性，适用于脂质异常型干眼。

（7）泪道栓塞或泪点封闭：对于使用人工泪液难以缓解症状的中、重度干眼，可考虑行泪道栓塞治疗。泪道栓塞是物理治疗，其原理主要是通过医用材料特制的泪点塞或泪小管栓阻塞泪道，延长眼表自身泪液的停留时间，同时降低泪液渗透压，恢复和维持眼表健康环境，以减少人工泪液的使用频率。泪道栓塞治疗方法最常见的是泪点塞植入术和泪小管栓植入术，泪点塞可被置于泪点的开口处，泪小管栓可被放置于泪小管的深处。水液缺乏型干眼是使用泪道栓塞治疗的明确适应证，而蒸发过强型干眼在选择该项治疗时仍然存在争议，因为泪道栓塞治疗是否能改善睑板腺的状态和脂质层的稳定性目前尚未明确。

（8）湿房镜：湿房镜适用于各种类型应用常规治疗方法效果不佳的干眼患者。湿房镜通过提供一个密闭的空间，减少眼表暴露和空气流动所致的泪液蒸发，达到保存泪液、改善泪膜的目的。

（9）治疗性角膜接触镜：高透氧的治疗性软性角膜接触镜和巩膜镜适用于伴角膜上皮损伤或非感染性睑缘病变的干眼。可使用人工泪液保持角膜接触镜的湿润状态。治疗性角膜接触镜短期内可改善干眼的症状和体征，但长期佩戴存在感染风险，需严格按期复查并遵医嘱用药，密切关注角膜损伤情况。

2. 手术治疗　对于泪液分泌量明显减少，常规治疗方法效果不佳且有可能导致视力严重受损的严重干眼，可考虑行手术治疗。

（1）睑板腺腺管探通术：可去除终末导管周围的纤维组织，疏通睑板腺开口，释放累积的睑脂，改善导管通畅性，同时增加局部药物对病变睑板腺的通透性，从而改善MGD患者的主观症状，并改善泪膜破裂时间、睑脂的黏性、睑缘形态及结膜充血。亦发现可缓解隐匿性导管内阻塞，修复或确认导管内解剖的完整性及导管和（或）腺口流出通道的开放性。①适应证：MGD，如红外睑板腺照相显示睑板腺阻塞包括导管扩张、腺泡囊性或萎缩改变；早期睑腺炎或睑板腺囊肿可能需要辅助导管内皮质类固醇注射。②禁忌证：水液缺乏型干眼和眼表过敏性疾病等。

（2）羊膜相关手术：羊膜是人胎膜内层的一层膜，包含单层上皮层、厚的基底膜和无血管的基质。羊膜因含有很多活性因子，具有促进眼表上皮修复、抗炎、抗瘢痕形成等作用，目前常被应用于眼表疾病的治疗。羊膜覆盖可减少眼睑的机械性摩擦，保护角结膜上皮并促进其修复；羊膜移植可减轻炎症反应，一定程度上使角膜基质增厚，减少或避免角膜穿孔发生的风险。①适应证：合并有持续性角膜上皮缺损、上皮糜烂、角膜溃疡等的重度干眼。②禁忌证：眼部急性感染性疾病，如急性期的细菌、真菌、棘阿米巴角膜炎。

（3）睑缘缝合术：可减少泪液蒸发，亦可减少眨眼时眼睑对眼表组织的机械性摩擦；解除因睑内翻、睑外翻、睑裂闭合不全导致干眼的病因，促进眼表上皮修复，改善眼部不适症状。目前常用的有临时性睑缘缝合和永久性睑缘缝合。适应证：重度干眼合并角结膜损伤、眼睑异常导致的重度干眼。

（4）松弛结膜切除术：结膜松弛即结膜存在过多皱褶，以结膜非水肿性松弛、脱垂为特点，通常发生于下方球结膜。结膜松弛的严重程度与干眼的严重程度相关。轻、中度结膜松弛可破坏泪膜导致泪膜不稳定进而导致干眼，重度结膜松弛由于多余的结膜遮挡下泪点并影响睑裂闭合，容易导致溢泪。切除和（或）固定多余的球结膜可消除其对泪河的干扰，使结膜表面更平滑进而减少眨眼相关的微创伤，从而改善干眼和溢泪等相关症状。该手术仅适用于对常规干眼治疗效果差的患者（由结膜松弛导致的干眼）。文献报道有多种手术方式可进行结膜松弛矫正，包括单纯结膜切除、球结膜电凝和（或）高频射频消融术、结膜切除联合羊膜移植及球结膜固定等，经典的方式为单纯结膜切除术。

（5）泪点和泪小管相关手术：目前多用于不能使用或不能耐受泪点塞或泪小管栓的水液缺乏型干眼患者，通过减少或阻止泪液引流至鼻腔，增加泪液在眼表存留时间，促进眼表上皮的正常增殖分化。具体手术方式有泪点完全或部分热凝（烧灼、透热和氩激光）、泪点缝合、泪点结膜瓣遮盖、泪小管结扎等，最常用的为泪点热凝术。

（6）下颌下腺及唇腺移植术：腺体移植常用的方法包括将大唾液腺移植至颞侧皮下，并将导管引流至上穹窿，如下颌腺或舌下腺；将大唾液腺腮腺导管转位至上穹窿；将小唾液腺如唇腺直接转移至上穹窿和（或）下穹窿。自体唾液腺移植治疗干眼的原理是唾液与正常泪液具有相似成分，其黏蛋白成分高于泪液，能增加液体在眼表的存留时间，改善眼表环境。多用于其他方法治疗效果欠佳的重度水液缺乏型干眼。近年来唇腺移植因操作简单，分泌液更接近于泪液，且对正常组织损伤小，成为主要的腺体移植方式。

（7）角膜缘干细胞移植术：慢性期Stevens-Johnson综合征或稳定期的眼部烧伤患者通常合并有角膜缘干细胞缺乏，从而导致角膜结膜化，而严重的干眼亦会导致角膜缘干细胞损伤，出现角膜结膜化。目前多采用角膜缘干细胞移植来治疗角膜缘干细胞缺乏，根据移植成分及材料来源的不同，又有很多种手术方式，如自体结膜角膜缘移植、活体结膜角膜缘移植、异体角膜缘移植、单纯角膜缘上皮移植以及体外培养的角膜缘干细胞移植和口腔黏膜上皮细胞移植等。

（三）健康教育

健康教育是提升患者健康意识的重要方式。利用各种渠道宣传普及干眼知识，如：①公众号、短视频等，提高患者对干眼及其危险因素的认识，强调改变生活方式和坚持治疗的重要性和必要性；②告知患者需重视自己的眼部健康状况，调动患者的积极性，减轻心理压力，疏导不良情绪；③培养和建立干眼患者的信心，指导患者增强自我管理意识，并掌握自我管理的能力。

我国干眼慢病管理刚刚起步，需将其他慢性疾病成熟的管理经验应用到干眼领域，利用互联网、大数据与人工智能、远程医疗、移动医疗及智慧医疗技术，完善干眼慢病管理模式，提高干眼防治的质量和效费比，进一步构建干眼慢病管理体系，实现干眼慢病管理。

第二节 评估干眼的临床新技术

一、电针

电针是在传统手动针刺的基础上，通过机器连接脉冲微电流给予穴位持续刺激的一种针电相结合的治疗方法。电针增加泪液分泌与神经递质释放以及泪腺组织上 M 受体介导的信号转导通路关键因子也存在着一定的相关性。相对而言，电针比单纯针刺效果更佳。

二、强脉冲光（IPL）

IPL 是一种以脉冲方式发射的光，属于非激光光源，具有频谱范围广、能量密度高的特点。IPL 的工作原理基于选择性光热解，当入射光的波长与靶色基自身固有的吸收峰相匹配且照射时间超过靶色基的热弛豫时间时即可选择性地破坏靶色基，达到治疗效果。IPL 用于 MGD 相关干眼治疗的靶色基是血红蛋白，治疗过程中光能被血红蛋白吸收并转化成热能，使靶组织温度升高并凝固，从而封闭睑缘异常扩张的毛细血管。IPL 还能通过各种作用间接性抑制局部组织中炎性介质的释放，从而阻断炎症级联反应，改善干眼症状（图 8-2-1）。经过数十年的发展，目前临床上广泛应用的 IPL 设备已更新为第 5 代，临床研究表明多种脉冲光设备对干眼均显示出较好的治疗作用。

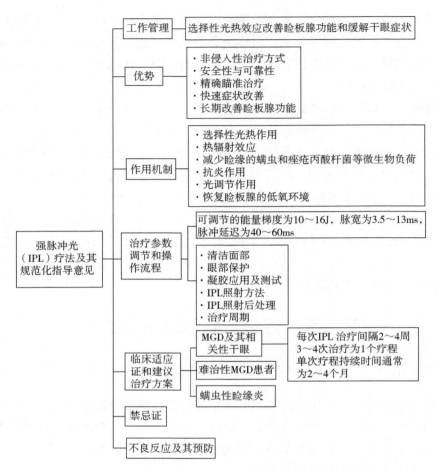

图 8-2-1　强脉冲光（IPL）疗法及其规范化指导意见

三、自体血清滴眼液（autologous serum，AS）

AS 是通过分离患者血液中的液体和细胞成分制成的滴眼液，具有许多与天然泪液相同的生物营养素，含有丰富的生长因子和维生素等营养物质，有促进角膜上皮细胞生长、增殖及维持眼表微环境稳定的作用，被用于治疗干眼症。自体血清相较传统疗法具有潜在优势，因为 AS 不仅可以作为泪液替代品提供润滑，而且还含有其他生化成分，可以更接近地模仿自然眼泪。在复杂角膜及眼表疾病中的综合治疗效果是目前任何一种商品化的药物滴眼液所不具备的。

自体血清滴眼液在改善眼表主观症状、泪液参数和加快角膜上皮修复等方面具有良好疗效，但是鉴于需要取自体血进行制备，且保存时间较短，建议在临床常规商品化药物滴眼液治疗无效时，再及时选择自体血清滴眼液治疗。血清供体的最低血红蛋白浓度应高于 110g/L（血细胞比容 ≥ 33%）。当患者合并血液系统疾病、心血管系统疾病、肺气肿、较严重的胃及十二指肠溃疡、胰腺炎、肾功能不全、传染性疾病、全身感染性疾病、各种恶性肿瘤及影响健康的良性肿瘤、拔牙或其他小手术后未满半个月、妊娠期妇女、儿童、年老体弱者不耐受失血等，则不宜抽取自体血清制备滴眼液。若以上患者需要血清滴眼液治疗眼部疾病，可使用直系亲属异体血清或脐带血，也可选择商品化的牛血清眼用制剂替代。

四、热脉动

热脉动治疗将光能转化为热能，直接作用于睑板腺深层，加热并疏通睑脂。精准、个性、高效、舒适是其最大优势。一次治疗仅需 8 ～ 12min，国外临床数据显示治疗一次可维持 9 ～ 12 个月的效果。在安全性上，光热脉动技术为无创治疗。该治疗方式适用于干眼患者病程超过 1 年、症状困扰较大、曾使用过物理治疗但效果不佳的人群；屏幕用眼需求高的人群，如程序员、白领及就诊时间紧张、不能多次就诊的患者。

第三节　热脉动治疗干眼的精准护理

LipiFlow 睑板腺热脉动治疗仪是一种用于治疗 MGD 的电动热脉冲设备，由美国 Tear Science 公司研发，已通过 FDA、CE 与 CFDA 认证，该设备可同时对上、下眼睑的睑结膜面进行加热，并同时从眼睑皮肤面对睑板腺进行脉冲式按摩，主要适应于睑板腺导管囊样扩张的成人患者，包括 MGD 和蒸发过强型干眼。LipiFlow 系统能够发现以下效果：①对眼睑组织进行加热，同时促进睑板腺内容物的排出，持续改善干眼症状和睑板腺的分泌功能；②解决 MGD 堵塞的核心问题。通常，经过 12min 的治疗，MGD 患者的症状和体征均可明显改善。据报道，单次治疗的疗效可维持 8 个月至 1 年，但实际维持疗效时间，仍待临床进一步验证。

一、适应证

1. 3 个月内有干眼症状，SPEED 评分 ≥ 6 分，或 OSDI 评分 ≥ 13 分，脂质层厚度 ≤ 60nm。

2. 有睑板腺阻塞的证据。

3. 有一定数量有功能的睑板腺。

二、禁忌证

1. 眼睑、皮肤炎症反应，如眼部有急性病毒、细菌、原虫或真菌感染，或有慢性病史，如前部睑缘炎、特应性皮炎、脂溢性皮炎、酒渣鼻等。

2. 角膜上皮缺损、荧光素染色 3 级以上，或角膜上皮基底膜营养不良等。

3. 眼睑有痉挛、内翻、外翻、水肿、闭合不全、严重倒睫或上睑下垂等异常；眼睑、结膜瘢痕性病变，如沙眼、类天疱疮、化学伤、热烧伤、放射损伤等。

4. 近 3 个月内有眼部手术史或外伤史，包括内眼、眼整形、角膜或屈光手术，或进行过泪点塞植入术等。

三、治疗前准备

治疗前准备是确保患者治疗成功和保障患者安全的重要环节。护士需要对患者的病史、用药情况、过敏史等信息进行详细地沟通。同时，还需要对患者进行全面的评估，包括神经系统评估、全身功能评估和精神状态评估等，以确保治疗的安全性和有效性。

（一）一般评估

1. 病史评估　护士详细了解患者的病史，包括既往疾病、手术史、药物过敏史、家族病史等。重点了解患者近 3 个月内有眼部手术史或外伤史，包括内眼、眼整形、角膜或屈光手术，或进行过泪点塞植入术等。同时进行全面的体格检查，以评估患者的一般情况和有无其他并发症。

2. 心理评估与支持　众多研究证实，焦虑和抑郁可增加干眼症发病率。焦虑和抑郁是干眼患者较为常见的心理障碍类型。综合既往关于干眼相关心理障碍流行病学调查结果，有 20%～40% 的干眼患者合并有焦虑或抑郁。因此在治疗前进行心理评估是必要的。护士可以通过与患者进行交流，了解其心理状态和应对压力的能力，并给予相应的心理支持和安慰，以提高患者的治疗适应性和改善预后。

（二）专科评估

1. 干眼症状评估　干眼是受主观症状影响较大的一种疾病，问诊尤为重要，但在大规模人群中进行干眼筛查及干眼症状严重程度评估时，问诊相对困难。为方便干眼症状量化及干眼流行病学调查，干眼问卷被广泛应用于临床及流行病学研究。

（1）干眼标准症状评估问卷（SPEED，见附录）是由 Korb 和 Blackie 设计，用于检测干眼症状动态变化的量表，对患者过去 3 个月内干眼症状发生频率、症状变化和病情严重程度进行量化，包含 4 个问题，总分 28 分。其评价症状包括眼干、沙砾感、烧灼感、针刺感、瘙痒、流泪、疼痛及眼部疲劳感。同时，该量表还进一步评估这些症状是否对受试者生活造成困扰及严重程度。适用于干眼流行病学调查及睑板腺功能障碍相关干眼的症状评估，得分 > 1 分时建议咨询医师。研究证实，与 DEQ-5、McMonnies 干眼调查问卷、眼表疾病指数问卷（oscular surface difease index，OSDI，见附录）和干燥症状的主观评价（subjective evaluation of symptom of dryness，SESoD）调查问卷相比，SPEED 问卷表现出良好的有效性、单维性、客观性和一致性。

（2）眼表疾病指数（ocular surface disease index，OSDI）问卷内容分 3 组，共 12 个问题。主要评估过去一周内受评估者的眼表症状、视功能及环境诱发因素。对受试者进行评估时需将问题逐个向受试者解释清楚，保证受试者准确理解问题含义，并根据受试者的回答记录相应分值。若受试者不能理解问题含义或无法回答问题，评估者也应将该情况如实记录。OSDI 分值 = 所有问题总分值 × 25/ 受试者回答的问题数，根据总分及答案问题数可将受试者分为正常、轻度干眼、中度干眼以及重度干眼。划分标准为：0 ～ 12 分为正常，13 ～ 22 分为轻度干眼，23 ～ 32 分为中度干眼，> 33 分为重度干眼。

2. 泪膜脂质层厚度（lipid layer thickness，LLT）评估　LipiView 眼表干涉仪是临床常用的检测和评价泪膜脂质层厚度的仪器之一。它运用独特薄膜干涉技术，进行精确的眼表成像，可用于捕捉、存档泪膜的镜面（干涉）观察，从而对泪膜进行视觉监测和成像记录，可作为临床客观检测与评价泪膜脂质层变化的有效方法，这种泪膜脂质层厚度测量属于一种非侵入性检查。它采用白光干涉原理，通过分析泪膜镜面反射的干涉图样，直接对泪膜进行干涉光颜色的评估，从而间接测量出脂质层的厚度。颜色评估的测量单位为干涉颜色单位（ICU），一个单位的 ICU 相当于 1nm。干涉测量的 ICU 范围为 0 ～ 240，精确度为 1ICU。脂质层厚度可检测的最小变化值为 15nm，测量值以 15nm 递增。

3. 睑板腺功能检测　采用睑板腺成像仪，该仪器通过红外照相技术，可检查睑板腺的状况，判断睑板腺腺体缺失范围和程度。新技术提升使更多睑板腺形态指标得到量化。需要注意的是翻开眼睑充分暴露结膜才可获得可靠的图像结果，该操作需要进行质量控制，以便采集准确信息。

睑板腺缺失分级评分标准：

0 分（正常）= 睑板腺无缺失。

1 分（轻度）= 睑板腺缺失比例小于 1/3。

2 分（中度）= 睑板腺缺失比例为 1/3 ～ 2/3。

3分（重度）= 睑板腺缺失比例大于 2/3。

确定睑板腺腺体的缺失范围和程度，计算每只眼的上、下睑分级评分之和，总分范围 0 ~ 6 分。其他睑板腺腺体形态指标还包括腺体扭曲情况、腺体变异系数、腺体投影面积、睑板腺长度与宽度、腺体间距离等。

4. 角膜荧光素染色法　角膜荧光素染色检查是角膜缺损和溃疡的检查方法，角膜光滑的患者，荧光素无法在角膜上存留，而对于角膜上皮有缺损或角膜存在溃疡的患者，荧光素可在缺损部位存留，医师通过对荧光素是否显影及显影的位置、形状、大小来判断患者是否存在角膜病变及病变程度。

（三）健康教育

使用眼药水，如人工泪液润滑剂、软膏和药物。建议患者在使用设备前至少提前 4h 停止使用滴眼液，12 停止滴入油基滴眼液，24h 停止使用软膏；患者在使用设备前至少提前 4h 摘下隐形眼镜（软性或硬性隐形眼镜），并避免在眼部周围使用油性面部化妆品或揉眼。建议患者在使用设备前至少提前 12h 停止游泳。在治疗前告知患者治疗过程中可能出现的不适症状或者不良反应。对于已经植入过泪点塞的患者，在治疗过程中泪点塞可能会松动，治疗前需评估后再进行治疗。

四、热脉动治疗干眼的术中精准护理

LipiFlow 睑板腺热脉动治疗仪主要由两部分组成，一部分是由生物相容性聚碳酸膜酯和硅树脂材料制成的一次性热脉动激活头，另一部分是温度压力自动控制装置。一次性热脉动激活头包含前后两个部分，前部是气压充气式按摩杯，带有气囊，通过特殊程序进行控制；后部是睑板腺热敷器，似巩膜镜片，接触上、下睑结膜面，但不与角膜接触，使其之间存在一空气间隙，对上、下睑结膜面提供可控的由内向外的定向加热，且其凹面绝缘隔热材料可保护角膜，不会因为温度过高而灼伤。睑板腺热敷器可在 12min 内对上、下睑板腺进行加热且使温度恒定于 42.5℃。按摩杯位于眼睑皮肤面，在加热的同时沿着腺体开口走行方向使用恒定压力（脉冲式压力 < 41kPa）对睑板腺进行挤压，使熔解的睑脂排出。

（一）准备工作

1. 物品准备　清洁湿纸巾、表面麻醉剂、高尔夫杆形显微刮刀、LipiFlow 睑板腺热脉动治疗仪、抗生素滴眼液。

2. 人员准备　操作者七步洗手法洗手，戴帽子、口罩。

3. 患者准备　治疗前 ld 停戴角膜接触镜，治疗前 2h 停止使用任何滴眼液及眼部化妆品。

（二）麻醉方式

采用表面麻醉剂点眼两次，间隔 10min。

（三）操作方法

1. 治疗前填写问卷调查，记录症状并评分。

2. 做好治疗前沟通工作，告知患者治疗的适应证及禁忌证，治疗过程中的注意事项和可能出现的不适或不良反应，签署知情同意书。

3. 患者取坐位或卧位，双眼结膜囊内各滴入 1 滴表面麻醉剂。

4. 用清洁湿纸巾擦拭患者睑缘、眼周及鼻梁、额头部位，用高尔夫杆形显微刮刀清除睑缘生物膜及角化脂栓。

5. 打开 LipiFlow 开关，待其自检完毕后输入患者个人资料；设置温度和时间等参数，连接激活头与温压控制系统。

6. 将激活头安置于患者一只眼的上下结膜囊内使睑板腺热敷器位于睑结膜面，按摩杯位于皮肤面并妥善固定。嘱患者轻闭双眼后启动系统（操作技巧：患者注视正上方，操作者一只手分开患者眼睑，另一只手持一次性使用的治疗头，像放置较大的角膜接触镜一样，将治疗头正确放置于眼睑的内外侧，嘱患者闭眼。注意避免擦伤角结膜，禁止压迫角膜）。以同样的方法将激活头安置于另一眼。

7. 开启治疗后，仪器开始检测，在感应到患者体温后很快进入加热状态，在 1min 内迅速升温并恒定于 42.5℃、进行睑板腺热敷按摩治疗，治疗总计时 12min。

8. 治疗 12min 内，患者眼睑会感觉到热度及压力，操作者应密切关注作用于内眼睑的温度（42.5℃恒温），以确保整个治疗过程的安全。

9. 治疗结束后，将激活头取出，观察治疗头上脂质附着情况，并行裂隙灯检查，观察睑缘及角膜情况，滴抗生素滴眼液。患者如有不适，及时进行对症处理。

10. 双眼治疗结束后，查看并打印治疗报告并退出程序。

（四）专科护理

整个过程中密切观察患者的舒适度及一次性热脉冲激活头的位置，如果受试者在任何时候感到不适，可以通过按下"暂停"钮随时停止程序，调整后继续治疗，直到总的治疗时间结束。

五、术后护理

（一）一般护理

1. 治疗后出现眼睛微红和湿润感，一般 4h 后会得到改善。

2. 治疗后 3 ~ 7d，部分患者会感到眼睛较干涩，这是因为治疗过程中睑板腺堵塞的睑脂排出，睑板腺需要时间重新分泌健康睑脂。

3. 嘱患者居家进行综合治疗、家庭护理，若需药物治疗，按医嘱使用。

4. 定期复查，建议治疗后 6 ~ 8 周，3 个月，以及 6 个月进行随访。

（1）随访建议必查项目（治疗前后评估对照）：睑板腺开口数量、排出能力评分（有脂栓予以去除）、分泌物性状评估、SPEED 问卷（见附录）。

（2）随访选查项目：泪膜破裂时间、眼表活体染色评估、泪膜脂质层厚度分析、睑板腺摄像、泪液渗透压等。

5. 热脉动激活头不可重复使用，治疗结束后需丢弃。

（二）并发症的护理

手术可能产生的潜在不良反应包括但不限于以下情况。

1. 眼睑 / 眼部疼痛　眼睑刺激或炎症、眼部表面刺激或炎症、眼部症状（如灼热、刺痛、流泪、瘙痒、分泌物、发红、异物感、视觉障碍、对光敏感），需要停止治疗程序。

2. 眼睑结膜损伤　由于设备采取了预防发生的装置缓解措施，预计不会发生的潜在严重不良事件（定义为对身体结构或功能的永久性损伤或损害，或需要进行医疗或手术干预以排除对身体结构和功能的永久损伤或损害）。可能的风险包括电振和电磁对眼组织的影响、热损伤、机械损伤及由于仪器故障所导致的眼组织（包括结膜、角膜或晶状体等）损伤。轻度的损伤可使用药物对症治疗，严重时可能需要手术。

目前研究暂未发现严重不良反应，治疗过程中产生的刺激、发红、眼睑水肿、不适等症状在治疗结束后均能自行缓解，无须特殊处理。

第九章

血浆置换治疗视神经脊髓炎

第一节　概　述

一、定义

视神经脊髓炎（neuromyelitis optica，NMO）又称为 Devic 病或 Devic 综合征，是一种特发性、严重的中枢神经系统脱髓鞘疾病。视神经和脊髓先后或同时受累的急性或亚急性脱髓鞘病变，主要侵犯目标是视神经和脊髓。脊髓损害会出现运动和感觉异常，视神经损害会出现视力障碍，神经眼科称为视神经脊髓炎相关性视神经炎（neuromylitis optica–optic neuritis，NMO–ON），患者的视力下降多是双眼同时或者相继发生，严重者伴视野缺损，该病对脊髓的损害可出现在视力下降之前，也可以出现在视力下降之后，甚至和视力下降同时发生。脊髓损害主要表现为截瘫，严重的患者可出现呼吸肌麻痹，危及生命。所以视神经脊髓炎是让临床非常棘手的一类神经及免疫系统疾病。

传统概念的 NMO 被认为病变仅局限于视神经和脊髓。深入研究发现，NMO 的临床特征更为广泛，包括一些非视神经和脊髓表现。这些病变多分布于室管膜周围 AQP4 高表达区域，如延髓最后区、丘脑、下丘脑、第三和第四脑室周围、脑室旁、胼胝体、大脑半球白质等。AQP4–IgG 的高度特异性进一步扩展了对 NMO 及其相关疾病的研究。临床上有一组尚不能满足 NMO 诊断标准的局限形式的脱髓鞘疾病，可伴随或不伴随 AQP4–IgG 阳性，例如单发或复发性视神经炎（optic neuritis，ON）（ON/r–ON）、单发或复发性（longitudinally extensive transverse myelitis，LETM）（LETM/r–LETM）、伴有风湿免疫疾病或风湿免疫相关自身免疫抗体阳性的 ON 或 LETM 等，它们具有与 NMO 相似的发病机制及临床特征，部分病例最终演变为 NMO。2007 年 Wingerchuk 等把上述疾病统一命名为视神经脊髓炎谱系疾病（neuromyelitis optic specturm disorder，NMOSD）。

二、流行病学调查

NMOSD 的病因不明，研究表明：吸烟、低维生素 D 水平、EB 病毒感染等环境因素与遗传易感的共同作用导致了疾病的发生。流行病学数据显示，依据 2015 年诊断标准，NMO 患病率在全球各地区约为 0.5 ～ 10 人 /（10 万人·年），在非高加索人群中更为易感。2020 年中国发布了基于住院登记系统的数据，NMO 发病率约为 0.278/（10 万人·年），儿童 0.075 /（10 万人·年），成人 0.374/（10 万人·年）。NMO 见于各年龄阶段，以青壮年居多平均，发病年龄约 40 岁；AQP4–IgG 阳性患者，女男患病比例高达（4.7 ～ 11）：1。NMO 为高复发、高致残性疾病，90% 以上为多时相病程，其中 40% ～ 60% 在 1 年内复发，约 90% 在 3 年内复发。自然病程患者中，约 50% 在 5 ～ 10 年遗留有严重的视觉功能或运动功能障碍。

三、发病机制

视神经脊髓炎的发病机制目前尚不明确，活动病灶内明显的嗜酸性粒细胞浸润，以及血管周围特征性的免疫复合物沉积，均支持 NMO 是靶向为血管周围区域的体液免疫性疾病。专家推测血清中 IgG 通过内皮细胞吞噬转运作用或者通过一个相对的通透或损伤的区域进入脑实质，与水通道蛋白 4（aquaporin 4，AQP4）细胞外部分结合，激活补体，使血 – 脑脊液屏障渗透性增加，进而导致脱髓鞘及神经元坏死。

临床发现该病引起原因包括①传染病：梅毒、水痘、脑膜炎和带状疱疹等感染；②代谢性疾病：糖尿病、甲状腺功能障碍和母乳喂养；③肿瘤：包括白血病和恶性淋巴瘤等。该病常于青壮年起病，女性居多，复发率及致残率高。

四、临床表现

1. 视神经炎（ON） 急性起病，迅速达峰。多为双眼同时或相继发病，伴有眼痛，视功能受损，程度多严重：视野缺损，视力明显下降，严重者仅留光感甚至失明。

2. 急性脊髓炎（LETM） 急性起病，多出现明显感觉、运动及尿便障碍。多有根性疼痛，颈髓后索受累可出现 Lhermitte 征。严重者可表现为截瘫或四肢瘫，甚至呼吸肌麻痹。恢复期易残留较长时期痛性或非痛性痉挛、瘙痒、尿便障碍等。

五、治疗原则

NMO 的治疗分为急性期治疗、序贯治疗（预防复发治疗）、对症治疗和康复治疗。药物治疗原则：NMO 任何一次临床发作均有可能带来不可逆性损伤；其残障主要归因于发作后视觉功能缺损的累积。对于 AQP4-IgG 阳性及 AQP4-IgG 阴性复发病程的患者，一经诊断应尽早开始序贯治疗，并坚持长程治疗。治疗药物的选择应在遵循循证证据基础上，结合安全性、有效性及患者意愿进行。长期免疫抑制治疗有增加机会性感染和肿瘤的风险，推荐定期进行安全及有效指标监测，有条件的地区单位可开展免疫抑制剂药物基因筛查及血药浓度监测，做到个体化指导。近年来，一些新兴治疗靶点单克隆抗体药物不断涌现，随机对照临床试验（ramdomized controlled trial，RCT）研究结果显示出显著疗效，为 NMOSD 治疗领域提供了更高的循证依据。国际上已有 3 种药物被美国 FDA 或欧盟正式批准用于治疗 NMOSD，包括补体抑制剂、IL-6 受体阻断剂以及 B 淋巴细胞耗竭剂。2021 年 4 月 30 日中国国家药品监督管理局正式批准萨特利珠单抗用于治疗 12 周岁以上 AQP4-IgG 阳性的 NMOSD 患者，成为中国大陆首个获批 NMOSD 治疗适应证的药物。

（一）急性期治疗

治疗目标：减轻急性期症状、缩短病程、改善残疾程度和防治并发症。治疗人群：有客观临床及影像发作证据的急性发作期患者。

1. 糖皮质激素（以下简称"激素"）　静脉注射甲泼尼松龙（intravenous methylprednisoline，IVMP）治疗可促进急性期患者神经功能恢复（A级推荐）。

（1）治疗原则：对于急性发作或复发患者 IVMP 治疗可迅速阻断病情进展，待病情稳定后，遵循先快后慢原则，逐渐阶梯减量，同时需视序贯药物起效时间，最终减至小剂量长期维持或停用。

（2）推荐用法：甲泼尼龙 1g 静脉滴注，1 次 / 天，3～5d；视病情减量至 500mg 静脉滴注，1 次 / 天，3d；240mg 静脉滴注，1 次 / 天，3d；120mg 静脉滴注，1 次 / 天，3d；改为泼尼松 60mg 口服，1 次 / 天，5～7d；50mg 口服，1 次 / 天，5～7d；顺序阶梯递减至中等剂量 30～40mg/d 后，依据序贯免疫治疗药物起效时效快慢，逐步放缓减量速度，例如每 2 周递减 5mg，至 5～10mg 口服，1 次 / 天，长期维持或停用。

（3）注意事项：在激素冲击后，需衔接序贯治疗药物。静脉激素冲击治疗应注意静脉滴注速度，推荐持续 3～4h 缓慢静脉滴注。推荐同时应用质子泵抑制剂预防上消化道出血，对于年龄较大患者，应监测凝血功能，预防血栓发生。

激素其他常见副作用包括电解质紊乱及血糖、血压、血脂异常等。注意补钾、补钙、补充维生素 D，较长时间应用激素可加用双膦酸盐类药物。尽可能减少中等剂量以上激素疗程，以预防骨质疏松、股骨头坏死等并发症。

2. 血浆置换（plasma exchange，PE） PE 的治疗机制是从血液循环中消除病理性 AQP4-IgG、补体和细胞因子。此外，还可引起抗体再分布的脉冲诱导和随后的免疫调节变化，改变细胞因子平衡和 Fc 受体活化的修饰。此外，免疫吸附（immunoadsorption，IA）作为 PE 的一种新型替代治疗方法，是将患者的血浆通过特定免疫吸附柱吸附去除抗体和免疫复合物后重新输回体内。IA 通过选择性吸附致病性抗体，起到类似 PE 的作用机制，同时无须血浆补充。推荐有条件的单位可以开展。 对于中重度发作的 NMOSD 患者，早期 PE/IA 或与 IVMP 联合应用对促进长期临床功能残障恢复有益（A 级推荐）。

（1）治疗原则：对高 AQP4-IgG 抗体滴定度、重症、视功能损害严重、激素冲击疗效不佳或不耐受 IVMP 患者早期联合或辅助治疗。

（2）推荐用法：PE／IA，单次置换剂量以患者血浆容量的 1.0～1.5 倍为宜，隔日 1 次，2 周内重复 5～7 次。

（3）注意事项：PE 需有创静脉置管，应避免导管相关感染，在置换过程中注意心脏负荷相关低血压及过敏、电解质紊乱等。

3. 静脉注射人免疫球蛋白（intravenous im-munoglobulin，IVIg） 对大剂量甲泼尼龙冲击疗效不佳的患者，IVIg 可能对急性期视功能及残障功能恢复有益（B 级推荐）。

（1）治疗原则：对激素冲击疗效不佳、合并感染、低免疫球蛋白血症及妊娠期患者可选择 IVIg 治疗。

（2）推荐用法：人免疫球蛋白，0.4g/（kg·d），静脉滴注，连续 5d 为 1 个疗程。

（3）注意事项：应避免 IVIg 后马上进行 PE 治疗。在治疗过程中注意心脏负荷、高血液黏稠度及过敏等。

（二）序贯治疗（预防复发治疗）

1. 治疗目标 预防复发，减少疾病反复发作导致的神经功能障碍累积。治疗人群：适用于 AQP4-IgG 阳性以及 AQP4-IgG 未知或阴性、复发病程的 NMOSD 患者。确诊后尽早启动治疗，并坚持长程治疗。

2. 治疗药物 分为单克隆抗体药物及免疫抑制剂两大类。

（1）一线药物包括：硫唑嘌呤、吗替麦考酚酯、甲氨蝶呤、利妥昔单抗、托珠单抗等。

（2）二线药物包括：环磷酰胺、他克莫司、米托蒽醌，定期 IVIg 也可用于预防治疗，特别适用于不宜应用免疫抑制剂者，如儿童及妊娠期患者。

一个多世纪以来，人们对 NMOSD 的认识取得长足进步，AQP4-IgG 的发现以及参与发病的机制研究进一步促进了免疫治疗靶点相关药物的研发，新的高效治疗药物如选择性补体抑制、IL6-R 阻断、B 细胞耗竭等单克隆抗体的应用研究提供了更高的循证医学证据。这些新的药物疗法获批无疑将成为 NMOSD 治疗的一个里程碑。

第二节　诊断视神经脊髓炎的相关检查及标准

一、影像学检查及特征

（一）视神经病变 MRI 影像特征

眼眶 MRI 病变节段多大于 1/2 视神经长度，视交叉易受累。急性期视神经增粗、强化，可合并视神经周围组织强化。缓解期视神经萎缩、变细，形成双轨征（图 9-2-1）。

（二）急性脊髓炎 MRI 影像特征

脊髓病变长度多超过 3 个椎体节段，甚至可累及全脊髓。轴位多为横贯性，累及脊髓中央灰质和部分白质，呈圆形或 H 形，脊髓后索易受累。少数病变可小于 2 个椎体节段。急性期病变肿胀明显，可呈亮斑样、斑片样或线样强化，脊膜亦可强化。缓解期长节段病变可转变为间断、不连续信号，部分可有萎缩或空洞形成。

二、实验室检查

1. AQP4-IgG 抗体检测　AQP4-IgG 是具有高度特异性的诊断标志物，特异度高达 90%，敏感度约 70%。推荐使用基于细胞转染的免疫荧光技术（cell based transfection immunofluorescence assay，CBA）或流式细胞技术进行血清检测。酶联免疫吸附试验（enzyme linked immunosorbent assay，ELISA）较为敏感，但特异度有所降低，不推荐作为确立诊断的检测方法，但纵向监测抗体滴定度对疾病进展和治疗的评估有一定价值。

2. 脑脊液（cerebrospinal fluid，CSF）　脑脊液（CSF）压力多数正常；急性期白细胞多大于 $10 \times 10^6/L$，约 1/3 患者大于 $50 \times 10^6/L$，少数病例可达 $500 \times 10^6/L$；可见中性粒细胞及嗜酸性粒细胞增多。急性期生化：蛋白多明显增高，可大于

1g/L，糖及氯化物多正常；约 20% 患者 CSF 特异性寡克隆区带（oligoclonal band，OCB）阳性，IgG 明显增高。

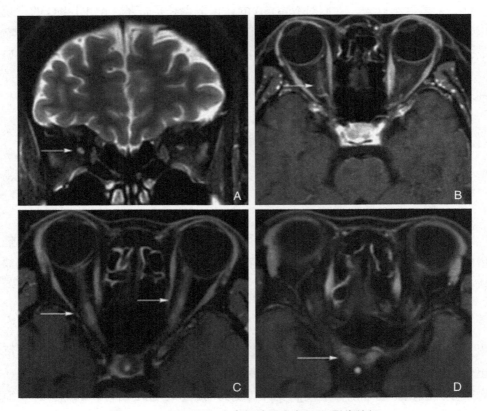

图 9-2-1　NMOSD 患者视神经病变 MRI 影像特征

A. T_2 像显示单侧 ON（箭头所示）；B. T_1 增强像显示急性期视神经强化（箭头所示）；C. T_1 增强像显示双侧 ON，病变节段＞ 1/2 视神经（箭头所示；D. T_1 增强像显示病变累及视交叉（箭头所示）

3. MOG-IgG 抗体　MOG-IgG 是 MOGAD 的生物诊断标志物，几乎不与 AQP4-IgG 同时呈阳性，具有重要鉴别诊断价值。推荐采用 CBA 法对血清及 CSF MOG-IgG 进行检测。需要注意的是，一些疾病急性期可表现为一过性 MOG-IgG 阳性，需结合临床进行解读。

4. 其他自身免疫抗体　近 50%AQP4-IgG 阳性 NMOSD 患者合并其他自身免疫抗体阳性，常见有血清抗核抗体（ANAs）、抗 SSA 抗体、抗 SSB 抗体、甲状腺过氧化酶抗体（thyroid peroxidase antibody，TPO）阳性等。

5. 神经丝轻链（neurofilament light chain，NfL）　血清 NfL 作为神经元损伤

的生物标志物可在多种疾病中被观察到。尽管其特异度不高，但在动态反映神经元损伤程度上被认为是较好的生物学指标，有利于观察疾病的进展及不可逆性损伤，可以作为 NMO 残障进展和治疗评价的生物学指标，同时需要综合如高血压、糖尿病、脑梗死等合并症因素的共同影响。

三、视功能检查

1. 视敏度　视力多明显下降，严重患者残留视力小于 0.1，甚至全盲。

2. 视野　可单眼或双眼受累，表现为各种形式的视野缺损。

3. 眼底　慢性病变多有视神经萎缩，表现为视盘苍白。

4. 视觉诱发电位（visual evoked potential，VEP）　多有明显异常，P100 波幅降低及潜伏期延长，严重者诱发不出波形。

5. 光学相干断层扫描（OCT）　多见较明显的视网膜神经纤维层厚度变薄。

四、诊断原则

诊断视神经脊髓炎的必要条件是同时或相继发生的视神经炎和急性的纵向广泛损害的横贯性脊髓炎，但视神经炎和脊髓炎的发生可相隔数十年，因此增加了诊断的难度。目前影响最广泛的诊断标准是 Wingerchuck 等分别在 1999 年和 2006 年提出的。

1. 1999 诊断标准　以下条件中符合全部必要条件和 1 个主要支持条件或 2 个次要支持条件，并除外其他自身免疫疾病所致视神经和脊髓损伤的可能。

（1）必要条件：视神经炎；急性脊髓炎；除视神经和脊髓外，无其他中枢神经系统受累。

（2）主要支持条件：①头颅 MRI 正常；②脊髓 MRI 异常延伸 3 个椎体节段以上；③脑脊液中细胞数量增多（白细胞 > 50×10^6/L 或中性粒细胞 > 50×10^6/L）。

（3）次要支持条件：①双侧视神经炎；②至少一只眼视力持续低于 0.2；③严重的持续的发作相关的肌无力，一个以上肢体肌力（medical research council，MRC）等级 ≤ 2。

2. 2006 年诊断标准　是 NMO-IgG 检测出现后重新修订的，但由于 NMO-IgG 对视神经脊髓炎的诊断价值还是该领域争论的热点，因此在临床使用中应注意适用范围和实际意义。其标准需符合全部必要条件和至少 2 个支持条件。

（1）必要条件：视神经炎；急性脊髓炎。

（2）支持条件：①脊髓 MRI 异常病灶延伸 3 个椎体节段以上；②头颅 MRI

不符合多发硬化（multiple sderosis，MS）诊断标准；③血清 NMO-IgG 阳性。

第三节　血浆置换治疗视神经脊髓炎的精准护理

一、治疗前准备

血浆置换治疗（plasma exchange，PE）对于急性期视神经脊髓炎患者的视力和脊髓症状，特别是作为激素冲击治疗无效患者的替代治疗具有积极意义，但是 PE 治疗作为一项有创操作，技术要求高，不良反应较多，护士需要对患者进行全面的评估，包括病史、用药情况、过敏史等全身健康情况进行详细的沟通及监测，同时了解患者的治疗意愿及配合程度等，严格按照治疗适应证和禁忌证排查入组，做好准备工作确保治疗的安全性和有效性。

（一）专科病情评估

PE 应在具有成熟经验的专业医疗团队和具备重症监护能力的综合性医院开展；应有严格的会诊及管理程序。对 NMO-ON 患者是否应用 PE 进行治疗，要先经由神经眼科和输血科具有相关资质的医师共同判定并切实注意以下问题。

1. 把握治疗适应证

（1）糖皮质激素治疗无效、不耐受或禁忌应用糖皮质激素。

（2）临床症状严重亟须改善，伴随严重躯体症状。

（3）曾做过血浆置换治疗且疗效显著，再次急性发作。

（4）非急性期视力一直控制不佳，积极治疗视力仍下降。

2. 严格排查禁忌证

（1）任何不稳定的全身疾病，包括但不限于难以控制的感染、未控制的高血压及糖尿病、不稳定型心绞痛、充血性心力衰竭、心肌梗死病史、严重心律失常、癫痫病史或代谢性疾病及合并有精神疾病的患者。

（2）已知对血浆或白蛋白制剂产生过敏者。

（3）患有血栓倾向性的疾病，如抗磷脂综合征、静脉炎等。

（4）外周静脉穿刺条件差，不能耐受长时间体外循环且拒绝大静脉置管。

（5）依从性差，不能配合治疗者。

（6）妊娠期妇女。

（7）输血科医师判断的其他不适合 PE 治疗者。

（二）一般情况评估

专科病情符合 PE 治疗标准，确定治疗前还应通过临床监测生命体征，抽血化验常规指标确认患者身体情况。

1. 遵医嘱定时监测患者的生命体征，尤其关注血糖和血压波动情况，沟通交流中反复确认患者的既往史和过敏史。接受血浆置换治疗的该病患者大多病情复杂，首选激素冲击治疗无效，且辗转多家医院治疗过程曲折，一些将期望寄托在 PE 治疗上的患者可能因为迫切希望接受治疗而对自身情况隐瞒，因此在进入 PE 治疗之前护士一定要反复询问，向患者讲解 PE 治疗的禁忌证和强调治疗安全的重要性，协助医师获取患者真实的身体情况。

2. 遵医嘱抽静脉血化验：血常规、出凝血指标、血清白蛋白、血清球蛋白、血电解质（钠、钾、氯、钙、磷）、肝功能、肾功能、免疫指标、免疫功能（淋巴细胞亚群）及与原发病相关的指标等。评估确认各项指标合格后方可进行 PE 治疗。

3. 心理评估与支持：评估患者的焦虑抑郁情况，治疗依从性、配合能力等，PE 治疗不良反应较多，预后情况存在不确定性，对患者造成的心理压力较大，因此在治疗前进行心理评估是必要的。护士可以与患者进行交流，了解其心理状态和抗压能力，介绍治疗的全过程和如何配合及注意事项等，并提供相应的心理支持和安慰，以提高患者的适应性和配合能力，获得客观的治疗效果。

4. 血管评估：血浆置换治疗时仪器转速要求十分严格，血流量不足时仪器无法正常运转，这对患者血管的要求较高。护士必须在开展治疗前充分评估患者的血管情况，首选肘部粗直血管，对于血管条件好的患者，要将选中的粗直血管保护好，禁止在该血管及周围行输液或抽血等穿刺操作。评估血管条件较差的患者，立即报告医师，并在患者知情同意的前提下协助医师及时行大静脉置管，并做置管期间大静脉导管的维护工作。

5. 环境评估：避免交叉感染和打扰，提前将行 PE 治疗的患者调至单人间，固定责任护士，确保环境清洁舒适，便于仪器进出操作，同时每次治疗完方便打扫和消毒。

（三）治疗前宣教

医师在治疗前和患者签署知情同意书，将治疗中可能发生的不良反应及潜在并发症告知患者，患者可能会因为这些治疗的不良反应增加治疗前的焦虑不安情绪，护士要及时掌握患者的心理变化，介绍医护团队的专业性、综合实力等，解释在治疗中医护人员会密切观察病情，做好不良反应的预防与对症处理，确保治疗的安全性，同时留亲属一名陪护患者，给予心理及社会支持，减轻患者心理负担。

1. 告知患者治疗的方式、时长、体位，治疗过程中的配合及注意事项等，打消患者的疑虑，满足患者心理需求，减轻患者的心理压力。

2. 嘱患者治疗前一天完成卫生处置，保证好的睡眠及状态。出现异常情况如：月经期出血量较大、头疼脑热等任何不适及时告知医护人员，不可隐瞒。

二、治疗中精准护理

（一）准备工作

1. 制订针对性治疗方案

（1）血浆置换频度：取决于原发病、病情的严重程度、治疗效果及所清除致病因子的分子量、半衰期、体内分布及血浆中的浓度，应个体化制订治疗方案。一般血浆置换频率是每天或间隔 1～2d，一般 5～7 次为 1 个疗程，或直到致病抗体转阴。

（2）血浆置换剂量：单次单重置换剂量以患者血浆容量的 1～1.5 倍为宜，不建议超过 2 倍。患者的血浆容量根据患者的性别、血细胞比容和体重可用公式计算：血浆容量 =（1-血细胞比容）×[b+（c×体重）]，注：血浆容量的单位为 ml，体重的单位为 kg。b 值：男性为 1530，女性为 864。c 值：男性为 41，女性为 47.2。

（3）抗凝方案

1）普通肝素，适用于无活动性出血或出血风险、血液高凝状态的患者，一般首剂量 62.5～125U/kg（0.5～1.0mg/kg），追加剂量 1250～2500U/h（10～20mg/h），肝素剂量应依据患者的凝血状态个体化调整。

2）低分子量肝素，适用于无活动性出血或具有潜在出血风险的患者，一般选择 60～80U/kg，推荐在治疗前 20～30min 静脉注射，无须追加剂量。

3）阿加曲班，适用于活动性出血或高危出血风险、肝素类药物过敏或既往发生 HIT 的患者，一般首剂量 250μg/kg、追加剂量 1～2μg/（kg·min）持续滤器前给药，应依据患者血浆 APTT 的监测，调整剂量。

（4）置换液的种类

1）晶体液：生理盐水、葡萄糖生理盐水、林格液，用于补充血浆中各种电解质的丢失。晶体液的补充一般为丢失血浆的 1/3～1/2，为 500～1000ml。

2）新鲜血浆：优先选择新鲜冰冻血浆、新鲜血浆中含有大部分的凝血因子、补体、白蛋白、免疫球蛋白及其他生物活性成分，是最符合生理的置换液，其缺点是可导致病毒感染和变态反应，并需要血型匹配才能使用。

3）人白蛋白注射液：常用浓度为 4%～5%，白蛋白中钾、钙、镁浓度均较低，应注意调整，以免引起低钾和（或）低钙血症。白蛋白溶液的优点是不易导致病毒感染和变态反应，缺点是不含凝血因子和免疫球蛋白，剂量过大易发生出血或感染。

4）其他：低分子右旋糖酐等合成的胶体溶液替代物，可减少治疗的费用；但在体内的半衰期只有数小时，只能暂时维持胶体渗透压，故总量不能超过总置换量的20%，并应在治疗起始阶段使用，尤其适用于高黏滞综合征。

2. 物品准备及核对

（1）准备处于备用状态的血浆分离机、血浆分离器、血浆成分分离器、专用管路并核对其型号、有效日期，检查设备运转情况，选择正确的治疗模式。

（2）提前和输血科沟通确认取血浆时间，按照医嘱凭取血单取正确血型及剂量血浆，并携交叉配血结果严格执行三查十对及二人查对。

（3）准备生理盐水、葡萄糖注射液、抗凝剂、配制含有抗凝剂的生理盐水，遵医嘱准备人血白蛋白等联合置换液，双人核查并签字。

（4）准备体外循环用的必需物品，穿刺针（大静脉置管）、注射器、无菌治疗巾、生理盐水、碘伏和棉签等消毒物品、止血带、无菌纱布、无菌手套等，备医用污物桶（袋）、锐器盒。

（5）常规准备心电监护、血氧监测、氧气装置、地塞米松、盐酸肾上腺素、苯海拉明等急救药品和器材。

3. 患者准备

（1）查对患者床号、姓名，告知患者治疗目的，评估患者神志、配合程度、血管通路状况等。

（2）上机前请患者如厕排空二便后取仰卧位，提前连接心电血压氧饱和度监护仪，测量生命体征并记录。

（3）建立静脉通路并预防性给药，整个治疗过程遵医嘱缓慢静脉滴注葡萄糖酸钙注射液，预防枸橼酸钠过多引起的低钙反应。

4. 医务人员准备

（1）严格无菌操作：血浆置换治疗对无菌操作要求极高，护士还需保持无菌环境，严格执行无菌操作技术，加强手卫生，遵循血净治疗相关的操作规范和消毒流程，降低感染风险。

（2）安全核查：①护理人员核对患者身份信息确认患者信息无误；②核对医嘱所示置换模式及治疗方案，尤其再三确认置换液种类及血浆量。

（二）治疗中护理要点

1. 规范的操作流程（操作者：输血科护士，辅助人员：眼科护士）

（1）检查仪器线路连接情况，打开机器电源总开关，完成机器自检。

（2）检查血浆分离器及管路有无破损，外包装是否完好；查看有效日期、型号；按照机器要求进行管路连接，自动预冲管路及血浆分离器。

（3）根据医嘱设置血浆置换参数：如血浆置换目标量、各个泵的流速等。

（4）置换液的加温：血浆置换治疗中患者因输入大量液体，如液体未经加温输入后易致畏寒、寒战，故所备的血浆等置换液需经加温后输入，应干式加温。

（5）连接体外循环，以下以中心静脉导管为例。

1）准备治疗包、消毒物品和医用垃圾袋等。

2）颈静脉放置中心静脉导管的患者头偏向对侧，戴口罩。打开伤口敷料，观察导管皮肤入口处有无红肿和渗出、导管固定情况等，消毒导管皮肤入口周围皮肤后覆盖敷料。

3）辅助人员协助操作者打开导管敷料，分别消毒导管和导管夹子，并协助固定导管。

4）操作者打开治疗包，戴无菌手套，铺无菌治疗巾。

5）辅助人员将导管放于无菌治疗巾上。

6）操作者先检查导管夹子处于夹闭状态，再取下导管保护帽。

7）辅助人员协助消毒导管接头，并避免导管接触非无菌表面，尽可能减少在空气中暴露的时间。

8）用注射器回抽导管内封管液，推注在纱布上检查是否有凝血块（推注时距纱布距离＞10cm），回抽量为动、静脉管各2ml左右。如果导管回血不畅时，认真查找原因，严禁使用注射器用力推注导管腔。根据医嘱从导管静脉端推注首剂量抗凝剂（肝素或低分子量肝素），连接体外循环，打开管路动脉夹及静脉夹，按治疗键。

9）固定管路，治疗巾遮盖留置导管连接处。医疗废物放于医疗废物桶中。

（6）二人查对

1）二次自我查对：按照体外循环血流方向的顺序，依次检查体外循环管路系统各连接处和管路开口处，未使用的管路开口应使用保护帽并夹闭管夹。根据医嘱查对机器治疗参数。治疗开始后，应对机器控制面板和按键部位等高频接触部位进行消毒擦拭。

2）双人查对：由眼科护士查对上述内容，并在治疗记录单上签字。

（7）血浆置换治疗开始时，先全血自循环5～10min，观察正常后再进入血浆分离程序。全血液速度宜慢，观察2～5min，无反应后再以正常速度运行。通常血浆分离器的血流速度为80～150ml/min。

（8）密切观察患者生命体征，包括每30分钟测血压、心率、呼吸、脉搏，询问患者有无不适。

（9）密切观察机器运行情况，包括全血流速、血浆流速、动脉压、静脉压、跨膜压变化等。

（10）置换达到目标量后回血下机，以中心静脉导管为例。

1）准备生理盐水、无菌纱布、碘伏和棉签等消毒物品、无菌手套、无菌导管保护帽、注射器、封管液、胶布、消毒巾（擦拭机器用）等。

2）停血泵，采用密闭式回血法回血。

3）采用颈静脉放置中心静脉导管的患者头偏向对侧，戴口罩。

4）操作者戴无菌手套，将已开包装导管保护帽，放置无菌敷料上；断开中心静脉导管动脉端与管路连接，固定导管动脉端。

5）辅助人员协助连接已抽吸生理盐水注射器；操作者打开导管夹，辅助人员脉冲式推注生理盐水或预充式导管冲洗液，弹丸式推注封管液；操作者关闭导管动脉端导管夹，连接其导管保护帽。如导管使用分隔膜接头，则螺旋断开与透析机管路连接，按规范进行分隔膜接头表面消毒后连接注射器冲洗装置，进行冲封管操作。

6）操作者将管路动脉端与生理盐水连接。将血流速减至 100ml/min 以下，开启血泵回血。

7）回血完毕后停止血泵，关闭管路及留置导管静脉端导管夹。

8）操作者断开中心静脉导管静脉端与管路连接，固定导管静脉端，打开导管夹；辅助人员协助注射封管液；操作者关闭导管夹、连接导管保护帽。

9）操作者用无菌敷料包扎中心静脉导管，辅助人员协助胶布固定；辅助人员再次消毒导管皮肤入口周围皮肤，操作者更换无菌敷料覆盖，辅助人员协助胶布固定，并注明更换时间。

10）根据机器提示步骤，卸下血浆分离器、管路及各液体袋。关闭电源，消毒擦拭机器，推至保管室内待用。

（11）观察患者的生命体征，记录病情变化及血浆置换治疗参数和结果。

2. 治疗中病情观察及处理 血浆置换相关的并发症较多，多数反应症状轻微但发生突然，护理人员应密切观察治疗中患者的病情变化，重视患者主诉，做到及时发现，尽早干预。

（1）过敏及变态反应：大量输入异体血浆或白蛋白所致，通常表现为皮疹、皮肤瘙痒、畏寒、寒战、发热，严重者出现过敏性休克。可在血浆或白蛋白输入前适量预防应用糖皮质激素，如地塞米松磷酸钠注射液和（或）抗组胺药物如异丙嗪、苯海拉明注射液。治疗中出现上述症状时减慢或停止血泵，停止输入可疑血浆或白蛋白，予以抗过敏治疗，出现过敏性休克时按休克处理。

（2）低血压：关注心电监护仪显示值，血压及心率的变化，提防低血压发生。低血压与原发病、血管活性药物清除或过敏反应等有关，根据不同的原因进行相应处理。对于治疗前已经有严重低蛋白血症患者，根据患者情况可酌情增加人血白蛋白或血浆的使用剂量，以提高血浆胶体渗透压，增加有效血容量并在治疗开始时，减慢血泵速度，阶梯式增加，逐渐至目标血流量；考虑血管活性药物清除所致者，必要时适量使用血管活性药物；考虑过敏反应引起的低血压者按过敏性休克处理。

（3）溶血：临床表现为畏寒、高热寒战、腰背部疼痛，胸闷等症状，停止输入外源血浆，对症吸氧、升压、静脉滴注碳酸氢钠、补液治疗。同时要查明原因，予以纠正，特别注意所输注血浆的血型，余血留存备检；同时应严密监测血钾，避免发生高血钾等。

（4）出血倾向：黏膜及皮肤可见出血点及穿刺口周围的渗血、血肿等异常情况，主要与大量使用白蛋白溶液导致凝血因子缺乏、血浆制品抗凝药物过量等原因有关。推荐使用新鲜冰冻血浆；抗凝药物过量者应减少抗凝药物剂量，肝素过量可用鱼精蛋白对抗，并适当应用止血药物。

（5）低钙血症：枸橼酸钠反应以及以白蛋白为置换液的患者易出现低钙血症，在治疗时全程缓慢静脉输注钙剂防止低钙血症的发生，同时关注患者有无手足抽搐、口周麻木等不适症状。

（6）脑水肿：患者出现头痛头晕、恶心及喷射性呕吐症状，提防脑水肿引起的颅压增高，是由于新鲜冰冻血浆的胶体渗透压（20mmHg）低于体内血浆胶体渗透压（25～30mmHg），血浆置换治疗后水钠潴留可导致脑水肿发生。发生脑水肿患者给予提高血浆胶体渗透压等对症处置。

（7）管路的脱出与液体外渗：治疗时妥善固定针头及管路，操作时避免牵拉，必要时约束；做好沟通宣教，减少穿刺侧肢体活动；充分暴露穿刺处，便于观察；加强巡视，重视患者主诉。

密切观察穿刺侧肢体如出现外渗水肿、血肿、静脉炎等情况，立即拔针暂停置换更换穿刺部位，并根据外渗情况对症处理。

三、治疗后的护理

1. 病情观察　警惕迟发反应，建议延长心电监护时间 30min 至 1h，持续监测患者的生命体征，尤其预防低心率、低血压休克和体温增高，注意患者全身皮肤及神志的变化。

2. 穿刺口止血 下机拔针后穿刺口以纱球按压，并用弹性绷带加压包扎30min，护士拆除敷料时检查穿刺点周围皮肤愈合情况，有无血肿或渗血。血浆置换期间使用大量抗凝药物所致患者凝血功能降低，要警惕出血反应和凝血异常。

3. 抽血复查 下机后及时遵医嘱抽血化验血常规、出凝血指标、血清白蛋白、血清球蛋白、血电解质（钠、钾、氯、钙、磷）、肝功能、肾功能指标，结果异常时及时对症处理，指标正常即可隔日进行下一次血浆置换治疗。

4. 完善下机后处置

（1）做好血浆使用的批号、血袋号登记，冰箱保存血袋24h备检。

（2）将分离后的废弃血浆送污洗间按流程处理并消毒污水口，督促保洁员对患者的房间行卫生处置，并及时通风，对免疫力低下的患者还应使用紫外线灯消毒房间。

（3）每次治疗后，对患者进行视功能检查（视力、视觉敏感度、眼压），观察全身临床症状的改善情况，并做好护理记录。

四、整个血浆置换治疗期间的护理关注点

1. 注意协助患者进食清淡饮食和完成卫生处置，并确保病房环境舒适清洁，血浆置换会导致免疫球蛋白的丧失和粒细胞破坏，从而降低患者的抵抗力，极容易感染。指导患者学会自我监测：注意观察前胸、躯干及四肢易被衣物遮挡处的皮肤有无出血点、皮疹等；加强巡视，主动询问患者有无乏力、气促、皮肤瘙痒等不适症状。于每次治疗前后通过留取静脉血标本了解治疗前后各项指标变化，尤其是钾、钙含量，肝功能和凝血功能情况，对异常指标重点针对性观察。

2. 心理护理贯穿始终：患者的心理状态和病情密切相关，血浆置换可能伴随多种潜在不良反应，且置换需多次进行，加上外源血浆及操作费用偏高，治疗效果存在不确定性，患者治疗过程中容易出现焦虑、悲观甚至消极情绪，担心治疗效果不佳及经济负担，从而影响治疗信心及疗效。护士应多巡视患者，了解患者的心理状态，与患者及其家属进行深入沟通，引导患者打开心扉，解除心理顾虑，保持良好心态，积极配合从而获得最佳疗效。

下篇 耳鼻喉科疾病诊疗新技术精准护理

第十章

环咽肌肉毒毒素注射治疗逆行性环咽肌功能障碍

第一节 概 述

一、定义

逆行性环咽肌功能障碍（retrograde cricopharyngeal dysfunction，RCD）或称不打嗝综合征（abelchia syndrome，AS），是新近认识的一种疾病，以不能打嗝、恶心、胸痛、咽喉部咕噜声及呕吐困难等为主要临床表现，因不能打嗝使吞入食管或胃内的气体不能排除，患者出现以腹部过度胀气、胸痛等症状为主的症候群。于 2019 年由 Bastian 和 Smithson 首次命名并报道该病，属于环咽肌功能障碍（cricopharyngeal dysfunction，CD）的其中一种类型。环咽肌功能障碍是指由于吞咽相关的中枢或传导通路损伤，导致咽部肌群肌力下降或肌张力增高，咽腔正常吞咽过程的时序性及协调性紊乱，环咽肌松弛的时间及程度出现异常，而导致以吞咽困难为主要症状的常见疾病。

二、流行病学调查

环咽肌功能障碍是引起咽期吞咽障碍的重要原因，在临床上有较高的发病率，可见于多种神经系统疾病，如脑干卒中、帕金森病、多发性硬化等。发生脑卒中的患者中，环咽肌功能障碍发病率为 4% ~ 10%，在脑干病变引起的吞咽障碍中，环咽肌功能障碍约占 80%。

逆行性环咽肌功能障碍目前没有确切的流行病学资料，发病率不详，在美国网络上有几万人的患者群体。Bastian 和 Smithson 报道的 51 例患者中男性 30 例，女性 21 例，年龄 16 ~ 63 岁，平均 30 岁；Karagamat 总结三个医疗机构的

72 例患者发现，男性 50 例，女性 22 例，年龄 18 ～ 68 岁，平均 30 岁；Hoesli 等报道的 200 例患者中，男性 105 例，女性 95 例。年龄 9 ～ 64 岁，平均 31 岁。年龄 < 18 岁 6 例，< 15 岁 1 例，98% 患者童年时即有症状，2% 患者不确定症状发生时间或认为是在过去 5 年内发生的。而 Siddiqui 等报道的 85 例患者中，女性 54 例，男性 31 例，年龄 15 ～ 66 岁，其中 42.4% 患者有胃食管反流疾病史，28.2% 患者接受过质子泵抑制剂或 H_2 受体阻滞剂治疗。约 1/3 患者有明确的情绪障碍，其中大多数患者为焦虑。

三、临床表现

逆行性环咽肌功能障碍的主要临床症状。

1. 不能打嗝　打嗝是餐后或某种原因引起一过性食管下括约肌松弛，胃内气体进入食管，并使食管内压力升高，食管近端的气体膨胀、食管内压力增高，刺激食管壁反射性引起食管上括约肌完全松弛，食管内气体反流入咽部而排出。逆行性环咽肌功能障碍由于打嗝反射出现异常，而在嗳气和呕吐时环咽肌不松弛，导致患者不能打嗝。

2. 腹胀、恶心、胸痛　尤其是在进食后明显，可能由于不能打嗝造成吞咽至胃内的气体不能及时排出所致。

3. 消化道咕噜声　由于食管蠕动，气体在食管内运动，颈部下部、胸部、腹部发出令人尴尬的咕噜声。

4. 腹部过度胀气　有患者因腹胀难忍，而通过置入鼻胃管排出胃内气体而使症状得到缓解。

5. 呕吐困难　许多患者主诉呕吐困难，甚至不能呕吐，部分患者只有在剧烈的用力去呕时才能呕吐出来，同时可排出大量气体。

这些症状的存在，严重影响患者生活质量，患者不能进行正常的社交活动，有些患者不愿聚餐，不能喝碳酸饮料及酒精饮料等，造成身心损害。

四、治疗方法

目前逆行性环咽肌功能障碍的治疗方法主要有两种：环咽肌肉毒毒素注射治疗和环咽肌切开术。

（一）环咽肌肉毒毒素注射

环咽肌肉毒毒素注射是一种安全有效的试验性诊断和治疗逆行性环咽肌功能障碍的方法。是目前治疗逆行性环咽肌障碍的主要方法，可在住院全身麻醉下或门诊局部麻醉下进行注射。

1. 注射方法

（1）住院全身麻醉下注射：全身麻醉成功后，用支撑喉镜将喉体挑向前方，显露食管入口的环咽肌黏膜，用纤维喉钳夹住头皮针将肉毒毒素注入环咽肌。如支撑喉镜不够长，可用 Weerda 双瓣式颈段食管镜或憩室镜显露环咽肌。在环咽肌的左右两部分各注射一半剂量的肉毒毒素。

（2）门诊局部麻醉下注射：在肌电图引导下注射，具体方法是用 2% 利多卡因（可加肾上腺素 1 ：100 000）在环甲膜区域皮肤局部浸润麻醉，再向声门下腔内注入 1ml 用于表面麻醉。用涂有特氟龙的肌电针经皮肤、环甲膜刺入声门下腔，再继续刺入穿过声门下腔、环状软骨板和环杓后肌到达环咽肌。注意应避免注射到环杓后肌，可通过让患者"吸鼻子"来判断注射针头的位置，如果"吸鼻子"出现肌电图信号爆发，表明注射针头在环杓后肌内。

常见的注射引导技术包括内镜引导、肌电图引导、CT 引导、超声引导。4 种引导技术各有优缺点，尚无研究比较 4 种引导技术各自的特点。

2. 注射剂量　初期由于对该病的认识不足，注射肉毒毒素剂量通常为 50U 或 75U，患者起效时间通常为 2 周。随着治疗患者数量的增多，经验的积累目前注射剂量多采用 100U，可在 24 ～ 48h 起效。

3. 治疗效果　Bastian 和 Smithson 最早报道的 51 例注射肉毒毒素剂量为 50U 的患者中，50 例患者腹胀症状缓解，除 4 例患者外，其余患者的喉咙咕噜声和过度胀气均得到缓解。注射后 38 例患者接受了至少 6 个月的随访，有 11 例患者症状复发，部分患者通过再次注射后症状得到缓解。Karagama 报道治疗了 72 例患者，所有患者在注射后的前 4 周内均能打嗝，96% 的患者在注射肉毒素素 3 个月后仍有效。术后平均随访 24 个月，最长随访 48 个月，注射 100U 肉毒素的患者没有 1 例需要重复注射，而复发的 3 例患者中 2 例注射剂量是 50U，1 例是 75U，分别对患者再次注射。研究结果认为注射 100U 肉毒毒素患者无复发，能维持持久疗效，可能是肉毒毒素注射后，打嗝反射在大脑得到重新建立，使得胃食管内的气体可通过上食管括约肌自发排出，当肉毒毒素作用消失时，打嗝反射仍存在。

Wajsberg 等报道了在门诊肌电图引导下行环咽肌肉毒毒素注射治疗的 18 例治疗效果，其中 14 例注射肉毒毒素剂量为 50U，4 例为 75U，80% 患者在 6 个月后仍能保持打嗝的能力。Siddiqui 等报道的 85 例患者治疗经验，75 例有效，10 例无效，其中 2 例患者首次注射剂量为 25U，经二次注射 100U 后产生效果，而另 2 例是注射 100U 无效，再次注射 100U 后产生效果，2 例再次注射后仍无效，其余 4 例为准备再次注射或失访的患者。22 例患者进行了 2 次注射，除上述 2 例 2 次注射无效的患者，其余 20 例再次注射仍有效。Hoesli 等报道了 200 例患者治疗的远期疗效，199 例获得了打嗝的能力，其中 185 例在注射后 1 周内获得了打嗝的能力，14 例在注射后 4 周内获得打嗝的能力，胸腹咕噜声、腹胀和过度胀气等主要不适症状也得到缓解，这些症状得到缓解的患者中 159 例在 6 个月后仍能保持满意的打嗝能力。40 例症状复发的患者，通常在注射后 4 个月内症状开始复发，再次丧失打嗝的能力，最早复发时间是在注射后 2 周，大多数患者在注射后 2 ～ 3 个月复发。复发患者中 16 例接受再次治疗，肉毒毒素剂量增加至少 25U，症状再次缓解，12 例患者接受了第 2 次注射，1 例患者接受 3 次后续注射，3 例患者选择进行了内镜下环咽肌部分切开术。在接受第 2 次注射的 12 例患者中，8 例在第 2 次注射后长期缓解。在接受环咽肌部分切开术的患者中，1 例患者缓解良好，1 例患者缓解但随后复发，1 例患者失访。

4. 注射后并发症 文献报道注射后无任何长期并发症出现，大多数患者出现轻度和偶尔的反流和吞咽困难，持续时间为 1 ～ 2 周，第 4 周时逐渐好转至完全正常，无误吸或声音沙哑的病例报道。Siddiqui 等报道注射肉毒毒素后约 30.6% 患者出现一过性吞咽困难，通常是对固体食物吞咽困难，一般在注射后几天或几周后消失，11.8% 患者反流症状增加。肉毒毒素注射的并发症还包括短暂性吞咽困难恶化、暂时性声带瘫痪、颈部蜂窝织炎、疼痛和吸入性肺炎等。有将肉毒杆菌注射在环咽肌外的报道，这可能导致喉部肌肉组织暂时瘫痪，引起发音困难、误吸等不良反应。

（二）环咽肌切开术

对于多次注射肉毒毒素后仍复发的患者，可以考虑进行环咽肌部分切开术。

Bastian 和 Hoesli 报道 1 例 32 岁男性患者，环咽肌注射肉毒毒素 50U 后症状完全缓解，5 个月复发，再次接受了 75U 的肉毒毒素注射，症状再次完全缓解，5 个月后症状再次出现。患者遂接受了内镜下环咽肌部分切开术，用 CO_2 激光切断了约 80% 的环咽肌，保留了 20% 的环咽肌后部纤维完整。术后第 2 天、1 周、6 周和 6 个月通过电话进行随访，症状基本缓解，生活质量明显提高。Wajsberg 等也报道了肌电图引导下环咽肌肉毒毒素注射治疗的 18 例患者中，2 例患者在多次注射后进行环咽肌切开术，1 例患者在 2 次注射后进行环咽肌切开术，1 例患者在 4 次注射后进行环咽肌切开术。

五、环咽肌及环咽肌功能障碍

（一）环咽肌

咽缩肌负责咽腔收缩，自上而下分别是咽上缩肌、咽中缩肌和咽下缩肌。

咽下缩肌的最下横行肌肉纤维组成环咽肌，附着在环状软骨的两侧，呈"C"形。环咽肌、下咽缩肌和近端颈部食管共同组成食管上括约肌。环咽肌属于横纹肌，位于咽与食管交界处，被认为是食管上括约肌功能的主要驱动力。正常男性环咽肌高度约为1.9cm，女性约为1.6cm。根据肌纤维的起止点和走行方向，环咽肌分斜行部和水平部两部分。斜行部即肌纤维起于环状软骨弓侧缘，斜形向后上走行，止于后面的咽缝，为快速Ⅱ型肌纤维，上端的肌纤维与咽下缩肌的纤维混合在一起；水平部即肌纤维起于环状软骨板侧缘，止于对侧的环状软骨板，为慢Ⅰ型肌纤维，水平部肌纤维更具有"括约肌"的功能。环咽肌在咽食管连接处起肌肉吊带的作用。水平部纤维与其上方斜行的下咽缩肌之间，有一三角形区域，称为"Killian三角"。该区缺乏肌肉纤维，是解剖学上的薄弱点，易发展为憩室。环咽肌的横截面不是圆形，更接近于肾形，食管近端环咽肌水平横截面则呈椭圆形。侧面观环咽肌呈三角形，后面观环咽肌略似菱形，上角即"Killiani角"，两边由环咽肌的斜行纤维构成；下角即"Laimer三角"，两边由食管的纵行肌向两侧分离构成，环咽肌含有约40%的肌内膜结缔组织，其中大部分是具有弹性的。与周围的咽部和喉部肌肉不同，环咽肌超过85%的肌纤维类型是Ⅰ型。Ⅰ型和Ⅱ型肌纤维的存在，为环咽肌或食管上括约肌的各种功能提供了解剖学基础，其中包括在吞咽、嗳气、呕吐和其他反射的动态状态下快速放松和收缩。功能上，食管上括约肌是一个高压区，长度为3～4cm，将咽部的大气压与颈部食管中的亚大气压分开，起到屏障的作用，防止空气在呼吸过程中进入消化道，防止吞咽或反流的内容物返回下咽部。环咽肌对应于括约肌高压区的远端1/3，峰值高压区位于环咽肌的近端。这个高压区域放松且管腔打开后才能顺利通过食物。环咽肌具有控制顺行和防止咽部与食管之间的内容物逆行流动的功能，静息状态下，处于紧张状态保持关闭，防止空气在吸气时进入胃肠道，并防止食管中的内容物反流回咽部；在吞咽、嗳气和呕吐时，处于松弛状态保持开放。大多数研究结果表明，静息状态下，维持食管上括约肌闭合功能的主要肌肉成分是环咽肌。然而，在动态状态，即吞咽、嗳气和呕吐期间，环咽肌和咽下缩肌均参与食管上括约肌的闭合功能。

环咽肌为不随意肌，其肌束后部受喉返神经背侧支支配，前部则由喉上神经的外侧支支配。

环咽肌的生理功能：①环咽肌正常状态下保持连续张力收缩，其作用是关闭食管入口，其静息压为5.33～13.30kPa（40～100mmHg），可以有效阻止食管内容物反流入咽喉部，避免误吸；②阻挡空气进入食管腔内，因为吸气时，食管内压力低于咽部；③吞咽时暂时开放，让食团通过咽部进入食管，同样在嗳气和呕吐时也暂时开放让空气和呕吐物排出食管。

在呼吸和发声过程中，环咽肌张力均会增加。体位会影响食管上括约肌功能，与卧位和半卧位相比，直立位下环咽肌更容易收缩和放松。食管的生理状态也会影响食管上括约肌功能。睡眠期间环咽肌压力降低；急性应激、仰卧位胃食管反流和情绪紧张时，压力增加。因此，环咽肌开放是神经控制与相邻结构变化之间相互作用的复杂结果。

（二）环咽肌功能障碍

正常咽期吞咽时，食物到达咽腔，在食管上括约肌开放前约 200ms，迷走神经信号被瞬时抑制，环咽肌基础压力降低至接近大气压，舌骨、喉体先向上方移动，环咽肌松弛，此时食管入口压力降低，舌骨喉复合体向前向上移动，牵拉食管括约肌；同时咽部肌肉收缩，以及食团本身的压力，迫使食管上括约肌开放，食团由咽部通过而进入食管，继而食管上括约肌关闭恢复收缩状态。

环咽肌功能障碍严重影响患者的生活质量，主要是多种原因导致的环咽肌不能及时松弛或发生痉挛的功能异常。包括吞咽过程中环咽肌不开放、开放不完全和开放／松弛时间不当 3 种情况。环咽肌功能障碍明确的病因是属于继发性环咽肌功能障碍，可能的原因有神经源性、自身免疫性疾病、神经肌肉病变、肿瘤和外伤等。神经源性吞咽障碍的患者发生环咽肌功能障碍除环咽肌自身失神经支配或肌张力异常外，咽部肌群在吞咽过程中的时序性和协调性障碍均会影响环咽肌正常功能。如果原因不明，则为原发性环咽肌功能障碍。

环咽肌功能障碍目前分为 3 种类型：①环咽肌失弛缓；②病理性环咽肌一过性松弛；③逆行性环咽肌功能障碍。

环咽肌在食团经过时仍处于痉挛状态不能有效松弛导致食管入口不开放，食团滞留于梨状窝，或反流至口咽、鼻腔，或误吸至气管或肺部而不能进入食管，患者容易出现营养不良、脱水、吸入性肺炎等并发症，视频吞咽造影检查表现为环咽肌不能开放称为环咽肌失弛缓症，病因未明者，属于原发性环咽肌失弛缓症。如果是继发于：①中枢或周围神经系统病变；②肌肉病变；③医源性原因；④局部肿瘤、先天畸形、甲状腺占位、颈椎增生及淋巴结肿大等外压性病变，则诊断为继发性环咽肌失弛缓症。

环咽肌失弛缓是环咽肌功能障碍的主要表现之一，目前临床上常用的治疗方法包括环咽肌球囊扩张、环咽肌切开术和注射肉毒杆菌毒素。

环咽肌病理性一过性松弛是另一种环咽肌功能障碍。环咽肌是构成食管上括约肌的主要解剖结构，食管上括约肌和食管下括约肌一样也会在非吞咽状态下发生自发性短暂松弛，具体原因并不清楚，可能与胃食管反流和咽喉反流互为因果。Szczesniak 等对有咽喉反流性疾病症状的患者进行了咽部和食管的压力测定和 pH 监测，发现自发性反流事件中 91% 为短暂的非吞咽相关的食管上括约肌松弛，证实了食管上括约肌在咽喉反流性疾病发病机制中的重要地位。

逆行性环咽肌功能障碍是最近认识的一种疾病，是由于打嗝反射出现异常，而在嗳气和呕吐时环咽肌不松弛，导致患者不能打嗝，使吞入食管或胃内的气体不能排出，患者出现以腹胀、胸痛等症状为主的综合征。

第二节 评估逆行性环咽肌功能障碍的临床新技术

一、标准吞咽功能评定量表（SSA）

标准吞咽功能评定量表（standardized swallowing assessment，SSA，见附录）是一种专门用于评定患者吞咽功能的量表，由 Ellul 等于 1996 年首先报道，经过科学设计，具有良好的信度和效度。其不仅可以作为早期识别吞咽障碍的有效工具，还被用于对患者治疗前后的吞咽功能进行比较分析。在进行 SSA 量表评价时，需要确保患者处于清醒、合作的状态。结合患者的具体情况进行分析和判断。量表的最高分为 46 分，最低分为 18 分。分数越低，说明吞咽功能越好。评估的目的主要是判断吞咽的安全性和有效性。根据评估结果，可以对患者的吞咽功能进行综合评估，并确定是否需要进行进一步的检查和治疗。同时，还可以对患者的误吸风险进行分级。

二、吞咽造影检查（VFSS）

吞咽造影检查（video fluoroscopic sualling study，VFSS）是诊断吞咽障碍的首选和理想的方法，用于评估吞咽功能和咽喉反射，被认为是评价吞咽障碍的"金标准"。

1. X 线透视 VFSS 是一种在 X 线透视下观察患者吞咽过程的检查方法，可以在 X 线透视下观察患者吞咽不同黏稠度、不同剂量的造影剂包裹的食团情况，并通过观察侧位及正位成像可对吞咽的不同阶段（包括口腔准备期、口腔期、咽期、食管期）的情况进行评估，也能对舌、软腭、咽喉的解剖结构和食团的运送过程进行观察。发现吞咽障碍的结构性或功能性异常的病因及其部位、程度和代偿情况，有无误吸等。它不仅为患者能否经口进食、进食食物黏稠度的选择提供可靠的依据，还指导选择有效治疗措施和观察治疗效果。逆行性环咽肌功能障碍患者胸部 X 线片及腹部 X 线片显示食管、胃及肠道内大量积气。

2. 电子喉镜 VFSS　是在 X 线透视 VFSS 基础上改进的一种检查方法，避免了 X 射线照射对身体的不良影响，可以在电子喉镜直视下确认患者的症状并评估补偿性策略或康复训练的疗效，但不能提供环咽肌异常病理生理过程的量化信息，尤其是当管腔轮廓没有异常时，它们无法区分环咽肌是由于神经控制异常还是环咽肌狭窄纤维化引起。VFSS 的具体观察指标包括：①会厌谷和梨状隐窝的残留量；②口腔运送时间；③吞咽延迟时间；④咽部通过时间；⑤舌骨喉复合体活动度；⑥咽部收缩率等。

三、食管高分辨率测压法（HRM）

食管高分辨率测压法（high resolution manometry，HRM）为环咽肌功能检测提供了新的方法。可辅助诊断逆行性环咽肌功能障碍，让患者喝 350ml 碳酸饮料后，发现短暂的食管下括约肌松弛，随后出现气体反流事件，食管与胃共腔，食管内压力增高，这时食管上括约肌没有出现松弛，反而出现矛盾的收缩，没有气体经食管上括约肌排出，随之食管蠕动将食管内的气体再次压入胃内。

四、电生理学检查

吞咽的电生理学检查可以检测吞咽时环咽肌、舌骨上肌群的肌力、持续时间、咽期持续时间等。在肌电图上，环咽肌在静息时表现为括约肌持续强直活动，吞咽时强直肌电活动在短时间内完全消失，这种肌电现象被称为抑制性停顿。一般将抑制性停顿定义为肌电振幅＜ 50mV，此时食管上括约肌开放。

五、彩色多普勒超声检查

因环咽肌位置较深，体表无法触及，且环咽肌结构精细而不规则，很难寻找到相对应的体表标志，常需影像学支持。超声作为一种有效的影像学工具，能够直观、准确识别环咽肌。在二维超声的横切面上，环咽肌起于环状软骨侧面，呈现出一个"C"形的结构。在纵切面上，环咽肌呈条带状低回声，其下部与食管上段的固有肌层相延续。超声可观察追踪环状软骨、环咽肌、食管上段等结构，可清晰无创地显示环咽肌及其与周围组织的关系，相比其他检查方法，超声检查具有操作简单、无侵入性、无辐射、可动态实时成像（可留取动态评估的视频）

和提供比横断面成像更高的分辨率等优点，更重要的是临床操作简便、患者痛苦小、图像识别准确，且可在妊娠期和儿童中使用。

第三节　肉毒毒素注射治疗环咽肌功能障碍的精准护理

一、住院全身麻醉下注射治疗精准护理

（一）注射治疗前准备

注射治疗前准备是确保患者注射治疗成功和患者安全的重要环节。护士需要对患者的病史、用药情况、过敏史等信息进行详细的沟通。同时，还需要对患者进行全面的评估，以确保注射治疗的安全性和有效性。

1. 一般评估

（1）入院评估：患者入科后，护士热情接待患者，主动与患者进行沟通，介绍本科室的环境及环咽肌功能障碍的相关知识、护理及注意事项。在与患者进行沟通时，关注患者的心理状态。如有明显的负面情绪，及时采取有针对性的护理措施来缓解，如积极引导、转移注意力等。

（2）病史评估：护士应详细了解患者的个人健康史，包括既往疾病史、手术史、现疾病治疗史等，以及药物过敏史、家族疾病史等。同时进行全面的体格检查，以评估患者的一般情况及有无伴发其他疾病。

（3）风险评估：根据风险评估量表对患者进行各项风险的逐项评估，如跌倒/坠床、疼痛、压力性损伤等。如存在风险，拟定有针对性的个性化护理措施，并充分告知患者及其家属风险名称、风险等级、风险的预防及应对措施等，做好记录。

（4）身体状况评估：测量患者生命体征、身高、体重等，结合患者既往史及现病史、风险评估情况，综合分析患者身体状况，并及时记录、报告医师。

（5）常规检查：包括评估心肺功能的心电图、胸部X线片，以及实验室检查，如血常规、血生化、凝血功能、免疫、尿、粪常规等。

（6）心理评估与支持：护士应对患者进行心理评估，由于逆行性环咽肌功能障碍是新近认识的一种疾病，医师和患者对其认识不足，多数患者之前已数次就医，但疗效不佳，而症状持续影响患者生活，造成患者心理负担，且有研究表明，焦虑等情绪障碍是环咽肌功能障碍的发病因素之一，因此在术前进行心理评估是必要的。护士应与患者进行交流，了解其心理状态和情绪障碍程度，并提供相应的心理支持和安慰，必要时请心理科协助会诊，给予干预措施，缓

解患者焦虑情绪，以提高患者的治疗依从性和积极性。

2. **专科评估** 环咽肌功能障碍多指环咽肌不能及时松弛或发生痉挛致功能异常引起的症候群，主要有吞咽障碍、不能打嗝、腹胀、消化道咕噜声等，严重影响患者的生活质量。护士可以利用标准吞咽功能评价量表（SSA，见附录）对患者的吞咽功能进行综合评估。同时，根据评估结果的不同，还可以对患者的误吸风险进行分级，以便采取相应的护理措施。

3. 注射治疗前宣教

（1）注射治疗前 1d，责任护士对患者进行物品准备、术前注意事项等指导。例如术前 1d 做好个人卫生，尤其是口腔卫生，术前 12h 禁食、8h 禁饮，术前晚间难以入睡者，遵医嘱口服睡眠药物协助入眠，术日晨起取下活动义齿及随身佩戴的金属物品。

（2）告知患者全身麻醉注射治疗的方式，过程及注射后注意事项等，满足患者心理需求，减轻患者的心理压力。

（3）告知全身麻醉后禁食、水，待完全清醒后方可进温凉软食。

（4）告知患者术后可能发生的反应、不适及其应对方式。

（二）注射治疗中的精准护理

1. 准备工作

（1）物品准备：①常规物品：无菌治疗巾、无菌手术衣、无菌手套、无菌注射器。②特殊耗材：针长 60mm 的 5 号一次性无菌注射针头。

（2）器械准备：护士要在手术开始前，仔细核对手术器械、耗材，确保手术所需的器械、耗材，并处于良好的工作状态。①手术床：检查手术床功能是否处于功能完好状态，根据手术医师及实际情况调整手术体位。②电子内镜摄录系统：检查内镜系统运行正常，内镜镜头清晰无模糊等影响视线情况。

（3）药品准备：注射用 A 型肉毒毒素（根据医嘱）、灭菌注射用水、生理盐水等。

（4）患者准备：①患者已禁食 12h、禁饮 8h，空腹状态。②患者平卧，肩下垫枕，头后仰，保持颈正中位，充分显露喉部，心理状态平稳。③固定好患者身体，防止术中移动。④患者了解护士术前的宣教内容，例如注射的方式、注射后注意事项等。

（5）医务人员准备：①严格无菌操作：保持手术室的整洁和无菌环境，遵循手术室相关的操作规范和消毒流程，降低感染风险。②治疗前安全核查：核对患者身份信息，核对手术部位及手术方式。手术室护士在麻醉前、注射前、注射后同手术医师及麻醉医师对照《手术安全核查表》内容逐项核对，共同签字。

2. 麻醉方式　住院注射治疗患者采用全身麻醉。

3. 注射治疗中护理配合

（1）协助医师进行麻醉，密切观察患者的生命体征和反应。

（2）熟悉手术相关器械、设备、一次性耗材的使用方法，传递手术器械和物品，确保手术的顺利进行。

（3）配合医师进行内镜引导下的声带注射操作，注意观察注射部位和注射剂量。

（4）病情观察：监测患者的生命体征，如心率、血压、呼吸等，密切观察，如有异常及时报告医师。观察患者的意识状态和面色，防止出现过敏反应或其他并发症。

（三）注射治疗后护理

1. 一般护理

（1）环境准备：保持病房内环境的整洁，将病房内的温度控制在18～22℃，将湿度控制在50%～60%。

（2）生命体征监测：给予患者持续低流量吸氧，持续床旁心电监护监测生命体征，保持患者呼吸道通畅，观察注射部位渗血情况等。

（3）静脉液体管理：术后遵医嘱用药，适当给予抗感染、补液治疗。

（4）术后体位护理：全身麻醉清醒后，可下床活动，保持头部和颈部的舒适姿势，保持气道通畅。

（5）饮食护理：患者全身麻醉清醒后，可给予营养丰富温凉软食，避免食用粗糙、坚硬及辛辣刺激性食物，防止咽部疼痛、出血等。

（6）其他护理：保持口腔清洁，注意保暖，防止受凉，防止上呼吸道感染。

2. 专科护理　观察患者的环咽肌功能恢复情况，不能打嗝、消化道咕噜声、腹部过度胀气、吞咽功能障碍等症状是否缓解，记录治疗效果，如有异常及时报告医师。

3. 健康指导　目前研究认为逆行性环咽肌功能障碍发病的主要影响因素为胃食管反流及有明确的情绪障碍（尤其是焦虑）的患者，通过健康宣教使患者认识逆行性环咽肌功能障碍发病的原因，生活中避免胃酸反流刺激咽部，才能促进康复。指导患者治疗期间禁烟、酒，避免进食易引起胃食管反流的食物，如高脂饮食、酸性饮料、巧克力、咖啡、浓茶和辛辣食品。养成良好的生活习惯，睡觉前2h避免进食，睡觉时适当垫高枕头，避免在生活中长久使用增加腹压的各种动作和姿势，不穿紧身衣服，避免频繁清嗓动作，少食多餐，忌暴饮暴食。使用抑酸药物时，告知患者遵医嘱定时、定量、规律服用抑酸药，忌自行增减用量。

二、门诊注射治疗精准护理

（一）注射治疗前护理

1. **心理护理**　逆行性环咽肌功能障碍是新近认识的一种疾病，目前研究表明，环咽肌肉毒毒素注射及环咽肌切开术为其主要的治疗手段。由于不能打嗝、消化道咕噜声、腹胀等症状的存在，患者不愿聚会、聚餐，不能进行正常的社交活动，使其身心受创。因此，针对患者心理状态对患者进行有针对性的心理护理尤为重要。评估患者心理，主动与患者沟通，询问现病史，了解患者有无逆行性环咽肌功能障碍的治疗史，认真倾听患者倾诉，换位思考理解患者感受。根据患者的不同就医经历、不同感受，有针对性地讲解患者关注的问题。向患者介绍环咽肌肉毒毒素注射治疗逆行性环咽肌功能障碍的优点，操作简便、创伤小（仅有针眼）。以专业的知识、专业的操作获得患者的信任，提高患者对治疗的依从性。

2. **治疗前准备**

（1）嘱患者禁食 2h，避免治疗过程中刺激咽部导致呕吐、误吸。

（2）了解患者有无利多卡因、肉毒毒素过敏史及使用禁忌证。

（3）评估患者颈部活动情况，有无颈椎病、颈部肌肉、关节僵硬不能耐受治疗时的颈部过伸体位的情况。

（4）内镜治疗室整洁，定期消毒、定时通风，保持空气清新，治疗床一人一单。

（5）准备好治疗所需用物，同时备好急救用物，做好应急准备。

（二）注射治疗时护理配合

1. 协助患者平卧，肩下垫枕，头后仰充分显露颈前部皮肤。

2. 保持呼吸道通畅，避免误吸，喉部黏膜表面麻醉后会使喉部感觉、运动迟钝，部分患者有喉部肿胀、憋气的主诉，需警惕局麻药过敏引起喉头水肿；加之喉管内麻醉、声带注射会有少量药物进入喉管，致使患者呛咳有误吸的风险。

3. 用药前询问患者用药史及过敏史，对于药物敏感的患者适当减少麻醉药的用量。

4. 同时备好急救用物，备好吸痰装置、气管切开包等用物处于备用状态，做好安全应急，随取随用的准备。

5. 喉表面黏膜麻醉后，治疗开始前，电子鼻咽喉镜下先查看咽喉部有无肿胀及声带运动异常等情况。

6. 喉管内注射时嘱患者屏气，防止误吸。

7. 注射过程中嘱患者头部制动，除配合动作外，尽量避免吞咽动作，避免不必要的损伤。

8. 注射毕立即扶患者坐起。

9. 注射过程中重视患者主诉，做好病情观察，及时通知医师。

（三）注射治疗后护理

1. 治疗后处理

（1）颈部穿刺处持续按压 20min。

（2）告知患者注射后 2h 内禁食、水，以免喉部麻醉后发生误吸；穿刺处 24h 内不要沾水避免感染；痰中少量带血为正常现象，嘱患者轻轻吐出；治疗结束后留观 1h 患者无特殊不适方可离开。

2. 健康教育　同全身麻醉注射治疗后健康宣教。

三、注射治疗并发症的精准护理

肉毒毒素注射的优点为：①微创，局部麻醉或全身麻醉均可；②并发症发生率低；③简单易行；④费用较低；⑤可重复注射。缺点是效果维持时间相对较短。肉毒毒素注射的并发症主要包括短暂性吞咽困难、暂时性声带瘫痪、颈部蜂窝织炎、疼痛和吸入性肺炎等。此外，有将肉毒杆菌注射在环咽肌外的报道，这可能导致喉部肌肉组织暂时瘫痪，引起发音困难、误吸等不良反应。

（一）短暂性吞咽困难护理

1. 密切观察患者吞咽情况，记录进食的种类、量及吞咽时的表现。

2. 调整饮食结构，给予流质或半流质食物，避免粗糙、坚硬食物加重吞咽困难。

3. 协助患者采取正确的进食姿势，如坐直或半坐卧位，头部稍前倾，缓慢进食，必要时给予喂食。

4. 进行吞咽功能训练，在医师或康复师指导下进行空吞咽、咽部冷刺激等训练，促进吞咽功能恢复。

（二）暂时性声带瘫痪护理

1. 观察患者声音变化、呼吸情况，如有声音嘶哑、呼吸困难等及时报告医师。

2. 嘱患者少说话，让声带充分休息。

3. 保持呼吸道通畅，必要时给予吸氧等支持治疗。

（三）颈部蜂窝织炎护理

1. 密切观察注射部位及颈部皮肤情况，有无红肿、疼痛、皮温升高。

2. 严格遵守无菌操作，保持注射部位清洁干燥，避免感染加重。

3. 遵医嘱使用抗生素治疗，观察药物疗效及不良反应。

（四）疼痛护理

1. 进行疼痛评估，根据疼痛评估结果给予对应的干预措施，做好交接班。

2. 给予心理安慰，分散患者注意力，缓解疼痛不适感。

3. 必要时遵医嘱使用镇痛药物，并观察药物效果及不良反应。

（五）吸入性肺炎护理

1. 进食时密切观察患者有无呛咳、呼吸困难等表现，一旦发生及时停止进食。

2. 采取头低足高位，轻拍背部，促进异物排出，必要时进行吸引。

3. 加强口腔护理，保持口腔清洁，预防口腔细菌滋生。

4. 遵医嘱使用抗感染药物治疗肺炎，观察病情变化。

（六）发音困难护理

1. 心理支持　理解患者因发音困难产生的焦虑和不安，耐心倾听其感受，给予鼓励和安慰，增强其信心。

2. 沟通辅助　为患者准备纸、笔、交流板等辅助沟通工具，或利用手机上的语音转文字软件，方便患者表达需求。

3. 避免过度用嗓　指导患者尽量少说话，让喉部得到充分休息，避免大声喊叫或长时间说话加重喉部负担。

（七）误吸护理

1. 饮食调整　根据患者的吞咽情况调整饮食质地，选择黏稠度适中的糊状食物或半流质食物，避免流质食物和易引起误吸的细小颗粒食物。

2. 进食指导　协助患者采取正确的进食姿势，如坐直或半坐卧位，头部稍前倾。进食时要缓慢，给予充分的咀嚼时间，避免匆忙进食。

3. 密切观察　在患者进食过程中，密切观察其吞咽动作、呼吸情况及面色变化。一旦发现有呛咳、呼吸困难等误吸迹象，立即停止进食，并采取相应的急救措施。

4. 口腔护理　保持口腔清洁，减少口腔细菌滋生，降低误吸后引起肺部感染的风险。进食后及时进行口腔清洁，可使用温水漱口或口腔护理液擦拭口腔。

总之，对于肉毒毒素环咽肌注射引起的并发症，应密切观察患者的症状变化，及时给予针对性的干预，采取有效的护理措施，以减轻患者的不适，促进康复。

第十一章

激素声带注射联合抑酸疗法治疗喉接触性肉芽肿

第一节 概 述

一、定义

喉接触性肉芽肿（laryngeal contact granuloma，LCG），又称喉肉芽肿、声带肉芽肿、声带突肉芽肿及喉接触性溃疡，是由于各种原因导致声带突周围黏膜损伤及溃疡反复发作，组织增生形成的肉芽肿样病变。该疾病发病机制尚不明确，常见于持续性声带压迫、咽喉反流及有长期清嗓史的人群。具有难治愈、易复发的特点。

二、流行病学调查

LCG 约占嗓音疾病的 0.9% ~ 2.7%，大部分为单侧发病，偶有双侧同时发生，多发生于声带后 1/3 杓状软骨声带突附近。本病以中年男性多见，男女比例为 2 ∶ 1 ~ 9 ∶ 1，病程从数月到数年。

三、病因及发病机制

LCG 病因具有多样性，如胃食管反流（gastroesophageal reflux disease，GERD）或咽喉反流、过度用声、剧烈咳嗽或清嗓、气管插管等为其常见病因，另有部分患者病因不明。

杓状软骨声带突占据声带的后 1/3，是声韧带附着部。声带突覆盖的黏膜是复层鳞状上皮细胞，易被对侧杓状软骨和黏膜下的坚硬软骨或钙化的软骨撞伤，气管插管时也易损伤。除了气管插管时不当的机械性操作可引起声带突黏膜损伤外，在用声过度、错误发声、剧烈咳嗽时，双侧声带突相互撞击亦可造成声带突黏膜损伤，同时在胃酸反流等因素刺激下，固有层内毛细血管和成纤维细胞增生，各种炎性细胞浸润，最终形成肉芽肿性病变。

在 LCG 的形成过程中胃食管反流或咽喉反流是重要甚至首要的发病因素，可能的机制为胃酸反流刺激声带突区域黏膜，引起黏膜损伤或溃疡，出现反应性增生形成肉芽肿。一些饮食因素，如食用咖啡、巧克力、酒精、番茄、辛辣及高脂肪食品和摄入水分不够等可能引起食管下括约肌功能障碍，造成胃食管反流或咽喉反流，反流物中的胃酸及胃蛋白酶可导致咽喉部黏膜的损伤，然而目前尚无充分的证据证明这些因素与 LCG 的形成有直接关系。有研究表明多数 LCG 患者出现患侧杓状软骨钙化，而钙化的存在可能有助于 LCG 的诊断。同时，咽喉反流可能加重或促进肉芽肿的炎症反应，加速杓状软骨的钙化。

LCG 患者中老年男性较女性发病率高，这与生活作息习惯息息相关。中老年男性常见为长期吸烟、反酸、咳嗽、用声不当及清嗓。长期的过度咳嗽和发音，双侧杓状软骨互相撞击，极易使黏膜受损而形成溃疡，杓状软骨由于炎症刺激，成纤维细胞及血管内皮细胞大量增殖，形成肉芽肿。

但是女性患者常见于插管后发病，这是由于女性声带较短、喉黏膜薄弱、喉腔狭小，使得女性插管后容易局部受伤，造成声带突溃疡，从而形成插管后肉芽肿。胃食管反流是该病的另一个重要病因。由于胃酸具有强烈的刺激性，从而对喉腔组织及声带突进行烧灼损伤，久而久之黏膜破溃，机体的再生愈合机制促使肉芽组织堆积于病损处从而形成肉芽肿。

女性 LCG 多见于气管插管后，一般认为是女性喉腔较小，声带较短、喉黏膜菲薄，使得女性对插管创伤更敏感，插管后容易局部受伤，造成声带突溃疡，易形成插管后肉芽肿。声门处膜间区与软骨间区的中矢状径比值即声门比例（glottal proportion，GP）值，有研究表明，正常人群男性组的 GP 均值大于女性，但不是所有男性 GP 值均大于女性，在高 GP 值区间内，男性占比大；在低 GP 值区间内，女性占比大。女性的 GP 低值与插管后肉芽肿有关。

LCG 实际上是声带突部位黏膜创伤后机体反应性自我修复的结果，其形成过程包含四个时期：损伤、炎症、增生、重塑，是一种非瘤性的炎性肉芽组织，故炎性损伤修复机制是导致 LCG 的主要机制。

四、临床表现

LCG 临床表现为不同程度的发声费力，声音嘶哑，咽部异物感、阻塞感、刺痛感、烧灼感，慢性咳嗽，反复清嗓，分泌物多，咽部疼痛，尤其在发声、咳嗽或清理咽喉时明显，可向耳部放射。如病变增大可引起气道阻塞、声带固定，表现为呼吸困难、声音嘶哑加重、咯血等症状，也有些患者无明显症状。

LCG 通常局部表现为喉后部近杓状软骨部位分叶甚至多分叶状凸起，多呈暗红色、粉红色或灰白色。喉镜检查时可发现声带突内侧面有灰白色或粉红色孤立的结节样新生物，边界清楚，周围黏膜充血。病变也可呈龛状，恰好容纳对侧的声带突。病变后期可形成瘢痕、纤维化，导致喉后部狭窄、粘连。

五、治疗原则

目前 LCG 的治疗包括内科治疗和外科手术治疗两部分。内科治疗包括：嗓音训练、抑酸治疗、肉毒毒素 A 肌内注射、病变内激素注射和激素雾化疗法等。

（一）内科治疗

1. 抑酸疗法　由于胃食管反流或咽喉反流是 LCG 的重要甚至首要的发病因素，所以目前普遍认为抑酸疗法是 LCG 的首选治疗方法。抑酸疗法包括抗反流治疗和抑酸药物治疗。由于胃酸具有强烈的刺激性，因此酸反流可以损伤喉腔黏膜，产生类似消化性溃疡的黏膜炎性反应，引起刺激性咳嗽，最终形成肉芽。

（1）抗反流治疗：主要为改变不良生活方式，生活中避免进食可能引起胃食管反流或咽喉反流的食物，禁食刺激胃酸过多分泌的食物，如辛辣刺激性食物、甜食、高脂性食物、碳酸饮料、含咖啡因制品、浓茶等，忌烟酒，睡前 2～3h 禁食，合理规律饮食，不穿紧身衣服等。

（2）抑酸药物治疗：主要为服用质子泵抑制剂（proton pump inhibitor，PPI），临床常用的如奥美拉唑、埃索美拉唑或兰索拉唑等，服用 PPI 过程中如果出现轻微胃肠不适可加服促进胃肠动力药。

2. 嗓音训练疗法　声带滥用可能为 LCG 的发病机制，声带麻痹、声带瘢痕和声带萎缩等导致声门闭合不全，声门闭合不全导致患者发声质量下降，以致需要更用力地发声，结果双侧声带突频繁高强度撞击，最终形成肉芽肿，歌手、广播员、教师、销售员等职业用声者和高强度用声者是危险人群。

嗓音训练主要是通过对声带功能的锻炼，达到喉腔肌肉的再平衡，声音控制力的加强，以及发声方式的纠正，最终使得声带间的最大振幅增加，声带黏膜的弹性得以改善，发声时声门前中部正常贴合，声门后部留有裂隙，消除双侧声带突的撞击。对有长期清嗓习惯和用声过度的患者，当肉芽肿物较小、无蒂且无明显呼吸困难时，可在定期观察下非手术治疗。休声 2～4 周，减轻双侧声带突的相互撞击，以利于溃疡黏膜修复，使肉芽肿消退。对有长期清嗓习惯的患者应进行纠正，包括戒烟、戒酒，清淡饮食，以减少咽喉部的刺激。对发声和用嗓过度的患者，指导患者低调、低沉发音，切勿高亢，这样可减轻喉肌紧张度，减少声带突撞击。

嗓音训练是 LCG 的治疗和预防方法，也可以作为抑酸药物治疗同时和手术治疗后的一种辅助治疗，此方法治疗简便，但治疗时间长，关键在患者的长期依从性。

3. A型肉毒毒素甲杓肌注射法　A型肉毒毒素是一种治疗局限性肌张力障碍性疾病的有效药物，在过去20多年中，因其安全有效，已被广泛应用于临床各科。有研究认为对抗胃食管反流、嗓音矫正治疗、手术治疗等方法无效的LCG可应用A型肉毒毒素治疗。A型肉毒毒素甲杓肌注射治疗LCG，其作用机制主要是通过A型肉毒毒素抑制肌肉运动神经元末梢释放乙酰胆碱，麻痹喉部肌肉，声门不能完全闭合，避免双侧声带突接触，刺激肉芽肿。

每次注射剂量为5～25U，主要注射方法：将1.5英寸长的25号针头经甲状软骨上切迹插入，沿皮下通过会厌前间隙并穿过会厌柄进入喉腔，在可视喉镜下将A型肉毒毒素注入杓间肌内。

由于A型肉毒毒素可造成神经肌肉接头处传递障碍，从而产生短期内的声带肌麻痹，声带活动不良，引起发音障碍和呛咳，其不良反应可持续3个月。故注射A型肉毒毒素治疗LCG后，患者要忍受声带及其周围肌肉麻痹，声带麻痹带来的声嘶、发声困难等症状至少持续3个月，持续较长时间的声音嘶哑会给患者带来心理负担，而且该疗法并没有完全去除患者的发病因素，存在再次复发的风险。因此建议仅对术后复发患者应用，且注射剂量严格控制，防止出现喉肌不可逆转损伤。

4. 病变内糖皮质激素注射疗法　糖皮质激素是至今最常用且最有效的抗炎药物之一，由于临床上部分患者出现单纯药物治疗无效或反复手术后复发，后续的治疗方案难以抉择的情况，因此近年来病变内激素注射治疗成为重要手段。近年来一些学者行病变内激素局部注射治疗LCG取得较好疗效。LCG病变处的炎症反应是导致其较难治愈和较易复发的原因之一，而糖皮质激素可以很好地控制并消除炎性反应，从根本上去除始动因素，尤其对于经其他疗法治疗无效的患者。

目前病变内激素注射方法包括：经甲状舌骨膜法、经甲状软骨法、经环甲膜法、经口咽法四种，其中以经甲状舌骨膜法病变内糖皮质激素注射配合抑酸疗法治疗LCG疗效确切，操作简便准确，疗程短，副作用少。注射过程如下。

（1）应用1%丁卡因溶液对患者的鼻咽、口咽进行表面麻醉。

（2）患者躺于门诊治疗床上，肩下垫枕以充分显露颈前部。

（3）用2%利多卡因对甲舌膜部位进行皮下局部麻醉，然后经环甲膜注射2%利多卡因2ml以麻醉声带及远端气管。

（4）5～10min后经鼻电子喉镜显露声门，将针长60mm的一次性无菌注射器根部折弯 45° 后，沿甲状软骨上切迹经皮下组织、会厌前间隙、会厌斜向下进入喉腔，直视下调整针头角度将糖皮质激素注入肉芽肿内及基底内（图 11-1-1）。

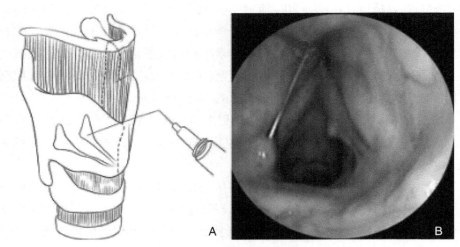

图 11-1-1　病变内激素注射
A. 病变内激素注射示意图；B. 病变内激素注射喉镜图

（5）根据病变大小每次注射 0.3 ～ 1.0ml，每个月复查 1 次，如病变不消失则再次注射。在注射期间患者出现会厌、声带血肿、声带严重萎缩等局部或全身严重不良反应时应停止注射。

病变部位局部激素注射具有局部麻醉下即可操作，药物浓度高，药效持续时间长，重大不良反应罕见等优点，且注射过程在电子喉镜下操作，视野开阔，可以充分显露喉腔，易控制针头走行及注射的深度和位置，操作简便，患者较易耐受，成功率高。

虽然病变内激素注射疗法在门诊即可操作进行，但此方法对临床医师的技术要求较高，而且采用何种激素治疗效果更好、作用更持久、药物不良反应更少，仍有待研究。所以在临床上并非首选疗法，结合患者对治疗的接受度，首选治疗仍以抑酸疗法为主。抑酸疗法无效时，尤其是难治性 LCG，可选择联合治疗。病变内激素注射结合抑酸疗法可作为临床治疗特发性喉接触性肉芽肿的一种安全有效的替代疗法，尤其对于难治性肉芽肿，疗效确切。另外，激素局部雾化吸入治疗 LCG，降低了气道高反应性，可缓解咳嗽症状，减轻双侧声带突之间的撞击，减轻了慢性咳嗽对双侧声带突的刺激，常作为联合治疗的一部分，罕见有单独激素雾化吸入治疗的报道。

5. 其他方法　硫酸锌治疗 LCG 是一种简单、安全、有效的方法，无论是作为初始治疗还是补救性治疗。锌作为人体必需的一种矿物质，是人体 300 多种不同酶的重要辅助因子，在许多生化反应中起着至关重要的作用。锌是伤口愈合过程中的主要微量元素，参与胶原蛋白合成、上皮组织修复等，应用硫酸锌溶液可促进伤口的愈合，但其确切的机制尚不清楚。有学者应用硫酸锌口服治疗 LCG，声带突肉芽肿均消失，症状得到改善，取得良好效果。

另外，有报道局部麻醉下自体脂肪填充术治疗特发性 LCG 合并声门闭合不全的 9 例患者，7 例（78%）患者肉芽肿完全消失，同时发声质量及声带功能均得到了明显的改善。

有研究报道中西医结合治疗 LCG，认为中药辨证施治对西药抑酸治疗具有协同甚至代替治疗作用，并能从根本上调理机体，减少西药副作用并缩短疗程。

（二）手术治疗

手术能快速解决声嘶及部分咽异物感的症状，但是单纯切除肉芽肿病变的手术方法创伤大，恢复时间长，复发率高。选择何种手术、如何切除肉芽肿仍有争论。一些医师主张完整切除肉芽肿，待其基底自然愈合。另一些医师主张应用喉显微手术器械切除，避免过多损伤周围及深面正常组织，不扩大创面。随着医疗技术的不断发展进步，高清摄像系统的引进，以及支撑喉镜下外科缝合的技术改进，目前临床上所用术式也在不断创新。现手术方式一般选择在支撑喉镜下完成，可配合显微镜、激光、等离子等协助处理，也可在电子喉镜下摘除。摘除肉芽肿后力求缩小创面，做创面拉拢缝合，利于周围正常上皮生长加速覆盖创面，减少复发。手术中应彻底切除病变，并且激光切除病变时对组织烧灼的深度不宜过深，而且手术中应尽可能减轻对喉的刺激，因此对喉部局部麻醉避免插管，对于治疗因插管引发的喉接触性肉芽肿极为重要。传统术式术中易损伤周围正常黏膜组织及病变下方的软骨膜，手术创伤再次诱发炎症，或残留肉芽肿基底部，导致肉芽肿复发，因此可利用低温等离子射频消融技术减轻对深部组织的损伤，同时改进手术方法，彻底切除肉芽肿病变后分离软骨膜，钳取部分杓状软骨，减少复发。

由于手术后复发率高，而且多次手术后不能痊愈。所以外科手术一般不作为首选治疗方法。只有当内科治疗无效、肉芽肿很大堵塞气道而出现憋气症状、不能明确病变性质或怀疑癌变时才考虑手术治疗或联合治疗模式。随着临床医疗水平的不断提高，LCG 的治疗手段也越来越多样化。而个体化治疗方案，即由单一治疗模式向联合治疗模式转变正在成为趋势。目前临床上对 LCG 的治疗倾向个体化治疗方案，正在由单一治疗模式向联合治疗模式如病变内激素注射联合抑酸药物的综合治疗。

第二节　评估喉接触性肉芽肿（LCG）的临床新技术

一、电子鼻咽喉镜检查

电子鼻咽喉镜是利用光学数字技术提供高清晰度画质的医用内镜设备。它是一面纤细的软镜，由鼻腔进入，镜头位于最前端，先端部可以弯曲，由浅入深地随生理弯度观察鼻、鼻咽、口咽及喉部情况。对鼻咽喉部炎症、异物、肿物、发音功能异常等患者进行明确诊断。

在 LCG 的检查、治疗中，电子鼻咽喉镜具有重要作用。

电子鼻咽喉镜能够清晰地观察到喉部的病变情况，包括肉芽肿的大小、形态、位置等。可以准确判断肉芽肿的范围及与周围组织的关系。还可以让患者进行不同的发声动作，动态观察肉芽肿在不同状态下的变化，有助于更全面地了解病情。同时可以辅助治疗操作，在进行喉部局部药物注射治疗时，电子鼻咽喉镜可以精准地引导注射针头到达病变部位，提高治疗的准确性和安全性。在治疗后，可以通过电子鼻咽喉镜定期复查，观察肉芽肿的消退情况，评估治疗效果。

二、胃食管反流或咽喉反流评估量表

（一）胃食管反流评估量表

目前，临床常用的胃食管反流病诊断问卷包括反流性疾病问卷（reflux disease questionnaire，RDQ）量表（表 11-2-1）和胃食管反流病问卷（gastroe-sophageal reflux disease questionnaire，GerdQ）量表（见表 11-2-2）。

表 11-2-1　反流性疾病问卷量表（分）

过去 4 周，您出现以下症状的频率	无	＜1 天/周	1 天/周	2～3 天/周	4～6 天/周	每天
胸骨后烧灼感（烧心）	0	1	2	3	4	5
胸骨后疼痛感	0	1	2	3	4	5
反酸	0	1	2	3	4	5
食物反流	0	1	2	3	4	5

续表

过去 4 周，您出现以下症状的程度	无	很轻微	轻微	中度	较重	严重
胸骨后烧灼感（烧心）	0	1	2	3	4	5
胸骨后疼痛感	0	1	2	3	4	5
反酸	0	1	2	3	4	5
食物反流	0	1	2	3	4	5

表 11-2-2　胃食管反流病问卷量表分

过去 7d，您出现以下症状的频率	无	1 天 / 周	2～3 天 / 周	4～7 天 / 周
胸骨后烧灼感（烧心）	0	1	2	3
胃内容物反流	0	1	2	3
上腹部中央疼痛	3	2	1	0
恶心	3	2	1	0
因烧心和（或）反流难以获得良好的夜间睡眠	0	1	2	3
除医师告知的药物外，还需额外服用其他药物缓解烧心和（或）反流	0	1	2	3

当 RDQ 评分 ≥ 12 分或 GerdQ 评分 ≥ 8 分，认为存在胃食管反流病（GERD）的可能性大。症状问卷量表具有简便、快捷、无创的优点。当以内镜和食管反流监测作为诊断金标准时，RDQ 的敏感度和特异度分别为 62% 和 67%，GerdQ 的敏感度和特异度分别为 65% 和 71%。因此，临床上可将 RDQ 和 GerdQ 作为胃 GERD 的辅助诊断工具，对患者进行初步判断。

（二）咽喉反流评估量表

咽喉反流评估量表包括反流症状指数（reflux symptom index，RSI）量表（表 11-2-3）及反流体征评分量表（reflux finding score，RFS）（表 11-2-4）。

表 11-2-3　反流症状指数量表（分）

过去 1 个月，困扰您的症状及其程度	无	极轻微	轻微	中等	严重	非常严重
声嘶或发音障碍	0	1	2	3	4	5
持续清嗓	0	1	2	3	4	5

续表

过去 1 个月，困扰您的症状及其程度	无	极轻微	轻微	中等	严重	非常严重
痰液过多或鼻涕倒流	0	1	2	3	4	5
吞咽食物、水或药片困难	0	1	2	3	4	5
饭后或躺下咳嗽	0	1	2	3	4	5
呼吸困难或窒息发作	0	1	2	3	4	5
咳嗽	0	1	2	3	4	5
咽喉异物感	0	1	2	3	4	5
烧心、胸痛、胃痛	0	1	2	3	4	5

表 11-2-4　反流体征评分量表（分）

假声带沟	0= 无	弥漫性喉水肿	0= 无
	2= 存在		1= 轻度
喉室消失	0= 无		2= 中度
	2= 部分		3= 重度
	4= 完全		4= 堵塞
红斑 / 充血	0= 无	后连合增生	0= 无
	2= 局限于杓状软骨		1= 轻度
	4= 弥漫		2= 中度
声带水肿	0= 无		3= 重度
	1= 轻度		4= 堵塞
	2= 中度	肉芽肿	0= 无
	3= 重度		2= 存在
	4= 间隙水肿	喉内黏稠黏液附着	0= 无
			2= 存在
		总分	

　　RSI 可用于初步评估咽喉不适患者的症状及其程度。RSI 评分＞ 13 分为患者存在咽喉反流的可能性大。当以咽喉 pH 监测结果作为诊断金标准时，RSI 量表的敏感度和特异度分别为 48.6% 和 82.5%。

　　RFS 是用于诊断咽喉反流性疾病（laryngopharyngeal reflux disease，LPRD）

的工具之一。在使用 RFS 量表时，医师需要根据患者的体征进行评分，评分项目通常包括咽喉部的体征，如声音嘶哑、咽喉疼痛等，如果 RFS 评分 > 7 分，可以初步诊断为 LPRD。RFS 量表常与 RSI 量表一起使用，以提高诊断的准确性。RFS 量表因其廉价、无创、易于操作等优势，在世界范围内得到广泛应用。

三、24h pH 监测

（一）24h 多通道食管腔内阻抗 -pH 监测

24h pH 监测是目前被国内外学者广泛认可的咽喉反流客观监测手段。24h 多通道食管腔内阻抗 –pH 监测（multichannel intraluminal impedance-pH，24h MII–pH）是近年来发展起来的一项新技术，也是目前临床上应用较多的一种能够较客观、全面地监测反流的方法，其可以判断有无病理性酸反流、检测反流物的性质（气体、液体或混合气液）、区分吞咽与反流的过程、监测反流发生时的体位及时间点、评估反流与症状之间的相关性，以及评估疗效等。2018 年里昂共识将 24h MII–pH 技术作为诊断 GERD 的金标准，其对非糜烂性反流病（nonerosive relux disease，NERD）、反流高敏感（reflux hypersensitivity，RH）、功能性烧心（functional heartburn，FH）及伴有食管外症状的 GERD 等难治性胃食管反流病（RGERD）的诊断、疗效评价及药物选择具有较大的参考价值。

24h MII–pH 监测联合了 pH 监测和阻抗监测，使观察者在分析反流图形时可准确判断咽喉部 pH 下降是否由反流引起，大大提高了诊断反流事件的准确性，被认为是诊断咽喉反流疾病（laryngopharyngeal reflux disease，LPRD）的金标准。

（二）口咽部 pH 监测（Dx-pH）

口咽部 pH 监测（Dx–pH）监测是一种新型的口咽部 pH 监测技术，其电极导管经鼻置于口咽部，患者不适感明显减轻，且可精确测量气道 pH。有研究表明，24h Dx–pH 监测可弥补 MII–pH 监测患者检查感受差和 pH 探头会因黏膜干燥或暴露于气体环境出现伪像的缺点，可检测气道 pH 变化。若以 MII–pH 监测为参考金标准，则 Dx–pH 监测诊断咽喉反流的敏感度为 68.8%，说明 MII–pH 监测依照现行的标准检出了更多的反流阳性事件例数。而酸清除时间较短的反流使口咽部气道环境的 pH 明显下降，故 Dx–pH 监测检出阳性时间的能力较弱。

24h Dx–pH 和 MII–pH 监测各有优缺点，具有一定的互补性。

四、声门比例（GP）测量

电子鼻咽喉镜检查时，让患者充分显露声门，采集声带运动的视频并截取最大吸气相喉镜图。评估最大吸气相时的喉镜图，按照图 11-2-1 所示，使用 IMAGE J 1.49v 图片处理软件测量受试者的声门比例（GP），即膜间区与软骨间区的中矢状径比值（GP=IM/IC）。

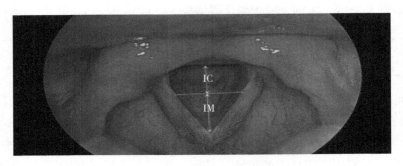

图 11-2-1　声门区域的图像

软骨间区（IC）和膜间区（IM），以两侧声带突之间的假想线为界限

五、治疗效果评定标准

治疗效果分四个级别，即治愈、显效、有效和无效。

1. 治愈　即病变完全消失且其他部位未见新生病变（图 11-2-2）。

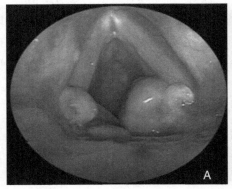 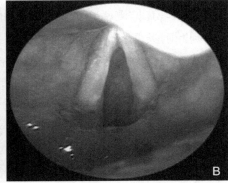

图 11-2-2　患者治愈前后对照图

A. 治愈前；B. 治愈后

2. 显效　即病变体积较原发时减小 50% 以上，且其他部位未见新生病变。

3. 有效　即病变体积较原发时减小 20% ～ 50%，且其他部位未见新生病变。

4. 无效　即病变体积较原发时减小 20% 以下或病变范围增大，伴或不伴其他部位新生病变。

第三节　声带注射联合抑酸疗法治疗
喉接触性肉芽肿的精准护理

一、注射治疗前准备

注射治疗前准备是确保患者注射治疗成功和患者安全的重要环节。护士需要对患者的病史、用药情况、过敏史等信息进行详细的沟通。同时，还需要对患者进行全面的评估，以确保注射治疗的安全性和有效性。

（一）一般评估

1. 病史评估　护士应详细了解患者的个人健康史，包括既往疾病史、手术史、现疾病治疗史等，尤其是胃食管反流疾病及咽喉反流疾病病史，以及药物过敏史、家族疾病史等。同时进行全面的体格检查，以评估患者的一般情况以及有无伴发其他疾病。

2. 风险评估　根据风险评估量表对患者进行各项风险的逐项评估。如存在风险，拟定有针对性的个性化护理措施，并充分告知患者及其家属风险名称、风险等级、风险的预防及应对措施等，做好记录。

3. 身体状况评估　测量患者生命体征、身高、体重等，结合患者既往史及现病史、风险评估情况，综合分析患者身体状况，并及时记录、报告医师。

4. 常规检查　评估心肺功能的心电图、胸部 X 线片，以及实验室检查，如血常规、血生化、凝血功能、免疫、尿、粪常规等。

5. 心理评估与支持　护士应热情接待患者及其家属，主动与患者及其家属进行沟通，介绍门诊的治疗特色，以及喉接触性肉芽肿的相关知识、相关治疗、注意事项等。多数患者已数次就医，甚至数次手术，但疗效不佳、反复复发使患者心理压力较大，对后续治疗的疗效的不确定性容易加重患者心理负担，因此在术前进行心理评估是必要的。护士应与患者进行交流，了解其心理状态和抗压能力，并提供相应的心理支持和安慰，以提高患者的治疗依从性和积极性。

（二）专科评估

1. 电子鼻咽喉镜检查　直接观察喉部的病变情况，包括肉芽肿的侧别、大小、形态等。

2. 反流相关性评估　胃食管反流、咽喉反流是喉接触性肉芽肿常见的致病因素。护士可以利用 RDQ、GerdQ、RSI、RFS 量表对患者是否存在胃食管反流、咽喉反流及反流的严重程度情况进行评估。

（1）RDQ 量表：用于评估患者过去 4 周胃食管反流的症状出现频率及程度。

量表包括以下四个问题：胸骨后烧灼感（烧心）、胸骨后疼痛感、反酸、食物反流，每个问题的出现频率分为 0～5 分，0 分表示没有此症状，5 分表示每天均发生；每个问题根据症状的严重程度分为 0～5 分，0 分表示没有症状，5 分表示非常严重。每项评分后计算出总分数，评分 ≥ 12 分，认为存在胃食管反流病（GERD）的可能性大。

（2）GerdQ 量表：用于评估患者过去 7d 出现胃食管反流的症状的频率。量表包含以下问题：胸骨后烧灼感（烧心）、胃内容物反流、上腹部中央疼痛、恶心、因烧心和（或）反流难以获得良好的夜间睡眠、除医师告知的药物外，还需额外服用其他药物缓解烧心和（或）反流，每个问题分为 0～3 分，分为无症状、每周 1d、每周 2～3d、每周 4～7d。每项评分后计算出总分数，评分 ≥ 8 分，认为存在胃食管反流病（GERD）的可能性大。

（3）RSI 量表：用于评估患者过去 1 个月咽喉反流的症状及其程度。量表包含多个问题，涉及声嘶或发音障碍、清嗓、痰多或鼻涕倒流、吞咽困难、饭后或躺下后咳嗽、呼吸不畅、烦人的咳嗽、咽喉异物感、烧心、胸痛、胃痛等症状。每个问题根据症状的严重程度分为 0～5 分，0 分表示没有症状，5 分表示非常严重。通过患者的评分，计算出总分数，评分 > 13 分为患者存在咽喉反流的可能性大。

（4）RFS 量表：用于医师通过检查患者咽喉后评估患者咽喉反流的体征及其程度。量表包含八个问题，其中假声带沟、肉芽肿、喉内黏稠黏液附着三项，0 分表示无此体征，2 分表示存在此体征；另五项为喉室消失、红斑 / 充血、声带水肿、弥漫性喉水肿、后联合增生，每个问题根据体征的严重程度分为 0～4 分，0 分表示没有症状，4 分表示非常严重。根据每项评分，计算出总分数，评分 > 7 分即可初步诊断为咽喉反流疾病。

3. 24h pH 监测

（1）24h MII-pH 监测：监测便携系统为单根双 pH 通道电极导管，该导管有 6 个阻抗通道和 2 个 pH 通道，6 个阻抗通道中 2 个位于中段食管以及 4 个分别位于食管上括约肌下方约 0cm、3cm、5cm、7cm，2 个 pH 监测点分别位于食管下段和食管上括约肌上方约 1cm 处。定位方法为在电子喉镜直视下将近门齿端 pH 电极上方的标志线处于环状软骨后区食管入口上方，并被黏膜包裹，此法可将近端 pH 探头定位于食管上括约肌上方，定位准确性不亚于食管测压法。监测期间要求患者记录饮食时间、饮食种类、躺下睡觉的时间，所有患者在监测期间除禁食酸性食物外，鼓励正常饮食及活动。将监测记录数据采用反流分析软件，输出反流波形图和反流数据报告，再行人工分析校正。依照目前国际上最通用的诊断标准，24h MII-pH 监测结果阳性标准为排除各类非反流因素引起的 pH 下降后检出的咽喉部 pH ＜ 4 事件，判定为一次 MII-pH 监测反流阳性事件；24h 咽喉酸反流次数 ≥ 3 次，记录为 MII-pH 监测结果阳性。

（2）24h Dx-pH 监测：监测系统电极导管末端探头呈水滴状，其内有 pH 感受器和便于定位的 LED 指示灯。该导管探头表面有一层湿化膜，可使呼出气体在探头表面液化，将探头内 pH 感受器周围的气态环境变为液态或雾化状态，产生锑电极可检测到的氢离子，测量口咽部气态环境的 pH。监测前，检查者可经口腔直视电极末端探头闪烁的 LED 灯，调整探头位置于口咽部悬雍垂下方 5 ～ 10mm。记录数据输入配套软件进行图形和数据分析。24h Dx-pH 监测结果阳性标准为排除进食事件后直立位 pH ＜ 5.5 或卧位 pH ＜ 5.0，判定为一次 Dx-pH 监测反流阳性事件；计算 Ryan 指数后，直立位评分大于 9.41 分和（或）卧位评分大于 6.81 分，记录为 Dx-pH 监测结果阳性。

（三）注射治疗前宣教

1. 注射治疗前，护士对患者进行治疗前准备及治疗注意事项等宣教指导。例如术前做好个人卫生，尤其是口腔卫生及颈部卫生，男士剃胡须。

2. 告知患者注射治疗的方式，注射过程及注射时配合方法等，保证治疗顺利进行，同时避免患者因未知而产生恐惧心理，减轻心理压力。

3. 告知患者注射治疗 2h 后方可进温凉软食。

4. 告知患者术后可能发生的情况、不适症状及其应对方式。

二、注射治疗中的精准护理

（一）准备工作

1. 环境准备　治疗室宽敞明亮，整洁无污染，通风好。

2. 物品准备

（1）常规物品：无菌治疗巾、2ml 无菌注射器、无菌手套、酒精纱布、消毒棉签、无菌棉球、无菌纱布。

（2）特殊耗材：针长 60mm 的 5 号一次性无菌注射针头。

3. 器械准备　护士要在注射开始前，仔细核对器械、用物，确保仪器设备处于良好的工作状态，治疗所需的耗材在效期内，包装完好，可以正常使用。

（1）治疗床：检查治疗床功能是否处于功能完好状态，垫巾一人一换。

（2）电子内镜摄录系统：检查电子鼻咽喉镜系统运行正常，内镜镜头清晰无模糊等影响视线情况。

4. 药品准备　注射用曲安奈德（根据医嘱）、灭菌注射用水等。

5. 患者准备

（1）患者了解护士术前的宣教内容，例如注射的方式、注射过程及注射中的注意事项等，愿意配合治疗，心理状态平稳。

（2）了解患者有无所用药物，如利多卡因、曲安奈德等过敏史及治疗的禁忌证。

（3）查看颈部活动情况，评估患者能否耐受治疗时的头部下垂体位。

（4）患者已给予羟甲唑啉收缩鼻腔黏膜，1% 丁卡因表面麻醉鼻腔、口咽黏膜。

（5）患者平卧，肩下垫枕，头后仰，保持颈正中位，充分显暴露喉部。

（6）用 2% 利多卡因对甲舌膜部位进行皮下局部麻醉，然后经环甲膜注射 2% 利多卡因 2ml 以麻醉声带及远端气管。

（7）固定好患者肢体，告知患者治疗过程中勿移动身体，以免影响注射进针。

6. 医务人员准备

（1）严格无菌操作：严格遵循无菌操作规范和消毒流程，降低感染风险。

（2）治疗前安全核查：护士核对患者身份信息确认无误；确认患者无所用药物过敏史、无治疗禁忌证。

（二）治疗方式

采用电子鼻咽喉镜从患侧声带的对侧鼻腔进入，显露声门，动态观察病变部位，将针长 60mm 的一次性无菌注射器根部折弯 45°，沿甲状软骨上切迹经皮下组织、会厌前间隙、会厌斜向下进入喉腔，在电子鼻咽喉镜镜头直视下针头斜向下缓慢走行至声带突病变旁，调整针头角度将醋酸曲安奈德注射液 0.3～1.0mg 分次注入声带病变处及其基底内。

（三）治疗中护理配合

在治疗中，护士除协助传递治疗用物外，最重要的是要保持保持患者呼吸道通畅，避免误吸。喉部黏膜表面麻醉后会使喉部感觉、运动迟钝，部分患者有喉部肿胀、憋气的主诉，需警惕局麻药过敏引起喉头水肿；加之喉管内麻醉、声带注射会有少量药物进入喉管，致使患者呛咳有误吸的风险。措施如下。

1. 询问患者用药史及过敏史，对于药物敏感的患者适当减少麻醉药物用量。

2. 准备吸痰装置、气管切开包等，做好安全应急准备。

3. 黏膜麻醉后，治疗开始前，多功能纤维鼻咽镜下先查看咽喉部有无肿胀及声带运动情况。

4. 喉管内注射时嘱患者屏气。

5. 注射过程中嘱患者头部制动，除配合动作外，尽量避免吞咽动作，避免不必要的损伤。

6. 操作快速准确，注射毕立即扶患者坐起。

7. 重视患者主诉，做好病情观察，及时通知医师。

三、注射治疗后精准护理

（一）一般护理

注射治疗后，颈部穿刺处持续按压 20min 至无出血为止。

（二）专科护理

1. 注射治疗后痰中少量带血为正常现象，嘱患者轻轻吐出。

2. 告知患者注射治疗后 2h 内禁食、水，以免发生误吸。

3. 饮食宜选择营养丰富温凉软食，避免食用粗糙、坚硬及辛辣刺激性食物，防止咽部疼痛、出血等。

4. 注射治疗后避免咳嗽，防止声带剧烈震动、碰撞刺激影响疗效。

5. 注意嗓音休息，避免过度发音，禁止硬起音和情绪冲动时大声叫喊。

（三）注意事项

1. 嘱患者穿刺处 24h 内保持清洁干燥，避免感染。

2. 治疗结束后留观 1h，患者无特殊不适方可离开。

（四）健康指导

目前认为 LCG 发病的主要影响因素为胃食管反流或咽喉反流，通过健康宣教使患者认识 LCG 产生的原因，生活中避免胃酸反流继续刺激咽部，才能促进痊愈，有效防止复发。

四、抑酸疗法精准护理

包括抑酸药物使用及方式指导，具体如下。

1. 用药指导：医嘱使用抑酸药物联合治疗，告知患者遵医嘱定时、定量、规律服用抑酸药，忌自行增减用量。

2. 饮食指导：治疗期间禁烟、酒，避免进食易引起胃食管反流的食物，如高脂饮食、酸性饮料、巧克力、咖啡、浓茶和辛辣食品。

3. 养成良好的生活习惯：生活中应避免促使胃酸反流刺激咽部的行为，才能促进疾病康复。睡觉前 2h 避免进食；睡觉时适当垫高枕头；避免在生活中长久使用增加腹压的各种动作和姿势；不穿紧身衣服；避免频繁清嗓动作；少食多餐，忌暴饮暴食。

4. 有个别患者出现消化不良、胃胀的症状，加服促进胃肠动力药后症状均消失或可耐受。

五、24h pH 监测精准护理

24h pH 监测是一项有创操作，需将 pH 监测电极经鼻腔插入食管和（或）咽喉来检测异常酸反流情况，患者在佩戴监测过程中会有不适感。24h MII-pH 监测便携系统 6 个阻抗通道中 2 个位于中段食管以及 4 个分别位于食管上括约肌下方约 0cm、3cm、5cm、7cm，2 个 pH 监测点分别位于食管下段和食管上括约肌上方约 1cm 处。患者在检查过程中有咽部不适、恶心、吞咽困难等不适。与 MII-pH 电极相比，Dx-pH 电极更细更软，而且探头放置较浅，刺激较小，基本没有咽部不适、恶心、吞咽困难等，更适于儿童的咽喉反流的监测（最小年龄 6 个月）。为保证监测效果，同时减轻患者不适，在监测过程中，应做好以下护理。

1. 充分告知患者，在监测期间除需禁食酸性饮食外，日常饮食无禁忌；监测期间不能洗澡，但日常活动无禁忌。

2. 嘱患者记录监测期间的饮食时间、饮食种类、立卧位状态及症状出现的时间，以保证监测的有效性。

3. 告知患者如发现管路脱出，应立即联系医务人员，少量脱出时可将脱出部分继续置入，完全脱出时需要经重新置入，并检查置入位置是否准确。

4. 告知患者如有不适可采取转移注意力的方式来缓解，如不适感明显不能耐受者，可联系医师拔除。

六、心理护理

LCG 是耳鼻咽喉头颈外科的一种少见病，具有难治愈、易复发的特点，手术切除和抑酸治疗是目前采用最多的治疗手段。手术的高复发率及长期药物治疗依从性差导致患者对治疗缺乏信心，加之 LCG 的声嘶、咽痛等症状致使发声障碍，导致交流障碍，严重影响患者工作、生活，因此情绪焦虑是患者的主要护理问题之一。针对患者心理状态对患者进行有针对性的心理护理尤为重要。

1. 评估患者心理，主动与患者沟通，询问现病史，了解患者有无 LCG 治疗史，认真倾听患者倾诉，换位思考理解患者感受。

2. 根据患者的不同就医经历、不同感受，有针对性地讲解患者关注的问题。

3. 向患者介绍声带激素注射治疗 LCG 的优点，操作简便、创伤小（仅有针眼）、疗效确切。

4. 利用所学，向患者介绍 LCG 的最新研究进展，介绍科室治疗 LCG 的优势。

5. 介绍一些成功病例帮助患者增强信心。

6. 以专业的知识、专业的操作获得患者的信任，提高对治疗的依从性。

第十二章

咽鼓管导管吹张雾化法治疗咽鼓管功能障碍

第一节　概　述

一、定义

咽鼓管功能障碍（eustachian tube dysfunction，ETD）是一个症候群，是咽鼓管功能障碍相关症状和体征的集合，也是中耳疾病的发病原因之一。在临床实践中，咽鼓管功能障碍多指咽鼓管通气功能异常。

二、流行病学调查

据统计，咽鼓管功能障碍在成人的发病率为 0.9% ～ 4.6%；儿童咽鼓管功能障碍患病率为 6.1%，10 岁以下儿童约 50% 有暂时的咽鼓管功能障碍。

三、临床表现

（一）咽鼓管功能障碍的分型

根据病程，咽鼓管功能障碍分为急性咽鼓管功能障碍（少于 3 个月的）和慢性咽鼓管功能障碍（大于 3 个月）。其中，慢性咽鼓管功能障碍又分为 3 个亚型。

1. 延迟开放型咽鼓管功能障碍　临床上最常见，是临床引起慢性化脓性中耳炎迁延不愈或反复发作的重要发病机制之一。根据病因可分为功能性阻塞、动力性功能障碍（肌力衰竭）、解剖性阻塞 3 种类型。

2. 气压型咽鼓管功能障碍　多见于周围环境气压改变时，如乘坐飞机、潜水、身处高海拔地区等。由于航空飞行环境中的气压变化，飞行员易罹患由此引起的航空性中耳炎。部分患者周围环境气压变化不大时也可出现。

3. 咽鼓管异常开放　咽鼓管开放主要通过吞咽等动作使腭帆张肌收缩，从而保持鼓室内外气压平衡，如腭帆张肌麻痹、萎缩，可使咽鼓管咽口处于开放状态而导致咽鼓管异常开放。

（二）咽鼓管功能障碍的临床表现

咽鼓管功能障碍主要表现为患耳中耳压力失衡带来的相关症状，如耳胀满感、耳鸣、耳痛或不适感，也可表现为耳闷堵感，"噼啪"声、响铃声，自听增强和听声朦胧等。除此以外，不同类型的咽鼓管功能障碍也会有不同的表现。

1. 延迟开放型咽鼓管功能障碍　患者会通过反复捏鼻鼓气或下颌活动来自行平衡中耳负压。

2. 气压型咽鼓管功能障碍　当外界压力降低时，中耳内气体可通过咽鼓管流出以平衡中耳内外压力，当外界压力升高时咽鼓管不易打开，气体不易进入中耳内。一旦鼓室内形成相对负压，咽鼓管的开放将更加困难，当压差持续增大将使咽鼓管发生不可逆的堵塞，导致中耳气压伤的发生。临床上可出现耳闷、耳痛、听力下降等症状，严重者可出现鼓室积液、积血，甚至鼓膜穿孔。

3. 咽鼓管异常开放　主要表现为耳胀满感和自听增强，典型者呼吸时可以感受到鼓膜的扇动，自觉仰卧位时症状减轻，而运动时加重，部分患者还有习惯性抽鼻动作。

四、治疗原则

咽鼓管功能障碍的病因及发病机制不同，治疗方式也不同。

（一）延迟开放型咽鼓管功能障碍的治疗

1. 药物治疗

（1）鼻用减充血剂：可改善咽鼓管通气功能，但应避免长期使用，防止药物依赖。

（2）鼻用糖皮质激素及抗组胺药：合并有变应性鼻炎时，可给予鼻用糖皮质激素喷鼻，抗组胺药口服，并积极查找过敏原。

（3）黏液溶解促排剂：对于可疑或已有中耳积液者，有助于鼓室内积液的排出。

（4）口服糖皮质激素：无糖尿病病史等禁忌证时，短期服用有助于症状的改善。

（5）其他：急性期有明确的细菌感染时，可短期使用敏感抗生素。伴咽喉反流者，可酌情使用抑酸剂。

有研究表明，鼻用糖皮质激素可明显改善分泌性中耳炎的症状，口服糖皮质激素也可用来治疗分泌性中耳炎，但长期的糖皮质激素治疗容易引起多种激素不良反应，且口服或鼻用激素和安慰剂相比并无区别或前期有效，后期无效。

鼻用糖皮质激素和抗组胺药均不能长期改善分泌性中耳炎患者中耳积液的情况。目前一般认为短期使用鼻用减充血剂、抗生素可能会暂时改善咽鼓管功能，但长期使用这些药物会引起药物相关的不良反应。

2. 吹张治疗

（1）捏鼻鼓气法（Valsalva 法）：是一种自行吹张技术，在紧闭口、鼻时用力经鼻做呼气动作，利用压力使鼻咽部气体经咽鼓管进入中耳，纠正中耳负压，促进咽鼓管开放，有鼓室内液体排出。该方法操作简单，成人与儿童均可完成，提前 5min 使用减充血剂喷鼻 1～2 次可提高成功率。

（2）波利策法（Politzer 法）：将波氏橡皮球的接头插入患者一侧鼻孔，另一侧鼻孔用手指压闭，然后嘱患者做吞咽动作，同时挤压橡皮球进行咽鼓管吹张。

（3）经鼻导管吹张法：将前端弯曲的金属导管插入鼻腔，经鼻底送至鼻咽部，然后转向中线并向前拉止于鼻中隔后缘，然后导管向外转约 180°，使导管前端进入咽鼓管咽口，然后进行吹张。在鼻内镜或纤维鼻咽镜的直视下插管更为准确。

（4）Ear popper 吹张：是基于波利策法的一种改良吹张方法，利用吹张器代替橡皮球进行吹张，其压力可控，装置便于携带，患者易于接受。

3. 手术治疗

（1）鼓膜穿刺术：既是治疗方法同时又是诊断方法，可以有效清除中耳内积液，改善中耳通气功能。必要时可重复穿刺，或抽液后注入糖皮质激素类药物。

（2）鼓膜切开术：鼓室内分泌物较黏稠，鼓膜穿刺不能吸尽者适用。

（3）鼓膜置管术：适用于病情迁延不愈或反复发作及头颈部肿瘤放疗后，咽鼓管功能短期内难以恢复正常者。置管的目的是改善通气引流，有效解除中耳负压和积液，促进咽鼓管恢复功能。鼓膜置管是临床处理咽鼓管功能障碍非常普遍的方法，但并不是直接对因治疗。

（4）腺样体切除术：凡因腺样体肥大导致咽鼓管功能障碍者，需要行腺样体切除术。

（5）激光咽鼓管成形术：在鼻内镜引导下，去除咽鼓管咽口肿胀的软组织，扩大咽鼓管咽口，使某些患者通气功能得到改善，在乳突根治术、鼓室成形术中起到良好的辅助作用。

（6）咽鼓管球囊扩张术：在内镜引导下，将球囊扩张导管的球囊部分经咽口沿咽鼓管走行方向置入咽鼓管内，通过压力泵注水扩张球囊并维持一定时间，球囊的膨胀压力对咽鼓管软骨部产生挤压作用，从而扩张狭窄或阻塞的咽鼓管。

对于慢性分泌性中耳炎，其他方法治疗效果不佳，迁延不愈者，可考虑行咽鼓管球囊扩张术治疗。

鼓膜穿刺、鼓膜切开及鼓膜置管术，只是单纯的清除了中耳积液，并没有解决咽鼓管阻塞的问题，因此容易复发。对于合并腺样体肥大的分泌性中耳炎患儿，腺样体切除术是一线治疗方案，但在治疗中应设置观察等待期。激光咽鼓管成形术辅助用于某些中耳疾病手术中，探查咽鼓管鼓室口阻塞的原因并予以清除。目前认为咽鼓管球囊扩张术可直接作用于软骨部，从根本上解决病因，并且损伤小、安全性高，术后并发症少，手术在操作简便，易于掌握。但目前的手术适应证及禁忌证仍在探索中，临床上多应用此手术治疗咽鼓管功能障碍、顽固性分泌性中耳炎，因儿童的咽鼓管较成人短平，直到 7 岁咽鼓管的长度才达到成人水平，因此目前该手术的年龄限制为 7 岁及以上，关于 7 岁以下的人群行此手术的安全及有效性目前仍在探索。

4. 咽鼓管导管吹张雾化法　此方法是在传统的咽鼓管导管吹张基础上进行改良，在导管吹张的同时利用压缩泵雾化的方式将糖皮质激素经鼻吹入咽鼓管及中耳，达到治疗的目的。是近年来应用于临床的一种治疗咽鼓管功能障碍的新技术。此治疗方法操作方便，作用直接且无创，适用于所有年龄段患者。吹张雾化治疗法方便简洁，易于操作，且对部分患者有良好的治疗效果。目前临床上已逐步使用咽鼓管吹张设备来治疗咽鼓管功能障碍。咽鼓管吹张设备可以有效治疗儿童慢性分泌性中耳炎，其不良反应主要为呼吸道感染、鼻出血。

（1）适应证

1）诊断为分泌性中耳炎的患者。

2）咽鼓管堵塞、中耳积液的患者。

3）鼓膜内陷与中耳负压的患者。

4）乘坐飞机、游泳、潜水引起的耳痛及不适患者。

5）高压氧舱治疗后引起的中耳不适的患者。

6）用于咽鼓管球囊扩张患者的术后康复治疗。

（2）禁忌证

1）咽鼓管闭锁。

2）存在唇腭裂等畸形，鼻咽腔不能封闭。

3）声带痉挛或麻痹。

4）吞咽功能障碍。

5）急性上呼吸道感染。

6）鼻出血。

（二）气压型咽鼓管功能障碍的防治

中耳气压伤是高压氧治疗、潜水和航空活动中常见的气压损伤。中耳气压伤的影响因素还包括上呼吸道感染、鼻腔鼻窦炎症、鼻中隔偏曲、软骨弹性、静脉压力、咽鼓管腔内的黏液等。环境压力发生变化时，任何导致咽鼓管开放困难的因素均可导致中耳气压伤的发生，可采用以下方法进行防治。

1. 当环境压力发生变化时，主动做开放咽鼓管的动作，如张口、打哈欠、Valsava、Toynbee 等来平衡中耳内外压力，减少中耳气压伤的发生。

2. 患有上呼吸道感染时，应暂停潜水、航空、高压氧治疗等活动，如必须进行时，除了服用治疗上呼吸道感染的药物外，还应鼻腔内滴麻黄碱或其他收缩鼻腔黏膜的药物，从而减轻鼻腔、鼻咽部及咽鼓管黏膜的肿胀。

3. 咽鼓管功能不良者及鼻科 Ⅱ 类疾病者（在地面无症状，环境压力变化时有继发性气压伤表现的）不宜进行潜水、航空、高压氧治疗活动，更不宜以此作为职业。

4. 对于咽鼓管锁定不能开放者，首先要改善咽鼓管功能，如积极治疗鼻科 Ⅱ 类疾病、咽鼓管吹张、减充血药物、抗菌消炎药物等。

5. 当咽鼓管功能无法改善时，要从消除鼓膜内外压力差的角度出发，如鼓膜置管，此时鼓膜内外压力差消失，咽鼓管压力差消失，鼓室及咽鼓管管腔内肿胀的黏膜逐渐恢复，咽鼓管功能得以恢复。

6. 在高压氧治疗过程中，利用鼓膜评估系统联合自动控制室，根据鼓室导纳的变化调节加压过程，进而预防中耳气压伤。咽鼓管功能不良患者使用中耳通（Ear Popper®）可以辅助平衡耳内外气压。

7. 对于飞行员，应学习使用面罩对鼻咽部或鼻腔加压的方法。要严格掌握飞行禁忌证，对严重上呼吸道感染而致咽鼓管功能不良者应暂时停飞，待症状彻底痊愈后方可飞行。

（三）咽鼓管异常开放的治疗

咽鼓管异常开放治疗的最终目的是重新建立正常的咽鼓管阀瓣开关机制。咽鼓管异常开放者应避免使用鼻用减充血剂和鼻用糖皮质激素，这些药物对缓解症状无效，甚至还有可能加重病情。目前治疗咽鼓管异常开放的方法很多，如鼓膜切开术和鼓膜置管术可以减轻耳闷和鼓膜异常活动等症状；咽鼓管管周脂肪注射、咽鼓管内羟基磷灰石注射、激光咽鼓管成形术、自体软骨咽鼓管内植入等方法也有报道，但疗效均不稳定；极端情况下也有封闭咽鼓管管腔，同时行鼓膜置管的报道。

五、儿童咽鼓管功能障碍

（一）儿童易发生咽鼓管功能障碍的原因

1. 儿童的咽鼓管结构随着年龄增长逐渐发育成熟　儿童的咽鼓管结构与成人相比具有"宽、短及平直"的特点。咽鼓管为连接中耳与鼻咽部之间的管道结构，由骨部和纤维软骨部组成，成熟的咽鼓管总长度为 31～40mm，平均 36mm，与水平面夹角为 30°～40°，三维模型类似沙漏，对于维持中耳压力平衡具有重要意义。咽鼓管还具有 Ostmann 脂肪垫、管旁肌肉、蝶骨沟和翼内板构成的骨性支撑，管腔底部呈波纹状，富含杯状细胞，与黏液清除有关，上部黏膜光滑，与通气及平衡压力有关。"宽"是指儿童咽鼓管管腔相对于成人更宽大，同时管腔内黏膜皱襞较大，在某些感染、物理、化学等因素刺激下更容易发生水肿，导致咽鼓管通气功能障碍。"短"是指儿童咽鼓管的骨部和软骨部总长度短，咽鼓管越短，保护机制越差。在婴儿期咽鼓管长度平均为 18mm，在 7 岁左右基本达到成人长度，这可能是 7 岁以后儿童急性中耳炎发生率明显下降的原因之一。"平直"是指相较于成人，儿童咽鼓管与水平面平行或角度仅为为 10°。另外，与成人腭帆张肌与咽鼓管软骨之间角度恒定不同，儿童腭帆张肌与咽鼓管软骨间的角度在鼻咽部较大，而近中耳端较小，这可能是儿童腭帆张肌收缩时不能有效开放咽鼓管的原因。

2. 儿童期免疫特点　儿童免疫系统发育不完善，呼吸道感染发生率高，易导致局部黏膜炎性反应引发中耳炎。上呼吸道感染时，鼻、鼻咽和咽鼓管黏膜充血，而咽鼓管黏膜充血肿胀会阻塞咽鼓管最狭窄部分，引起中耳负压及中耳渗液；中耳负压可能将鼻咽部的病原微生物吸入中耳腔，引发炎性反应；炎性反应会影响咽鼓管黏膜的黏液纤毛系统，造成中耳积液清除障碍；炎性介质还可以减少管腔表面活性物质，导致咽鼓管主动开放功能受损。鼻炎或鼻窦炎患儿鼻腔黏膜肿胀、下鼻甲肥大，加之炎性分泌物长期刺激，能够引发咽鼓管功能障碍。鼻炎或鼻窦炎患儿鼻腔黏膜肿胀、下鼻甲肥大，加之炎性分泌物长期刺激，能够引发咽鼓管功能障碍。变应性鼻炎可引起咽鼓管咽口肿胀，产生的炎性介质可使管腔毛细血管通透性增高，管腔分泌细胞增殖导致分泌物增多，影响咽鼓管的纤毛运输；同时炎性介质还可引起管腔表面活性物质减少，升高管腔表面张力，而咽鼓管开放必须克服咽鼓管管腔的液体表面张力及弹性阻力。鼻中隔偏曲可引起纤毛紊乱，导致鼻腔分泌物停滞，增加感染风险；气流湍流可导致微生物和污染物沉积在咽鼓管咽口，导致炎症和机械性阻。此外，鼻中隔偏曲患者对侧的下鼻甲通常代偿性肥大，可能损害同侧咽鼓管功能。

另外，儿童期咽淋巴内环的淋巴组织发育旺盛，体积增大，3～10岁特别显著。在外源性因素刺激下，咽淋巴内环增生，尤其是腺样体增生肥大，肥大的腺样体内淋巴细胞活性较高，免疫功能异常，分泌组胺、前列腺素等物质致咽鼓管黏膜水肿，会机械性堵塞咽鼓管咽口，导致咽鼓管通气、引流功能障碍。有研究表明咽鼓管口的形态变化是引起咽鼓管阻塞的重要原因，一旦阻塞易发生逆流，特别是患病儿童，其咽口周围常可出现明显的病理改变，如咽口被脓性分泌物覆盖，或被肥大的腺样体和扁桃体压迫等，导致鼻咽腔容积减少，造成吞咽时鼻咽压力升高，致使咽鼓管发生逆流，鼻咽部病菌进入中耳。除此之外，腺样增殖体的无纤毛化生上皮和纤维化的结缔组织也会影响咽鼓管黏膜纤毛的清除能力。

3. 高危因素　腭裂与咽鼓管功能障碍关系密切，其分泌性中耳炎发病率高达97%，即使手术修复腭裂后，仍有70%的发病率。腭裂是一种先天性发育障碍，腭裂患儿婴儿期即出现咽鼓管发育不全，原因是腭裂中断了腭咽部完整的肌环，无法形成"腭咽闭合"，导致口鼻腔相通。患儿咽鼓管短，腭帆张肌附着缺陷，不能有效收缩，导致吸吮、语音、听力等多种功能障碍。腭裂患儿还会因为食物从口腔腭部裂开处直接进入鼻咽部，从而引起咽鼓管咽口发生炎症和水肿。腭裂患儿软骨和管腔异常、软骨铰链部分弹性蛋白不足、咽鼓管咽口直接暴露于口咽等多种因素导致咽鼓管功能受损。部分腭裂修补手术由于从翼突钩切断了腭帆张肌，破坏了咽鼓管的主动开放功能，故术后仍会持续存在中耳通气不足。因此，对腭裂术后患儿仍需进行4～7年的中耳状态随访。

（二）儿童咽鼓管功能障碍的临床表现

患儿临床表现不典型，可出现听力下降、耳闷、耳内异响、自听过强或一过性耳痛等。急性患者病程较短，临床症状多可随着病因的消除而消失，病程较长者可出现行为异常或注意力不集中等表现，部分患儿可表现为对言语或环境声音应答迟缓，常可通过捏鼻鼓气、打哈欠、吞咽等动作缓解症状。急促的吸鼻会使鼻咽部形成急剧的负压，咽鼓管被动关闭，自听过强、耳闷等症状可暂时消失，部分患者为缓解耳部不适，形成习惯性吸鼻的表现。患儿早期体格检查可能无相应体征，引起分泌性中耳炎时可表现为鼓膜内陷或气泡形成，积液量较多时可表现为鼓膜膨隆，长期鼓室负压或合并粘连时耳内镜下可见鼓膜内陷袋、锤骨柄轮廓化甚至于鼓岬粘连，部分患儿在内陷袋的基础上进一步发展形成胆脂瘤。

（三）儿童咽鼓管功能障碍的治疗

1. 抗生素治疗　感染是引发儿童咽鼓管功能障碍的主要原因，在具有明确感染证据时可以使用抗生素，但不作为常规用药。

2. 抗过敏治疗　咽鼓管黏膜与鼻咽部黏膜相延续，覆盖呼吸道上皮的咽鼓管在接触变应原后会参与变态反应，其黏膜处于水肿或渗出状态。因此咽鼓管功能障碍患儿可给予抗过敏治疗，如第二代抗组胺药、鼻用糖皮质激素、白三烯受体拮抗剂等，应在医师指导下用药，注意适用年龄和疗程。

3. 咽鼓管吹张治疗　由于儿童治疗配合度相对差，因此儿童在进行咽鼓管吹张治疗时，部分患儿治疗效果欠佳。通常 3 岁以上儿童相对配合较好，实施治疗时需要给予更多的讲解及示范，有利于操作的顺利完成。

4. 手术治疗

（1）鼓膜置管术：是儿童咽鼓管功能障碍最常见的一种术式，小龄患儿需注意耳道直径及鼓膜倾斜度，应在内镜直视下操作。小龄儿童可选用哑铃形通气管，如有高危因素，如合并唐氏综合征、腭裂等时可采用 T 形管，以减少脱管率。

（2）腺样体切除：可与鼓膜置管手术同时或单独进行，由于腺样体组织有生理性肥大期，故手术前的观察期多是必要的。

（3）咽鼓管球囊扩张：儿童咽鼓管球囊扩张方法与成人类似。由于儿童咽鼓管在 6 ～ 7 岁时才发育成熟，因此实施球囊扩张时，需注意患儿年龄，以避免不必要的损伤。

（四）儿童咽鼓管功能障碍的自限性与随访观察

鉴于儿童咽鼓管功能发育不完善及不稳定性，儿童期咽鼓管功能障碍部分具有自限性，在治疗中设置观察等待期尤为重要，通常建议观察等待期为 3 个月，具体时间应从发现中耳积液开始计算（如果可以明确积液的起始时间）或者从诊断之日开始计算（如果不能明确积液的起始时间）。在决定观察时需确定是否存在有能引起不良后果的危险因素，并评估能否自愈。这些危险因素包括鼓膜有无内陷囊袋、听骨有无破坏，鼓膜有无内陷以及是否具有先天性结构异常等。只要存在鼓膜结构异常，无论中耳积液时间长短，都需要进行全面的听力学检查来评估手术指征。

第二节　评估咽鼓管功能障碍的临床新技术

一、耳镜或鼓气耳镜检查技术

耳镜或鼓气耳镜检查是评估咽鼓管耳端最简单有效，且能获得中耳信息的首要途径，能够有效观察鼓膜外观、活动度，评估中耳压力，有助于间接了解咽鼓管功能，但是很难以此判断其功能状态，必须结合声导抗、纯音测听、咽鼓管吹张等手段进行综合判断。

二、耳内镜检查技术

利用耳内镜观察鼓膜形态是否内陷及是否有鼓室积液，可以间接反映咽鼓管功能，是一项对治疗有指导意义的诊断评估，但不适用于鼓膜穿孔患者。

三、电子鼻咽喉镜检查技术

电子鼻咽喉镜检查可以直观了解和排除咽鼓管鼻咽口的阻塞及异常开放的情况。在一定程度上了解咽鼓管开口的功能。

四、声导抗检查技术

声导抗检查技术是一种无创、简单且相对客观的确定中耳状态的方法，通过声导抗测试鼓室图中声导纳峰压点的动态变化，综合评估咽鼓管对中耳气压的调节功能状态。是目前应用最广泛的咽鼓管功能定量评估方法。有文献报道其敏感度和特异度分别是 94% 和 95%。但声导抗不能定量反映咽鼓管开放功能，尤其是儿童，因其生理解剖等因素，容易造成漏诊。尽管如此，许多关于咽鼓管功能障碍相关疾病的研究以声导抗作为衡量标准之一。该技术对于检测咽鼓管功能障碍有许多限制，其测量结果受到测量时间和体位、季节等多种因素的影响。

五、咽鼓管测压法

咽鼓管测压法（tubomanometry，TMM）是一种客观、重复性较好、准确率高的直接研究咽鼓管功能的方法。它操作迅速，无痛，最早由 Estève 报道，应用咽鼓管测压仪通过检测鼻咽部及中耳腔两端压力变化来评估咽鼓管功能。主要是衡量鼻咽部气体压力增高时咽鼓管将气体传至中耳的能力，判断咽鼓管是否能被动开放提供了客观依据。通过在鼻部探头给予鼻咽部不同的压力（30mbar、40mbar、50mbar），然后探测鼻咽部的压力及外耳道压力的变化。在受试者做吞咽动作的时候，可通过咽鼓管引起中耳压力变化，进而导致外耳道压力变化，外耳道内的压力感受器可接收相应压力变化曲线。其中 C1（鼻咽部的压力开始上升的时间）、C2（鼻咽部的压力上升到最大值的时间），P1（外耳道内压力开始增加的时间）、P2（外耳道内压力上升到峰值的时间）。可得出咽鼓管开放潜伏期的指数 R 值，R=（P1−C1）/（C2−C1）。R ≤ 1 提示咽鼓管功能正常，

R＞1 提示咽鼓管延迟开放，若外耳道未记录到明显的压力变化，表明咽鼓管不能开放。R 值可反映咽鼓管的开放程度，较为客观地区分咽鼓管延迟开放和不开放。TMM 检查方法反映的是咽鼓管及乳突黏膜整体的气流运动，有利于诊断仅有耳闷症状，而无明显临床体征的主观性咽鼓管功能障碍。

TMM 是近年来临床较为常用、相对简单、实用的一种咽鼓管功能障碍诊断技术。TMM 操作简便、省时，仅需患者配合吞咽动作，根据现有临床经验，目前能配合的最小患儿为 3 岁，一般患者均能配合检查，是一个相对简单无创的咽鼓管功能客观测试工具。但仍有患者因为配合不佳，如不能及时吞咽或一口水不能完全一次吞咽而导致检测结果不准确。有报道 TMM 在临床实践中的成功率为 91%，影响检测成功的主要原因有外耳道漏气，外耳道压力曲线异常（R＜0）和 50mbars 时难以达到足够的鼻咽部压力。TMM 作为目前较为新颖、简便的咽鼓管功能检测方法，更能够客观全面的反映咽鼓管的功能状态，并且能够量化判断咽鼓管功能障碍的程度，目前很多临床研究采用 TMM 作为评价咽鼓管功能的指标。有文献证实 TMM 可以判断儿童急性分泌性中耳炎的预后，评分较高的患儿经过规范治疗后咽鼓管功能可以恢复，分泌性中耳炎预后较好，评分较低的患者短期内很难被治愈。另有研究表明置管时间过长会增加术后鼓膜穿孔不愈合的概率，TMM 可及时检测评定其咽鼓管恢复情况，从而为术后取管时机提供一定参考。

TMM 检测的优点在于无论鼓膜是否完整都能进行较为准确的检查。有研究显示 TMM 可有效诊断咽鼓管功能障碍。

六、七项咽鼓管功能障碍症状评分量表

七项咽鼓管功能障碍症状评分量表（7-item euslachian tube dysfunction questionnaire，ETDQ-7）问卷是目前使用较多的咽鼓管症状评分表，由 Mccoul 等于 2012 年共同开发，将 7 个与咽鼓管功能障碍症状相关的问题根据症状严重程度分为 7 个等级，填写问卷后计算总分评估受试者症状的严重程度。ETDQ-7 依据患者主观情况进行评分（无–轻度–重度），因为没有客观的数据，故缺乏客观性。陈彬等率先使用中文版的 ETDQ-7 中文版问卷对咽鼓管功能障碍的患者及健康人群进行调查，结果显示 ETDQ-7 中文版信度系数为 0.879，量表的敏感度和特异度分别为 95.7%、99.2%，证明中文版 ETDQ-7 问卷可有效评估咽鼓管功能障碍。ETDQ-7 是目前唯一经过临床结果报告并通过初始效度验证的评分系统，但其对各个症状评分仅根据症状严重程度，未将症状的持续时间纳入评分体系中，无法区分咽鼓管是异常开放还是阻塞性病变，受测试者主观影响较大。

七、ETS-7 系统

Ockerman 等将客观数据与主观症状相结合建立的咽鼓管评分表（eustachian tube score，ETS），能较为客观反映咽鼓管通气功能。Schrder 等对 ETS 进行了改进，开发的最新 ETS-7 系统在 ETS 基础上添加了声导抗及客观 Valsalva 试验结果，能更全面的评估咽鼓管功能，使其诊断敏感度和特异度均达到了 96%。

八、影像学检查

随着影像学的快速发展，颞骨高分辨率 CT 可以清晰显示咽鼓管骨部及咽鼓管鼓室口结构，在轴位平面上双侧咽口也可清晰显示，在鼓膜完整的情况下还可显示中耳乳突的含气情况。颞骨高分辨 CT 咽鼓管三维重建的使用可以更为直观的显示咽鼓管周围软组织及骨骼解剖结构。利用 CT 三维重建及测量，可精确测量出咽鼓管各段长度、面积、三维成形和邻近组织的关系，有助于对咽鼓管及其相关疾病的深入了解。有学者联合咽鼓管声测法（sonotubometry，STM）和螺旋 CT 观察健康人咽鼓管开放状态下的功能和形态，观察后得出结论，仰卧位 Vasalva 动作下 STM 配合螺旋 CT 既可呈现常规 CT 无法获得的咽鼓管开放管腔影像，又可对照观察咽鼓管的开闭过程，为咽鼓管研究提供了新手段。通过 CT 或 MRI 可显示咽鼓管的解剖结构，动态成像还可评估咽鼓管功能，但由于咽鼓管的复杂组成及走行方向，影像学诊断难度较大。目前影像学诊断的难度在于目前没有统一的评判标准，对相关仪器及技术人员的水平要求较高，且咽鼓管静止时呈塌陷状态，影响影像学评估，故在医院并未广泛开展。

MRI 对软组织分辨较高，可以了解咽鼓管，并清楚显示其软骨、腭帆张肌、腭帆提肌及其周围组织筋膜。临床上如果联合应用 CT 和 MRI，可更好地诊断咽鼓管及其周围组织的病变。

九、动态慢动作视频内镜检查

动态慢动作视频内镜检查（dynomic slow motion video endoscopy，DSVE）是新兴的一种评估咽鼓管功能的方法，DSVE 主要采用硬性鼻内镜检查咽鼓管咽口，嘱受试者进行吞咽，以诱导正常的生理性咽鼓管开放，或强迫打哈欠以诱导持续的咽鼓管开放，可直接动态观察生理状态下咽鼓管的开放过程，通过视频回放观察咽鼓管情况。DSVE 可不受中耳有无脓液、肉芽及鼓膜是否完整等情况影响。此外，DSVE 操作简单，在进行 DSVE 检查时可排除其他因素引起咽鼓管功能障碍的患者，如腺样体肥大、瘢痕形成、慢性鼻窦炎等。

目前，临床上使用的咽鼓管功能评价方法有多种，但没有一个测试可以作为检测 ETD 的"金标准"。随着技术的发展，在临床实践中可以综合多个检查结果，采用主客观相结合的方式更加准确地评估患者咽鼓管功能，为临床提供更好的诊断、术前术后评估及远期评价。

第三节　咽鼓管导管吹张雾化法治疗
咽鼓管功能障碍的精准护理

一、治疗前准备

治疗前准备是确保患者治疗成功和患者安全的重要环节。护士需要对患者的病史、用药情况、过敏史等信息进行详细的沟通。同时，还需要对患者进行全面评估，以确保治疗的安全性和有效性。

（一）一般评估

1. 病史评估　护士应详细了解患者的个人健康史，包括既往疾病史、手术史、现疾病治疗史等，以及药物过敏史、家族疾病史等。同时进行全面的体格检查，以评估患者的一般情况及有无伴发其他疾病。

2. 风险评估　根据风险评估量表对患者进行各项风险的逐项评估，如跌倒 / 坠床、疼痛、压力性损伤等。如存在风险，拟定有针对性的个性化护理措施，并充分告知患者及其家属风险名称、风险等级、风险的预防及应对措施等，做好记录。

3. 身体状况评估　测量患者生命体征、身高、体重等，结合患者既往史及现病史、风险评估情况，综合分析患者身体状况，并及时记录、报告医师。

4. 常规检查　包括评估心肺功能的心电图、胸部 X 线片，以及实验室检查，如血常规、血生化、凝血功能、免疫、尿、粪常规等。

5. 心理评估与支持　护士应热情接待患者及其家属，主动与患者及其家属进行沟通，介绍本科室的治疗特色及咽鼓管功能障碍的相关知识、相关治疗、注意事项等。多数患者之前已数次就医，已接受过改善咽鼓管功能的其他治疗方法，但疗效不佳或病情反复使患者心理压力较大，对后续治疗的疗效的不确定性容易加重患者心理负担，因此在术前进行心理评估是必要的。护士应与患者进行交流，了解其心理状态和抗压能力，并提供相应的心理支持和安慰，以提高患者的治疗依从性和积极性。

（二）专科评估

咽鼓管功能障碍多指咽鼓管通气功能异常引起的症候群，是中耳疾病的发病原因之一，包括相关症状和体征。

1. 治疗前症状评估 七项咽鼓管功能障碍症状评分量表（ETDQ-7）主要用于评估最近一个月咽鼓管功能障碍患者相关症状的严重程度。ETDQ-7 评分量表总共包含有七个问题，要求受试者在 1～7 分的范围内，对他们可能经历的7 个症状的严重程度进行评级，无影响 1～2 分；中等程度影响 3～5 分；严重程度影响 6～7 分；（其中，1-无症状；7-严重症状），得分越高，提示咽鼓管堵塞越严重，总分为 7～49 分，总分≥14.5 分，即表示咽鼓管功能障碍。详见表 12-3-1。

表 12-3-1 ETDQ-7 评分量表

在过去 1 个月，以下症状对你的影响程度	几乎没有影响		中等程度影响			严重影响	
耳内压力	1	2	3	4	5	6	7
耳内疼痛感	1	2	3	4	5	6	7
耳内堵塞感或如同置身水下的感觉	1	2	3	4	5	6	7
感冒或鼻炎时耳有不适症状	1	2	3	4	5	6	7
耳内喀拉声或水泡破裂声	1	2	3	4	5	6	7
耳内嗡鸣	1	2	3	4	5	6	7
听声闷胀或含糊不清	1	2	3	4	5	6	7

2. 治疗前体征评估 通过耳镜检查，可对咽鼓管功能进行初步了解，鼓膜有无内陷、粘连、穿孔，鼓室内有无积液。在耳内镜检查时，同时让受试者配合完成 Toynbee 或 Valsalva 动作，观察鼓膜活动情况，可进一步了解咽鼓管功能状态。电子鼻咽镜检查可以直观了解和排除咽鼓管鼻咽口的阻塞及异常开放的情况。动态慢动作视频内镜检查法（DSVE）通过视频回放，观察咽鼓管咽口情况，并对咽鼓管开放情况判断、分级。声导抗测试主要通过测中耳压力，从而反映咽鼓管功能状态。

3. 治疗前咽鼓管功能评估 咽鼓管测压法（TMM）对咽鼓管功能进行测试显示其良好的有效性，咽鼓管测压计可以计算出咽鼓管开放指数，简称 R 值。R＜1 提示咽鼓管开放功能正常；R＞1 提示咽鼓管开放延迟；R 值无法计算提示咽鼓管完全不能开放。R 值较为客观的区分延迟开放和不开放。由 TMM 衍生出来的 ETS-7 系统评价咽鼓管功能更为全面，ETS-7 评分范围为 0 ～ 14 分，ETS-7 ＞ 7 分为咽鼓管功能正常。详见表 12-3-2。

表 12-3-2　咽鼓管评分（ETS-7）

症状 / 发现	2 分	1 分	0 分
Toynbee 动作时有 cling 响声	总是	偶尔	没有
Valsalva 动作时有 cling 响声	总是	偶尔	没有
客观 Valsalva 动作	快速阳性	活动弱，迟缓	阴性
声导抗测量	A	C	B
TMM 30mbar	$R \leqslant 1$	$R > 1$	没有 R
TMM 40mbar	$R \leqslant 1$	$R > 1$	没有 R
TMM 50mbar	$R \leqslant 1$	$R > 1$	没有 R

4. 影像学评估　通过颞骨高分辨率 CT 和 MRI 观察咽鼓管及周围组织结构。

5. 治疗前适应证、禁忌证评估　治疗前综合患者主诉、症状、体征、专科检查等情况，评估患者是何种原因导致的咽鼓管功能障碍，咽鼓管功能障碍的分型及咽鼓管功能障碍的病程、程度等，做好资料收集。同时评估患者有无咽鼓管闭锁、唇腭裂、鼻咽腔不能封闭、声带麻痹、声带痉挛、吞咽功能障碍、急性上呼吸道感染、鼻出血等治疗的禁忌证。

6. 专科评估精准护理

（1）护士应热情接待患者，积极与患者及其家属进行沟通，了解患者疾病状况，耐心回答患者咨询，专业的沟通讲解可增强患者的治疗信心。

（2）在与患者及其家属沟通时，关注患者的心理状态，如有明显的负面情绪，应及时采取转移注意力的方法进行缓解，或采取有针对性的护理措施进行正确引导。

（3）七项咽鼓管功能障碍症状评分量表（ETDQ-7）每个条目评分均为 1 ～ 7 分，护士应培训和掌握 ETDQ-7 评价方法，将其融入临床护理工作中，在工作中加强沟通、交流，统一 ETDQ-7 的评价标准，增强评分量表评价的一致性，更准确地反映患者当前状态。

（4）专科检查前告知患者检查名称、检查目的，检查配合要点及注意事项等，向患者演示配合动作，使患者能正确掌握配合，从而保障检查结果的准确性。

（5）检查过程中，由于患者情绪紧张、听力下降、认知不足等原因，检查过程需要反复多次进行，尤其是咽鼓管测压法，需要鼻腔增压时机与咽水打开咽鼓管的动作一致才能保证检查结果的准确性，在此过程中，患者容易产生挫败感，此时，护士应安慰患者，耐心讲解，患者配合度提高时及时给予鼓励，通过正向反馈给予患者信心，使检查顺利进行。

（6）电子鼻咽镜检查前会预先使用鼻黏膜收缩剂及黏膜表面麻醉剂，护士应询问患者有无过敏史及药物使用禁忌证等，如有需与医师及时沟通给予干预。检查完毕嘱患者2h内禁食、水，避免呛咳、误吸。

（7）咽鼓管功能障碍患者多有耳闷胀不适、听力下降、耳鸣等症状，无法准确定位声源，给患者安全带来风险，尤其是老年患者。护士应告知患者如何在生活中避免风险，如将日常物品放于易拿取处，例如眼镜、水杯、卫生纸等；保持过道通畅，避免堆放杂物，发展绊倒；保持地面清洁、干燥，提供足够的照明，避免跌倒；室内活动时，穿防滑拖鞋；头闷不适时及时坐下或蹲下，扶住身边固定牢固的物体，避免跌倒，外出时避开车流量大的时段和路段，靠边行走等。

（8）影像学检查前指导患者去除身上的金属饰品，以免影响检查效果。协助患者平躺在检查床上，确保患者舒适、安全。检查过程中，患者可能会感到恐惧和紧张，应密切关注患者的心理变化，给予心理支持和安慰。

（三）治疗前宣教

1. 治疗前，向患者介绍咽鼓管导管吹张雾化仪。

2. 告知患者治疗中配合动作及治疗注意事项等，满足患者心理需求，减轻患者的心理压力。

3. 教会患者正确的咽水及封闭雾化药杯上进气孔的动作，注意保持动作一致性，避免呛咳。

4. 告知患者治疗过程中注意感知鼓膜的变化情况。

二、咽鼓管导管吹张雾化中精准护理

（一）准备工作

1. 仪器准备　咽鼓管导管吹张雾化仪。

2. 物品准备

（1）常规物品：棉签、治疗巾、无菌注射器、饮用水（500ml）、吸管，小药杯。

（2）特殊耗材：鼻增压连接管、雾化连接管、雾化药杯、鼻塞。

3. 药品准备（遵医嘱）　布地奈德混悬液、氨溴索、生理盐水。

4. 患者准备

（1）患者取舒适体位（端坐位最佳），心理状态平稳。

（2）检查患者鼻腔或鼻咽部，如有脓液、脓痂给予清除。

（3）患者了解护士治疗前的宣教内容，例如治疗的配合动作、治疗注意事项等。

5. 医务人员准备

（1）无菌操作：遵循无菌操作原则，降低呼吸道感染风险。

（2）安全核查：护士核对患者身份信息确认无误；确认患者无咽鼓管闭锁、唇腭裂、鼻咽腔不能封闭、声带麻痹、声带痉挛、吞咽功能障碍、急性上呼吸道感染、鼻出血等治疗的禁忌证。

（二）治疗流程

1. 打开咽鼓管导管吹张雾化治疗仪电源开关，检查性能。

2. 无菌棉签蘸生理盐水清洁患者鼻腔。

3. 连接鼻增压连接管、雾化连接管、雾化药杯、鼻塞。

4. 将药液用注射器抽吸后注入雾化药杯。

5. 调节压力挡位旋钮至 2 挡。

6. 将鼻塞塞入鼻腔，松紧适宜，避免漏气，嘱患者用鼻腔呼吸。

7. 嘱患者吸一小口水含住，勿咽下。

8. 待压力指示灯亮，用手指堵住雾化药杯上进气孔做吞咽动作，吞咽结束后，手指释放进气孔。

9. 待压力指示灯再次亮起后，重复 6 ～ 7 步骤进行第 2 次吹张雾化。

10. 治疗结束，取下鼻塞，将压力挡位调至 0 挡后关闭电源。

（三）治疗中精准护理

1. 检查仪器性能良好，保证患者治疗安全。打开治疗仪电源开关，仪器能正常启动，连接好鼻增压连接管、雾化连接管、雾化药杯、鼻塞后，调节压力挡位旋钮至 2 挡，待压力指示灯亮，将鼻塞靠近面部，用手指堵住药杯进气孔后能感受到鼻塞有气流通过，说明仪器性能良好。

2. 嘱患者先雾化 2min 后再开始吹张。

3. 给予鼻腔增压的压力从 2 挡开始，进行 1 次吹张后，询问患者是否感受到鼓膜扇动，如鼓膜无反应，可逐步增加挡位，最高可调至 4 挡。

4. 调节压力挡位前，将鼻塞撤离，调节至合适挡位后，再重新塞入鼻腔，保证患者安全。

5. 指导患者每次吹张前含一小口水，吞咽时一次咽下。如含水量大，吞咽时容易引起呛咳，且治疗结束后饮水量过大易引起腹胀等不适。

6. 指导患者手指按压药杯进气孔与吞咽动作同步进行，保证有效吹张。

7. 每次吹张一定要待压力指示灯亮起后才能开始，压力指示灯亮表示压力已储续完毕，吹张后手指移开进气孔，同时压力指示灯熄灭，机器发出"滴"声，提示操作成功。

8. 患者吹张后可通过有无鼓膜扇动来感受是否有效吹张。

9. 每次治疗的有效吹张次数应不少于 15 次，两次吹张间隔 30s。

10. 每疗程 10 次治疗，可根据患者情况每日 1 次，或每日 2 次，2 次治疗间隔 4h 以上。

11. 治疗过程中观察患者有无不适，倾听患者主诉，发现不适及时处理。

三、治疗后护理

（一）一般护理

1. 环境　保持室内环境的整洁，空气清新，将病房内的温度控制在 18 ～ 22℃，将湿度控制在 50% ～ 60%。

2. 饮食护理　给予以高蛋白、高维生素、高纤维素为主的普食，伴耳痛的患者可选择软烂的饮食，避免咀嚼加重疼痛。

3. 鼻腔、口腔护理　注意鼻腔、口腔卫生，保持鼻腔、口腔的清洁，避免感染累及咽鼓管。

4. 治疗后疗效观察　指导患者按时治疗，了解患者治疗后感受及自觉鼓膜扇动情况，采用咽鼓管功能检测方式评价治疗后患者症状及体征、咽鼓管功能改善情况。

5. 健康宣教　向患者介绍咽鼓管功能障碍的相关知识，包括导致咽鼓管功能障碍的病因、咽鼓管功能障碍的表现、咽鼓管功能障碍发生后对中耳的影响等。促使患者在生活中积极预防感染、过敏，避免诱发环境；积极就医，避免对中耳的持续不良影响等。

（二）耳鸣症状的精准护理

很多学者认为，耳鸣是听力下降的信号，是身体出现问题的警示，与患者的情绪、睡眠、咽鼓管功能障碍等有关，不良情绪及睡眠障碍对耳鸣产生的中枢系统发生负性作用，从而产生耳鸣，而耳鸣的出现又可加重焦虑及睡眠障碍，从而形成恶性循环。目前耳鸣的治疗还存在着较大的困难，尽管耳鸣的治疗方式很多，但迄今尚无特殊有效的办法。

1. 护士应与患者建立良好的信任关系，倾听患者的心声，了解患者心理需求，给予心理支持和疏导。

2. 关心、鼓励患者，帮助患者树立信心，及时与患者家属进行有效沟通，取得家庭和社会支持，有利于缓解患者焦虑情绪。

3. 向患者讲解治疗耳鸣相关疾病对控制耳鸣的益处，鼓励患者积极治疗现有疾病，如咽鼓管功能障碍、中耳炎、梅尼埃病、低血糖、咽喉反流等，提高患者治疗积极性。

4. 合理安排时间，作息规律，指导患者按时入睡、起床，规律锻炼，避免白天过度睡眠及激烈运动。

5. 营造良好的睡眠环境，保持病房安静、舒适，控制光线、温度和湿度，确保床铺整洁、舒适。

6. 使用汉密尔顿焦虑、抑郁量表评估患者焦虑、抑郁程度，根据焦虑、抑郁程度，配合医师、家属给予患者有针对性的干预措施。

7. 患者因耳鸣入睡困难时，可利用音乐或其他令自己愉快的声音掩蔽烦人的耳鸣声，减轻干扰，掩蔽的声音和强度可以由患者自己调节。

8. 患者因焦虑而入睡困难时，给予患者心理安抚，转移注意力，遵医嘱给予抗焦虑、镇静药物助眠。

9. 耳鸣、焦虑、睡眠障碍互相影响，恶性循环，告知患者耳鸣、焦虑睡眠障碍的关系，给予患者正确的心理引导，强调保证充足睡眠的重要性，打破循环后利于耳鸣的治疗。

10. 向患者讲解耳鸣的可能病因及耳鸣的特点，提高患者认知，使患者认识到耳鸣并非一种严重的、致命的进行性疾病，以消除顾虑；介绍耳鸣的治疗方法，说明耳鸣的治疗效果与情绪有关，使患者了解到耳鸣对工作、生活影响并不是那么大，从而认识到过分强调耳鸣对身心的影响是不必要的。

11. 药物治疗的患者，告知其规律服药的重要性，提高患者治疗依从性。

12. 注意饮食均衡，多吃蔬菜、水果等富含维生素的食物，避免刺激性食物和饮料摄入。

（三）并发症的护理

1. 呼吸道感染的精准护理　　发生呼吸道感染的常见原因为消毒不彻底，或患者自身免疫功能减退，长时间使用激素雾化吸入，使鼻咽部菌群失调诱发真菌感染。表现为不同程度的发热、咽痛、鼻塞、流黄绿色异味涕等，严重时向周围组织蔓延。护理的关键是预防与及时处理。

（1）每次吹张雾化治疗结束后，将鼻塞、雾化药杯及连接管道用酒精纱布擦拭后清水洗净，再用75%酒精浸泡消毒30min后晾干备用。

（2）鼻塞、雾化药杯、连接管路最好采用一次性用物，一人一换。

（3）治疗仪每次使用后酒精擦拭消毒。

（4）保持治疗室整洁，物表擦拭消毒，定时开窗通风，必要时紫外线照射。

（5）遵守手卫生原则，避免交叉感染。

（6）保持居室内空气清新，干净整洁，温湿度适宜，避免劳累、着凉等感染诱发因素。

（7）给予患者富含大量维生素或富有营养的食物，保证充足睡眠，提高患者免疫力。

（8）关注治疗效果的同时询问患者有无不适，发现感染迹象及时检查并采取治疗等干预措施。肺部感染者选择适当的抗菌药物治疗。

2. 鼻出血的精准护理　鼻出血的常见原因有鼻塞大小不适宜、塞鼻塞时动作粗暴、鼻塞质地僵硬、粗糙等，或者患者有鼻中隔偏曲、鼻腔黏膜干燥等易出血因素。临床表现为鼻黏膜破溃、出血。护理的关键是预防与及时处理。

（1）选用优质、前端钝圆的鼻塞，塞入前可用生理盐水润滑。

（2）选择大小合适的鼻塞，轻轻沿鼻腔插入，动作轻柔，避免反复塞入。

（3）口含水时尽量用吸管吸入，避免水杯饮水时反复取下、插入鼻塞。

（4）可以让患者自己根据自身感觉轻轻将鼻塞塞入鼻腔，以不漏气、舒适为宜。

（5）发现患者鼻腔黏膜损伤，可外涂红霉素软膏。

（6）如出血量大，及时报告医师，进行局部止血处理。

（四）儿童咽鼓管功能障碍患者的精准护理

1. 病情观察

（1）密切观察儿童的听力变化，如耳鸣、耳闷、听力下降等。注意儿童对声音的反应，如对呼唤声的敏感度等。

（2）观察耳部疼痛情况，了解疼痛的程度、性质和持续时间。若疼痛加剧或伴有发热等症状，应及时告知医师。

（3）注意儿童的鼻腔情况，观察有无鼻塞、流涕、打喷嚏等症状。

2. 安全护理

（1）儿童好动，注意避免跌倒和坠床，睡觉时使用床档保护，地上垫软垫保护。

（2）告知儿童及家长，避免爬高踩底，避免在床上、凳子上蹦跳、玩闹、手抠电源插孔等危险动作。

（3）保持居室内清洁整齐，避免过道堆放杂物，发现水渍及时清理，避免跌倒。

（4）注意室内设施的安全，窗户可安装防护栏，窗边不放桌椅，避免儿童沿此攀爬至窗边引发危险；尽量使用圆角桌椅，如为方角可用软垫保护，避免磕碰；避免电源插孔裸露在外，可用保护罩遮挡等。

3. 生活护理

（1）保持室内空气清新，温度和湿度适宜。避免儿童接触刺激性物质。

（2）饮食方面给予营养丰富、易消化的食物，避免食用辛辣、刺激性食物。鼓励儿童多喝水，保持鼻腔和咽部湿润。

（3）儿童活动量大，避免过度劳累和剧烈运动，以免加重病情。

4. 耳部护理

（1）避免儿童用力擤鼻，可采用单侧轻轻擤鼻的方法。如果鼻涕较多，可先滴入生理盐水软化后再轻轻擤出。

（2）避免儿童自行挖耳，防止损伤外耳道和鼓膜。

（3）注意耳部卫生，保持外耳道清洁干燥。洗澡或游泳时，可使用耳塞防止水进入耳内。

5. 心理护理

（1）由于疾病可能会影响儿童的听力和日常生活，容易使儿童产生焦虑、恐惧等情绪。家长和医护人员应给予儿童关心和安慰，耐心解答他们的疑问。

（2）鼓励儿童积极配合治疗和护理，儿童好奇心强，可以通过讲故事、玩游戏等方式分散其注意力。

6. 健康教育

（1）向家长及儿童讲解咽鼓管功能障碍的病因、症状和治疗方法，提高他们对疾病的认识，更好地配合治疗。

（2）指导家长正确护理儿童的耳部和鼻腔，如避免感冒、及时治疗鼻腔疾病等。

（3）告知家长定期带儿童到医院复查，以便及时调整治疗方案。

第十三章

支撑喉镜下声带自体脂肪注射术

第一节 概　述

一、定义

声带麻痹（vocal cord paralysis，VCP）是一种耳鼻喉科常见病、多发病，肿瘤压迫、病毒感染、细菌感染、外伤、手术等损伤喉上神经、喉返神经，导致喉内肌失神经支配，是引发声带麻痹的重要原因，以单侧声带麻痹较为常见。

单侧声带麻痹（unilateral vocal cord paralysis，UVCP）是指一侧声带由于神经损伤导致的运动功能障碍，表现为不同程度的声带内收和外展功能减弱或丧失。这种麻痹通常会导致声音嘶哑、发音困难、吞咽障碍等症状。

二、流行病学调查

单侧声带麻痹在临床上较为常见，且多见于左侧声带麻痹，这可能与解剖结构有关。国外报道的发病率范围为 1.04/10 万～ 9.90/10 万。

三、临床表现

（一）声音嘶哑

这是最典型的症状之一。由于声带运动障碍，患者的声音会变得沙哑和无力。嘶哑的程度与麻痹的位置和程度有关，如果声门因麻痹呈小裂隙状，则嗓音障碍更为明显。

（二）呛咳

由于喉部保护性括约肌功能受损，患者在饮水或进食时容易发生呛咳。这种症状在单侧声带麻痹中较为常见，并且严重影响患者的日常生活质量。

（三）呼吸困难

虽然单侧声带麻痹通常不会导致严重的呼吸困难，但在某些情况下，如合并有其他并发症时，可能会出现呼吸不畅的情况。

（四）误吸

由于吞咽功能受损，患者容易将食物误吸入气管和肺部，从而引发肺炎等严重后果。

（五）发声漏气

由于声带闭合不全，患者在说话时可能会有漏气声，特别是在剧烈活动时更为明显。

（六）吞咽障碍

由于喉部肌肉功能异常，患者在吞咽过程中可能遇到困难，影响饮食和营养摄入。

四、诊断及鉴别诊断

诊断主要依据病史、临床表现、体格检查、喉镜（动态喉镜）检查等，有条件可行嗓音功能、吞咽功能及空气动力学评估，有利于评估喉功能，尽量行喉神经电生理学检查以评估声带麻痹的性质、神经损伤程度及预后。单侧声带麻痹需要和杓状软骨脱位、骨折、环杓关节炎、声带突撕脱、咽喉肿瘤累及杓区、重症肌无力、痉挛性发音障碍等鉴别，影像学及实验室检查有利于诊断及鉴别诊断，确诊后再进一步明确病因及分类。

五、常见病因

（一）中枢性损伤

声带麻痹的中枢性病因主要与脑干疑核（喉部运动神经元中枢）及其传导通路的损伤相关，由于喉部运动神经接受双侧皮质核束支配，单侧皮质或传导通路病变通常可由对侧代偿维持功能，仅当双侧皮质–疑核通路同时受损（如脑出血、脑梗死、脑外伤、帕金森病、延髓肿瘤、脑脊髓空洞症、多发性硬化症或假性延髓性麻痹等）时才会引发上运动神经元性喉麻痹，因此此类病因在临床中较为少见，且多合并周围神经损伤特征表现为混合性麻痹。

（二）外周性神经损伤

外周性神经损伤包括迷走神经及其分支喉返神经、喉上神经到其支配的喉肌通路上任意位置的神经干或神经纤维末梢损害，主要分为以下几类。

1. 肿瘤及占位性病变　常见病因主要为头颈部、胸部及颅底肿瘤。

（1）甲状腺病变：甲状腺癌及淋巴转移、甲状腺良性肿瘤或结节性甲状腺肿、甲状腺炎等。

（2）胸部肿瘤：肺及纵隔肿瘤、纵隔转移癌、胸腔主动脉瘤及食管癌，其中肺癌近年来有上升趋势。

（3）颅底肿瘤：鼻咽癌颅底侵犯、听神经瘤、神经鞘膜瘤以及颈静脉孔区的副神经节瘤和颈静脉球瘤等。

2. 手术及外伤　占第二位，包括颅底、头颈及上胸部的外伤和手术，常见为甲状腺等颈部手术及肺、纵隔等胸部手术。

3. 炎症及特发性声带麻痹　经过全面检查却未找到明确病因的声带麻痹，称为特发性声带麻痹，部分可能为原发病灶过于隐蔽或太小未能发现。流感、麻疹、梅毒、结核等均可能导致喉返神经炎引起声带麻痹。

（三）其他病因

放射治疗引起的神经损伤，铅、砷、乙醇等中毒，还有化疗药物，如长期使用长春新碱。先天性声带麻痹，如先天性心脏病、Ortner 综合征等。此外，心脏病心室肥大、风湿病等亦可引起单侧声带麻痹。

六、治疗原则

治疗目的是改善或恢复喉的发音及吞咽功能，治疗方式的选择根据病因、类型、病程、年龄、损伤程度、患者需求和全身情况而定。

（一）病因治疗

首先应明确单侧声带麻痹的病因，进行病因治疗，如消炎消肿、切除肿瘤后神经减压、清除创伤血肿等，操作时应重视神经保护，以免加重损伤。

（二）药物治疗

用于特发性单侧声带麻痹或其他治疗方法的辅助治疗。早期使用糖皮质激素减轻神经水肿，可用神经营养药物（如维生素 B_1、维生素 B_{12} 及其衍生物、神经生长因子等）、改善微循环药物（如尼莫地平）、能量合剂（如三磷酸腺苷）以及中药制剂。

（三）嗓音康复治疗

嗓音训练可增强呼吸时腹部力量的支持，改善气息运用、声带振动、发音器官共鸣、调节发声方法，改善喉肌的力量与灵活度，避免声门上功能亢进，促使健侧代偿内收，改善声门闭合，从而提高发音效率和嗓音质量。中枢性病变及较轻的周围性病变所致单侧声带麻痹，嗓音训练有较好效果。对于病情较重者，嗓音训练可作为手术干预前及术后康复阶段的辅助方法，内容包括嗓音健康教育、放松训练、呼吸训练、共鸣、构音及振动系统训练、强化发声综合训练等。同时，应对患者的依从性及康复疗效进行监管，嗓音训练结束后再次进行嗓音功能评估，以确定是否调整训练方案。

（四）中医治疗

中医治疗，如针刺、推拿等，通过行气活血、提高声带血供、促进新陈代谢，也有助于改善单侧声带麻痹的症状。

（五）手术治疗

目的是改善嗓音质量、减轻误吸，包括喉注射成形术、甲状软骨成形术、声带内化或重建术等、脱细胞真皮基质黏膜补片填充术、脂肪干细胞胶自体移植术、喉神经再支配术、CO_2 激光单侧状软骨次全切除术及自体筋膜加脂肪声带注射术等。

第二节　治疗声带麻痹的临床新技术

一、脱细胞真皮基质黏膜补片填充术

使用脱细胞异体真皮基质组织补片填充声带，使声带内收，从而改善患者的发音质量。该手术适用于 18 岁以上、单侧喉返神经完全麻痹且病程在 3 个月以上的患者。

二、脂肪干细胞胶自体移植术

通过自体脂肪取材，注射到麻痹声带，使声带膨隆，改善声门闭合功能。该方法简单微创、安全可靠，术后反应轻，长期疗效稳定。

三、CO_2 激光单侧状软骨次全切除术

通过 CO_2 激光切除部分状软骨，改善声门闭合功能，适用于双声带外展麻痹患者。

四、自体筋膜加脂肪声带注射术

通过自体筋膜和脂肪注射到麻痹声带，创伤小、风险低，适用于需要改善发音质量的患者。

五、声带自体脂肪注射术

声带自体脂肪注射术因其简单微创、安全可靠、并发症发生率低等优点，成为治疗单侧声带麻痹的首选术式。注射自体脂肪可以有效改善患者的发声功能，尤其是在经过非手术治疗无效的情况下，该手术能够显著改善患者的语音

质量。

第三节　支撑喉镜下声带自体脂肪注射术的精准护理

一、术前准备

术前准备是确保患者手术成功和患者安全的重要环节。护士需要对患者的病史、用药情况、过敏史等信息进行详细的沟通。同时，还需要对患者进行全面的评估，以确保手术的安全性和有效性。

（一）一般评估

入院评估：介绍声带麻痹疾病的相关知识、护理及注意事项。在与患者及其家属进行沟通时，应随时关注患者的心理状态。如果有明显的负面情绪，及时采取有针对性的护理措施、指导、转移注意力等方法进行缓解。

（二）专科评估

1. 现病史　详细记录患者目前的健康状况，包括声带麻痹或萎缩的病史、手术史、用药史、过敏史等。术前有明显咳嗽，需向医师说明。以便于医师采取措施，减少术后咳嗽。

2. 既往史　了解患者是否有其他耳鼻喉科疾病或手术史，特别是是否有过声带、甲状腺或注射手术史。

3. 专科检查　进行常规的全身和头颈部查体，特别是耳鼻喉科的专科检查，以明确诊断和评估声带的具体情况。

4. 实验室检查　根据患者的病情，进行相关实验室检查，如心电图、胸部X线片、超声心动图、腹部超声，血常规、生化指标、凝血功能、免疫等，同时询问抗凝药物的使用情况等，类风湿因子、抗 O 试验、免疫学指标、EB 病毒、肿瘤标志物，微量元素如砷、铅等的检测对声带麻痹的诊断和鉴别诊断也有帮助。

（三）嗓音评估

1. 嗓音主观评估　使用日本言语嗓音协会的 GRBAS 评估方法，用于对嗓音障碍的特征和严重程度进行描述和分级。评估患者的嘶哑度、粗糙声、气息声、无力声和紧张声等指标。

G（Grade，嘶哑度）：衡量声带的总体严重程度。G 的评分通常包括 1 ～ 3 或 1 ～ 4 的等级，其中 1 表示正常，3 或 4 表示严重异常。

R（Roughness，粗糙度）：评估声带振动的不规则性或不平滑程度。R 的评分通常包括 1 ～ 3 的等级，其中 1 表示正常，3 表示严重的不规则性。

B（Breathiness，气息声）：评估声带闭合不全，导致声音中带有过多的气声。B 的评分通常包括 1～3 的等级，其中 1 表示正常，3 表示严重的气声。

A（Asthenia，无力声）：评估声带肌肉力量的减弱，导致声音的虚弱或无力。A 的评分通常包括 1～3 的等级，其中 1 表示正常，3 表示严重的虚弱。

S（Strain，紧张声）：评估声带闭合的过分努力，导致声音的紧张或过度紧张。S 的评分通常包括 1～3 的等级，其中 1 表示正常，3 表示严重的紧张。

2. 噪音客观评估　通过频闪喉镜、电子喉镜等设备，观察声带形态振动特点及声门闭合情况。

3. 声带运动、振动评估　声带运动、振动评估是诊断声带麻痹的重要依据，也是分析病因、疾病分类、判断预后的前提，对鉴别诊断及治疗有重要意义。喉镜检查是首选及必备检查，动态喉镜可见声带黏膜波减弱甚至消失，声带振动不对称、不规律，振幅减弱，声门闭合相明显缩短，甚至消失。

4. 影像学检查

（1）CT 扫描：CT 扫描可以提供喉部软组织的三维形态动态变化的客观定量测量，尤其适用于动态喉部 CT 扫描，能够观察吸气到发音过程中喉部软组织的变化。此外，颈部增强 CT 扫描可以排除颈部病变。

（2）MRI：MRI 能够提供详细的脑部和颈部结构信息，对于识别中枢性损伤或肿瘤等病因具有重要价值。MRI 在儿童声带麻痹的诊断中作用有限，因为儿童喉软骨尚未骨化，CT 和 MRI 在儿童声带麻痹的诊断中作用有限。

（3）超声检查：超声检查是一种无创、安全、费用低的检查手段，能够实时动态观察声带运动，弥补了 CT 和 MRI 在临床应用上的不足。超声检查在评估喉返神经受侵方面具有较高的诊断价值。

（4）喉肌电图（EMG）：喉肌电图检查可以评估声带麻痹的严重程度和直接治疗计划，对于评估损伤严重程度和直接治疗计划很有价值。

（5）动态喉镜记波扫描（VsK）：动态喉镜记波扫描能够评估声带麻痹患者的噪音特征，通过记录声带振动周期中的声门开放时间（OQ 值），反映发声效果。

（6）频闪喉镜：频闪喉镜检查可以观察声带运动的异常，区分不同声带麻痹分型。

（7）喉神经电生理学检查：包括喉肌电图及诱发肌电位，是目前诊断声带麻痹的金标准，可以定性和定量评估喉部神经及肌肉的电活动，诊断神经肌肉损伤程度，但应用并不广泛。

5. 喉空气动力学评估　评估声门闭合不全严重程度常用的最长发声时间

（maximal phonation time，MPT），单侧声带麻痹患者 MPT 较正常人明显缩短。声门下压力、发声阈值压力、声门阻力、平均气流率等指标也有一定评估价值。

6. 术区评估

（1）脂肪供区和注射区皮肤状况：详细检查脂肪供区和注射区皮肤是否有感染、炎症或其他皮肤疾病的迹象。

（2）脂肪颗粒的准备和处理：在全身麻醉下抽取腹部或大腿部皮下脂肪颗粒，并进行处理，以确保脂肪颗粒的质量和安全性。

（四）术前精准护理

1. 术前 1 d，巡回护士进行术前访视，查阅患者病历资料，向患者了解病情，介绍手术过程及注意事项。与患者充分沟通，让其了解整个手术的流程；对患者就手术室环境、手术过程进行详细的宣教，使患者能更好地配合手术。另外还介绍既往患者术后恢复情况，打消患者紧张焦虑情绪，增强患者战胜疾病的信心。

2. 术前 1d，责任护士对患者及其家属进行物品准备、术前注意事项等指导。例如术前皮肤准备、剃胡须、术前 12h 禁食、8h 禁饮，术前晚间使用开塞露协助排便，保持肠道清洁，晚间难以入睡者，遵医嘱口服睡眠药物协助入眠，术日晨起取下活动义齿及随身佩戴的金属物品。

3. 向患者详细解释手术的具体步骤，包括麻醉方式、手术部位的选择、注射脂肪的来源（通常是腹部）及注射过程中的注意事项。

4. 提供心理支持，帮助患者应对手术前的情绪波动和紧张感，通过放松技巧、呼吸练习等方法减轻焦虑。

5. 手术体位适应性训练：术前 3 d 进行左右推移气管、食管和颈仰卧位的训练，使患者适应术中牵拉和增强对手术体位的舒适度和耐受性，以减少术后恶心、呕吐的发生率。

二、术中精准护理

（一）无菌操作

术中严格执行无菌操作，确保手术环境的清洁和无菌，防止感染的发生。

（二）喉返神经保护

术中使用喉返神经监测仪，使用喉返神经监测仪能够很好的帮助避免喉返神经损伤，确保其完整性，避免因切断或热损伤等导致的进一步神经损伤。

（三）监测生命体征

术中需密切监测患者的生命体征，特别是呼吸和血压的变化，以及时发现和处理可能的并发症。

（四）气道管理

应做好气道管理，严密监测患者呼吸、血氧饱和度，对于出现呼吸困难的患者及时上报医师，备好气管切开用物，必要时进行气管切开。

三、术后精准护理

（一）一般护理

1. 环境准备　保持病房内环境的整洁，将病房内的温度控制在 18 ～ 22℃，将湿度控制在 50% ～ 60%。

2. 生命体征监测　给予患者持续低流量吸氧，监测生命体征，保持患者呼吸道通畅等。

3. 静脉液体管理　规范静脉液体管理，既可以有助于缓解患者的不适症状，还能增加患者的依从性，降低术后并发症的发生率，提高治疗效果。

（二）术后体位护理

1. 全身麻醉清醒后，可适度抬高，保持患者头部和颈部的舒适姿势，同时确保气道通畅。

2. 避免长时间保持同一姿势，定期帮助患者翻身或调整体位。

3. 术后鼓励患者早期下床活动。

4. 指导患者及其家属学会正确的踝泵运动方法，预防术后下肢深静脉血栓形成。

（三）饮食护理

1. 清淡饮食　术后应避免食用辛辣、油腻等刺激性食物，以免影响伤口愈合。

2. 均衡饮食　多吃富含维生素 C 和维生素 E 的食物，有助于促进伤口愈合和身体恢复。

3. 避免海鲜和肉类　术后 1 个月内尽量少吃海鲜、牛肉、羊肉等，以免引起过敏反应。

（四）生活护理

1. 保持充足睡眠　良好的睡眠有助于身体的恢复，也有助于声带的修复。

2. 避免过度劳累　术后应注意休息，避免过度劳累，以免影响声带的恢复。

（五）疼痛的护理

1. 进行面部表情评分表进行疼痛评估，给予心理支持，必要时遵医嘱给予镇痛药物。

2. 正确进行雾化治疗可有效减轻术后疼痛，促进创面愈合。

（六）口腔护理

1. 保持口腔清洁卫生，选择无刺激、含氟牙膏，避免使用薄荷类牙膏。

2. 使用软毛刷刷牙，用生理盐水或碳酸氢钠漱口，使用牙线帮助去除牙间隙的菌斑及牙垢，牙线一次性使用，每日 2～4 次，餐后、睡前进行。

（七）预防感染

密切观察患者体温变化，遵医嘱定时使用抗生素。

（八）伤口护理

1. 术后抽脂区用弹性绷带加压包扎固定 3d，减少肿胀和促进愈合。

2. 密切观察口腔内出血情况，有无活动性出血。

（九）心理护理

根据患者的认知能力和配合程度，评估患者的心理状态，针对性地采用一对一沟通方式开展心理疏导，使患者了解疾病的发生、发展情况、治疗的目的和意义以及声带麻痹的发生原因，掌握相应的预防和保健知识，尽量消除患者心理上的恐惧，稳定患者的紧张情绪。

四、专科护理

（一）限制发声

患者需尽量休声，避免过度用声，术后 1 周之内需严格禁声，8～14d 相对禁声，术后 2 个月内应减少用声，术后 2 个月逐渐恢复到正常。这是为了确保脂肪颗粒在声带黏膜下稳定植入，避免因患者咳嗽或说话导致脂肪颗粒脱出或吸收，从而影响手术效果。

（二）禁声方法

术后禁声期间，患者应避免"耳语"，如果必须进行交流，可以采用气流轻声发声方法，即通过气流轻声训练，让患者在全身放松的状态下，以自然舒适的音高进行练习，声音尽量低且不吵醒他人。

（三）避免诱发因素

术后应避免受凉、感冒、咳嗽等可能引发声带不适的因素，减少病变复发的机会。

五、术后并发症的护理

（一）呼吸困难

此为最严重的并发症，护理人员需严密观察患者的呼吸情况，口唇颜色、呼吸频率、节律、血氧饱和度，及时发现异常报告医师做好相应护理。

（二）术区感染

感染是声带自体脂肪注射术后可能出现的并发症之一，护理人员应监测患者是否有明显疼痛，伴有发热症状。发现感染迹象时及时处理。

（三）局部血肿

注射过程中可能会引起局部血肿，这通常会在术后几天内自行消退，护理人员应教会患者术后正确进行雾化治疗，可有效减轻术后血肿。

六、术后嗓音训练的方法及注意事项

术后 2 周开始进行嗓音训练，包括深呼吸及屏气运动，训练的目的是帮助患者逐步恢复嗓音功能，避免因术后禁声时间过长而导致的嗓音功能障碍。

（一）训练前注意

1. 补充水分。

2. 控制炎症、咽喉反流、吸烟及环境污染等。

3. 嗓音训练需长期坚持，若中途中断训练，可能导致训练效果不佳。

（二）训练方法

1. 放松训练　包括全身放松和局部放松以及按摩理疗等，一般需要 1～2 周。仰卧位，全身肢体完全放松，缓慢吸气，感受气流向深部下降的感觉，呼气时保持全身自然放松，以促使气流自由出入体内。

2. 腹式呼吸训练　通过腹式呼吸训练加强发音源动力，一般需要 1～2 周。放松肢体，双足分站，双臂自然下垂，经鼻深吸气，经口微呼气，缓慢均匀进行吸气时鼓腹，呼气时收腹的呼吸训练。

3. 发音训练　Smith 重音技术：该练习的原理是通过腹式发声保证较大的声门下压和声门间气流，促进声门的高效闭合。发声训练要求在不同节奏下进行，有利于练习者在各种声调、语气、韵律中合理发声。练习周期为 6～8 周，每周训练 1 次，每天进行数次家庭练习。

第一阶段是腹式呼吸训练和针对清擦音（如汉语拼音中的 /f/、/s/、/sh/、/x/）的腹式发声练习，以加强膈肌、腹肌、肋间肌在呼吸时的参与，保证发声时气流充足。

第二阶段是在慢板节奏下进行腹式发声训练。用嘴迅速吸气，然后以每分钟 40～50 拍的慢速节奏地分 2～3 拍吐气，进而变化音长和音量。以单个清擦音开始，发一个短而轻的清擦音再接一个长而响的清擦音 [如 s-S（大写表示重读）]，用同样的方法读浊擦音（如 z-Z）、元音（如 a-A）。掌握后，变换重音位置、音量、音高、语调，然后进行双音节、多音节练习。

第三、第四阶段为行板和快板的腹式发声练习，方法和第二阶段相似。行板阶段的起始练习是在吸气后用中速（每分钟 60～80 拍）分 4～5 拍吐气发声，快板阶段的起始练习是用快速（每分钟 100～130 拍）分 6～7 拍吐气发声。

第五阶段是在语流中自如地变化节奏、语调、重音发声。可以从常用的功能性短语练起（如从 1 数到 10，从周一数到周日，"你好""再见"等），逐步过渡到句子段落，再模拟独白、对话、辩论等不同场合，用不同风格和情绪发声。用慢板、行板、快板的节奏练习时，肢体可以随着节奏做放松运动（如摆臂、转体等）。节律性的辅助动作能够使身体（包括喉部）处于松弛的状态。

4. ABCLOVE 嗓音训练　ABCLOVE 整合嗓音治疗包括头颈部神经肌肉运动和喉内肌运动嗓音训练及改善不良用声行为两部分。是由暖声运动（activating）、呼吸运动（breathing）、咨询 / 教育（counseling/Education）、喉部操作手法（laryngeal Manipulation）、口腔共鸣训练（oral resonance）、声带功能训练（vocal function exercises）、减少嗓音不利行为（elimination of bad habits）等内容组成。

方法如下。

（1）摆喉运动：患者肩颈放松，用一手拇指及其余四指扶稳甲状软骨，将其向左右小幅度高频摆动，同时发"啊 -- 啊"音，放松喉体肌肉，摆动与发音同时停止，用鼻吸气，收腹数 1～10，要求发音短促有力。

（2）嗯哼：患者自然呼吸，发鼻后音"嗯哼"，用鼻吸气，收腹数 1～10，发音要点同前。

（3）吹泡泡：患者将吸管一端放入水杯中，用鼻吸气，口含吸管另一端持续向外吹出气体，放松声带，用鼻吸气，收腹数 1～10，发音要点同前。

（4）柔声运动：患者用基准音缓慢节奏发音 /ma-----/，自然呼吸，再用较快节奏发音 /ma-----/，前后两组一慢一快交替进行，注意节奏。

（5）滑音运动：患者用鼻深吸气发 /wu/，由低音发至最高音时停顿屏气 3s，张口缓慢吐气放松。

5. 共鸣训练　咀嚼法：首先闭口做咀嚼动作，然后张口练习咀嚼活动，咀嚼时发连续"en"音，感觉鼻部及嘴唇周围的震动，同时体会舌的上升、下降、前移等运动。指导于术后 2 周开始训练，直至术后 4 周，每天 3 次，每次训练 1min。

七、术后嗓音康复训练评估工具

（一）基于 ICF 和 ICHI 的发声功能康复训练

这种训练方案是根据《国际功能、残疾和健康分类》（ICF）和《国际健康干预分类》（ICHI）构建的，旨在改善声带息术后的发声功能。这种训练方案包括了嗓音嘶哑分级评估（GRBAS）和嗓音疾病评估仪检测声学参数，能够有效改善患者的发声功能。

（二）语言及吞咽功能训练

这种训练方法不仅包括语言训练，还包括吞咽功能训练。研究表明，这种综合训练可以巩固声带脂肪填充手术的效果，改善患者的客观声学指标与主观感受，有利于嗓音功能的恢复。

（三）术后发声量化训练

这种训练方法通过量化的方式进行发声训练，能够促进患者定时定量完成发声训练，有效改善术后嗓音质量，提高患者满意度。这种训练包括了最长声音持续时间（MRT）、最高基频（FOmax）、最低音强（SPLmin）、振幅微扰（Shimmer）、基频微扰（Jitter）、嗓音障碍客观指数（DSI）等客观评价指标的改善。

（四）系统健康教育

这种干预方法通过提高患者气息控制能力，改善术后喉发声状况，促进术后康复。系统性健康教育能够提高患者的自我管理行为及喉发声音质自主评分。

（五）强制性量化发声训练

这种训练方法通过围手术期强制性量化发声训练，能够显著改善声带息肉手术患者的声学参数及发音能力，适用于围手术期患者，便于患者按规范自行练习。

（六）规范化发声训练

这种训练方法在术后2周逐渐进行规范化发声训练，能够显著降低嗓音障碍指数（VHI）、振幅微扰（shimmer）、噪谐比（NHR）及频率微扰（jitter），并显著延长最长发声时间（MPT），有助于发声功能的恢复。

（七）渐进式发声训练

这种训练方法通过渐进式的方式进行发声训练，能够显著改善声带息肉术后患者的嗓音质量，包括提高最长发声时间（MPT）、降低嗓音障碍客观指数（DSI）等。

第十四章

翼腭窝、颞下窝、眶尖海绵窦未分化多形性肉瘤

第一节 概 述

一、定义

翼腭窝位于颞下窝前内侧，前方为上颌骨，后方为蝶骨翼突，内侧以腭骨垂直板与鼻腔分隔。翼腭窝后方经圆孔通颅腔，经翼管通破裂孔，前方经眶下裂通眶，内侧经蝶腭孔通鼻腔，外侧与颞下窝相通，向下经翼腭管出腭大孔和腭小孔通口腔，窝内主要有三叉神经第二支（上颌神经）及其分支和血管通过。

颞下窝（infratemporal fossa）是上颌骨体和颧骨后方的不规则间隙，容纳咀嚼肌和血管神经等，向上通颞窝。窝前壁为上颌骨体和颧骨，内壁为翼突外侧板，外壁为下颌支，下壁与后壁空缺。此窝向上借卵圆孔和棘孔与颅中窝相通，向前借眶下裂通眶，向内借上颌骨与蝶骨翼突之间的翼上颌裂通翼腭窝。

海绵窦是位于蝶鞍两侧硬脑膜的内侧脑膜与外侧骨内膜层间不规则的腔隙，左右各一。由于海绵窦内有许多包有内皮的纤维小梁，将其腔隙分隔成许多相互交通的小腔，使之状如海绵而得名。在横切面上，海绵窦略呈尖端向下的三角形。两侧海绵窦在前床突的前方借海绵间前窦相通，在后床突之后借海绵间后窦相沟通，因而在蝶鞍周围形成了一个完整的环状静脉窦，称为环窦（circular sinus）。

二、流行病学调查

（一）发病率

未分化多形性肉瘤总体发病率较低，发生在翼腭窝、颞下窝、眶尖海绵窦等特殊部位的则更为罕见。目前缺乏确切的针对此特定部位的发病率统计数据，但在肿瘤病例中占比极小。

（二）发病年龄

可发生于各个年龄段，但以中老年人群相对较为多见。但由于病例稀少，

具体的发病年龄分布范围较广，并无明显集中的特定年龄段。

（三）性别差异

在已有的有限病例中，未发现明显的性别倾向，男女发病比例大致相当。

（四）危险因素

目前病因尚不明确，可能与遗传因素、环境因素、基因突变等多种因素有关。长期接触某些有害物质、辐射等可能增加患病风险，但对于这些特殊部位的未分化多形性肉瘤，具体的危险因素仍有待进一步研究确定。

（五）地域分布

没有明显的地域集中性，在全球各地均有散发病例报道。由于该肿瘤的罕见性，目前对于翼腭窝、颞下窝、眶尖海绵窦未分化多形性肉瘤的流行病学研究还存在很大的局限性，需要更多的临床病例积累和深入研究来进一步明确其流行病学特征。

三、临床表现

翼腭窝、颞下窝、眶尖海绵窦未分化多形性肉瘤的症状因肿瘤生长的具体部位和范围不同而有所差异，主要包括以下方面：

（一）翼腭窝受累症状

1. 面部疼痛　肿瘤侵犯周围神经可引起面部不同程度的疼痛，疼痛性质可为刺痛、胀痛或钝痛。

2. 张口受限　肿瘤压迫周围肌肉和关节可导致张口困难，影响正常的咀嚼和吞咽功能。

3. 鼻出血或鼻涕中带血　如果肿瘤侵犯鼻腔或鼻窦，可能引起鼻出血或鼻涕中带有血丝。

（二）颞下窝受累症状

1. 头痛　肿瘤可引起一侧头部疼痛，疼痛程度不一，可为持续性或间歇性。

2. 耳鸣和听力下降　肿瘤压迫或侵犯耳部结构，可能导致耳鸣、耳闷、听力下降等症状。

3. 面部麻木或感觉异常　肿瘤侵犯面神经或三叉神经等，可引起面部麻木、刺痛或感觉减退。

（三）眶尖海绵窦受累症状

1. 视力下降　肿瘤压迫视神经可导致视力逐渐下降，严重时可致失明。

2. 眼球突出　肿瘤可使眼眶内压力升高，引起眼球向前突出。

3.复视　由于肿瘤影响眼球运动神经，可导致双眼视物重影。

4.眼睑下垂　肿瘤侵犯动眼神经等可引起眼睑下垂，睁眼困难。

此外，随着肿瘤的发展，还可能出现全身症状，如乏力、消瘦、发热等。如果肿瘤侵犯颅内结构，还可能引起恶心、呕吐、意识障碍等严重的神经系统症状。需要注意的是，这些症状并非特异性，也可能由其他疾病引起，因此，出现上述症状时应及时就医，进行详细的检查和诊断。

四、治疗原则

（一）手术治疗

1.根治性手术　如果肿瘤局限，且患者身体状况允许，可考虑进行根治性手术切除。手术目的是尽可能完整地切除肿瘤，以减少肿瘤细胞残留，降低复发风险。然而，由于这些部位解剖结构复杂，手术难度大，可能需要多学科协作，包括神经外科、颌面外科、眼科等专业医师共同参与。

2.减瘤手术　对于肿瘤较大或侵犯范围较广无法完全切除的患者，可进行减瘤手术，以减轻肿瘤负荷，缓解症状，为后续的其他治疗创造条件。

（二）放射治疗

1.外照射放疗　手术后辅助外照射放疗可以杀灭残留的肿瘤细胞，降低局部复发率。对于无法手术的患者，放疗也可以作为主要的治疗手段之一，以控制肿瘤的生长。

2.立体定向放射治疗　如伽马刀、射波刀等，可以对肿瘤进行精确的高剂量照射，同时减少对周围正常组织的损伤。适用于小体积肿瘤或手术后残留、复发的肿瘤。

（三）化学治疗

1.全身化疗　使用化疗药物进行全身治疗，可以抑制肿瘤细胞的生长和扩散。对于晚期或转移性未分化多形性肉瘤，化疗可能是主要的治疗方法之一。常用的化疗药物包括多柔比星、异环磷酰胺等。

2.动脉灌注化疗　通过将化疗药物直接注入供应肿瘤的动脉，可以提高肿瘤局部的药物浓度，增强抗肿瘤效果，同时减少全身不良反应。

（四）综合治疗

由于翼腭窝、颞下窝、眶尖海绵窦未分化多形性肉瘤的复杂性和难治性，通常需要采用综合治疗的方法。例如，手术联合放疗和化疗，可以提高治疗效果，延长患者的生存期。同时，还应根据患者的具体情况，进行个体化的治疗方案设计。此外，支持治疗也非常重要，包括营养支持、疼痛管理、心理支持等，以提高患者的生活质量。

第二节 翼腭窝、颞下窝、眶尖海绵窦未分化多形性肉瘤的临床新技术

一、影像引导下的精准手术

1. 三维可视化技术 通过高分辨率的影像学检查（如 CT、MRI 等），构建肿瘤及周围组织的三维模型，使医师在术前能够更直观地了解肿瘤的位置、大小、形态以及与周围重要结构的关系，从而制订更精准的手术方案，提高手术的安全性和有效性。

2. 神经导航技术 在手术过程中，利用神经导航系统实时定位肿瘤和重要神经结构，帮助医师更准确地进行手术操作，减少对正常组织的损伤。

二、质子和重离子治疗

质子和重离子治疗是一种先进的放射治疗技术，与传统的光子放疗相比，具有更高的剂量分布精度和更好的生物学效应。对于翼腭窝、颞下窝、眶尖海绵窦等部位的肿瘤，质子重离子治疗可以更好地保护周围的正常组织，减少放疗的副作用，提高肿瘤的局部控制率。

三、靶向治疗和免疫治疗

1. 靶向治疗 通过针对肿瘤细胞特定的分子靶点，使用相应的靶向药物来抑制肿瘤细胞的生长和扩散。例如，针对血管内皮生长因子（VEGF）通路的靶向药物正在被研究用于该肿瘤的治疗。临床试验显示，抗 VEGF 药物可能有助于抑制肿瘤血管生成，从而减缓肿瘤生长。

2. 免疫治疗 利用人体自身的免疫系统来对抗肿瘤，包括免疫检查点抑制剂、肿瘤疫苗、过继性细胞免疫治疗等。免疫治疗在一些恶性肿瘤中已经取得了显著的疗效，对于未分化多形性肉瘤的治疗也具有潜在的应用前景。

四、机器人辅助手术

机器人辅助手术系统具有更高的精度和稳定性，可以在狭小的空间内进行复杂的手术操作。对于翼腭窝、颞下窝、眶尖海绵窦等部位的肿瘤，机器人辅助手术可以提高手术的准确性和安全性，减少手术创伤和并发症。

五、多学科协作诊疗（MDT）模式

未分化多形性肉瘤的治疗需要多个学科的共同参与，包括神经外科、颌面外科、眼科、放疗科、化疗科、影像科、病理科等。通过 MDT 模式，各学科专家可以共同讨论患者的病情，制订个性化的综合治疗方案，提高治疗效果和患者的生活质量。

第三节　翼腭窝、颞下窝、眶尖海绵窦未分化多形性肉瘤的精准护理

一、术前准备

术前准备是确保患者手术成功和患者安全的重要环节。护士需要对患者的病史、用药情况、过敏史等信息进行详细的沟通。同时，还需要对患者进行全面的评估，包括神经系统评估、全身功能评估和精神状态评估等，以确保手术的安全性和有效性。

（一）一般评估

1. 入院评估　在患者入院时，护士详细记录患者的姓名、性别、年龄及联系方式，确保在治疗过程中能够及时与患者或其家属进行沟通。同时，记录入院日期、主诉、现病史及既往病史的概述，以便于护士对患者的病情有一个初步的了解。

2. 病史评估　护士详细了解患者的病史，包括既往疾病、手术史、药物过敏史、家族病史等。尤其关注是否有高血压、糖尿病、心脏病等可能影响手术的慢性疾病。了解患者的症状出现时间、进展情况、同时进行全面的体格检查，包括生命体征（体温、脉搏、呼吸、血压）、心肺听诊、腹部触诊等，进行系统的身体检查。评估患者的整体健康状况，以评估患者的一般情况和有无其他并发症。

3. 实验室检查　根据患者的病情，进行相关实验室检查，如心电图、胸部 X 线片、超声心动图、腹部超声，血常规、生化指标、凝血功能、免疫等，评估患者的基本生理状态和手术耐受性，同时询问抗凝药物的使用情况等。

4. 影像学检查

（1）高分辨率 CT 和 MRI：提供肿瘤的详细解剖位置、大小、形状、与周围组织的关系等信息，有助于确定手术入路和评估手术难度。

（2）血管造影（CTA 或 MRA）：了解肿瘤与周围血管的关系，明确主要

血管的走行和是否存在血管受侵或变异。这对于避免手术中血管损伤至关重要。

（3）功能磁共振成像（fMRI）：如果肿瘤靠近重要的脑功能区，可以进行fMRI 检查，以确定手术中需要保护的功能区域。

5. 感染性疾病筛查　包括乙肝、丙肝、艾滋病、梅毒等，以确保手术安全和预防交叉感染。

6. 血型鉴定和交叉配血　准备充足的血液制品，以防手术中出现大出血。

7. 神经系统检查　重点检查与手术部位相关的神经功能，如视力、眼球运动、面部感觉、咀嚼肌力量等，以确定肿瘤是否已经引起神经损伤，并作为术后评估的基线。

8. 心理评估与支持　评定患者的认知障碍、焦虑抑郁评分，肿瘤手术对患者的心理压力较大，因此在术前进行心理评估是必要的。护士可以与患者进行交流，了解其心理状态和抗压能力，并提供相应的心理支持和安慰，以提高患者的手术适应性和预后。

（二）专科评估

1. 神经功能评估　检查面神经、三叉神经、动眼神经、滑车神经、展神经等脑神经的功能，评估肿瘤是否对神经造成压迫或损伤。可通过面部感觉、眼球运动等方面的检查来判断神经功能状态。

2. 口腔功能评估　评估患者的张口度、咀嚼功能、吞咽功能等，了解肿瘤对口腔功能的影响。对于张口受限的患者，可测量张口度，评估其对日常生活的影响。

3. 临床表现评估

（1）局部症状

1）疼痛：肿瘤侵犯周围组织可引起不同程度的疼痛，疼痛的性质和程度因个体差异和肿瘤侵犯范围而异。

2）肿胀：肿瘤生长可导致局部肿胀，外观可见面部不对称或眶周隆起等。

3）鼻塞、鼻出血：肿瘤侵犯鼻腔可导致鼻塞、鼻出血等症状。

（2）全身症状

1）乏力、消瘦：由于肿瘤消耗身体能量，患者可能出现乏力、体重下降等全身症状。

2）发热：在某些情况下，肿瘤可能引起发热，尤其是合并感染时。

（三）术前宣教

1. 术前 1d，清理鼻腔，剪鼻毛，男性患者剃胡须，做抗生素皮试时，请勿外出。胃肠道准备，术前 6～8h 应禁食水，即手术前一天夜里 00:00 起禁食水，以防止全身麻醉后误吸，导致吸入性肺炎、窒息等危及生命。

2. 心理疏导：向患者及其家属详细介绍手术的目的、方法、风险及预后，缓解患者的紧张和恐惧情绪，增强其对手术的信心。

3. 呼吸道准备：对于有吸烟史或呼吸道疾病的患者，术前进行呼吸功能训练，如深呼吸、咳嗽等，以减少术后肺部并发症的发生。

4. 术前需要手术签字及麻醉签字：全身麻醉手术需要家属和患者本人签字。

5. 教会患者及其家属正确的踝泵运动方法，预防术后下肢深静脉血栓形成。晚间应保证充足的睡眠，如需要，可口服镇静剂，确保次日手术顺利进行。

二、翼腭窝、颞下窝、眶尖海绵窦未分化多形性肉瘤的术中精准护理

（一）准备工作

1. 手术间准备　确保手术间环境清洁、整齐，温度和湿度适宜，保持手术间的安静和整洁，为患者创造一个舒适的手术环境，准备好各种手术设备、仪器和器械，并检查其性能是否良好；患者接送：与病房护士认真交接患者，核对患者信息、手术部位标识等。协助患者安全转移至手术床，并妥善固定；建立静脉通路：选择合适的部位建立粗大的静脉通路，以便在手术中快速输液、输血和给药。

2. 器械准备

（1）基本器械

1）鼻内镜：包括不同角度（如 0°、30°、70° 等）的鼻内镜，用于提供清晰的鼻腔内部视野，以便医师准确操作。

2）光源系统：为鼻内镜提供充足的照明，确保手术视野明亮。通常包括冷光源和导光束。

3）摄像系统：将鼻内镜下的图像传输到显示器上，方便手术医师和助手观察，同时也可用于教学和记录手术过程。

（2）切割及吸引器械

1）电动切割器：用于切除鼻腔内的病变组织，如息肉、肿瘤等。可根据不同的手术需求选择不同的切割头。

2）吸引器：用于吸除手术过程中产生的血液、分泌物和组织碎片，保持手术视野清晰。吸引器应具备不同的管径和吸力调节功能。

（3）止血器械

1）双极电凝器：通过电流使组织凝固止血，适用于小血管的止血。双极电凝器具有精确、安全的特点，可减少对周围组织的损伤。

2）止血材料：如果可以吸收止血材料、明胶海绵等，可用于压迫止血或填充止血。

（4）其他器械

1）手术器械托盘：用于放置手术器械，方便医师取用。托盘应保持清洁、干燥，避免器械污染。

2）镊子：包括有齿镊和无齿镊，用于夹持组织、纱布等。

3）剪刀：包括直剪和弯剪，用于修剪组织、剪开包膜等。

4）探针：用于探查鼻腔内的病变部位和结构。

5）注射器：用于注射药物、冲洗鼻腔等。

3. 药品准备　利多卡因、丁卡因、抗生素（如注射用头孢曲松钠等）、生理盐水等。

4. 患者准备

（1）患者取下活动义齿，首饰等，并将贵重物品交由家属保管。

（2）患者进手术室前排空尿便，同手术室护士进入手术室。

（3）患者家属术前不进病区，术后只允许1人在病房陪伴。

5. 医务人员准备

（1）严格无菌操作：外科手术对无菌操作要求极高，护士还需要保持手术室的整洁和无菌环境，遵循手术室相关的操作规范和消毒流程，降低感染风险。

（2）术前安全核查：护理人员核对患者身份信息，确认患者信息无误。手术室护士在麻醉前、手术前、手术后同手术医师及麻醉医师对照《手术安全核查表》内容逐项核对，共同签字。

（二）麻醉方式

全身麻醉：保证患者完全无痛和舒适，患者在手术过程中处于无意识状态，不会感受到疼痛和不适，有助于减轻患者的恐惧和紧张情绪；全身麻醉可以使患者的肌肉松弛，便于手术医师进行操作。特别是在涉及翼腭窝、颞下窝、眶尖海绵窦等复杂部位的手术中，需要患者保持绝对静止，全身麻醉可以更好地满足这一要求；全身麻醉可以对患者的呼吸、循环等生理功能进行有效的监测和调控，确保患者在手术过程中的生命安全。

（三）术中护理配合

1. 体位护理　根据手术需要协助患者摆放合适的体位，既要保证手术视野显露良好，又要防止压疮和神经损伤。在患者身体的受压部位放置软垫，定时检查体位是否发生变化。

2. 生命体征监测　密切观察患者的生命体征，包括心率、血压、呼吸、体温、血氧饱和度等。及时向手术医师和麻醉医师报告异常情况。

3. 输液管理　严格控制输液速度和量，根据患者的病情和手术进展及时调整。注意观察输液部位是否有渗漏、肿胀等情况。

4. 出血管理　准备好各种止血材料和器械，及时配合医师进行止血操作。密切观察手术野的出血情况，记录出血量。

5. 器械传递　熟悉手术步骤和医师的操作习惯，准确、迅速地传递各种手术器械和物品。确保器械的清洁、完整，防止器械遗留在手术野内。

6. 标本管理　妥善保存手术中切除的标本，及时标记并送检。确保标本的完整性和准确性，为病理诊断提供可靠依据。

7. 突发情况应对　如患者出现心跳骤停、呼吸骤停、大出血等紧急情况，立即启动应急预案，配合医师进行抢救。

8. 设备故障处理　如果手术设备、仪器出现故障，及时通知技术人员进行维修，并采取相应的替代措施，确保手术顺利进行。

三、术后护理

（一）一般护理

1. 生命体征监测　密切观察患者的心率、血压、呼吸、体温等生命体征。若出现异常波动，如心率加快、血压下降、呼吸急促等，应立即通知医师。持续监测血氧饱和度，确保患者的氧气供应充足，要调整好氧流量，并注意观察患者的呼吸状态和面色。

2. 眼部护理　保持眼部清洁，避免感染，用生理盐水或专用的眼部清洁液轻轻擦拭眼部，清除分泌物。对于可能出现眼干燥的患者，可以使用玻璃酸钠滴眼液滴眼，保持眼部湿润。对于眼睑不能完全闭合的患者，要采取眼部保护措施，如使用眼罩或眼贴，防止角膜损伤。

3. 口腔护理　保持口腔清洁，预防口腔感染。术后患者可能因张口受限或吞咽困难而影响口腔清洁，可使用口腔冲洗器或含漱液进行口腔清洁。密切观察口腔黏膜是否有溃疡、出血、感染等并发症。如有异常，及时通知医师进行处理。

4. 伤口护理　观察鼻腔的渗血、渗液情况，如果发现伤口有大量渗血或渗液，应及时通知医师。遵医嘱按时给予患者清理鼻腔填塞，严格执行无菌操作，防止伤口感染。

5. 呼吸道管理　保持呼吸道通畅，鼓励患者深呼吸和咳嗽，以促进痰液排出。

对于咳痰困难的患者，可以给予雾化吸入、拍背等辅助措施。

6. 饮食护理　根据患者的病情和胃肠道功能恢复情况，制订合理的饮食计划。术后初期一般给予半流质饮食，逐渐过渡到普通饮食。保证患者的营养摄入，给予高蛋白、高热量、高维生素的饮食，以促进伤口愈合和身体恢复。注意饮食的温度和速度，避免过热、过快进食，以免引起不适。

7. 疼痛管理　评估患者的疼痛程度，根据疼痛评分给予相应的镇痛措施。可以采用药物镇痛、物理镇痛等方法，如使用镇痛药、冷敷、热敷等。向患者解释疼痛的原因和缓解方法，提高患者对疼痛的认知和应对能力。

8. 心理护理　关注患者的心理状态，由于手术部位特殊，患者可能会出现焦虑、恐惧、抑郁等情绪。要给予患者心理支持，鼓励患者积极面对疾病。向患者及其家属介绍疾病的治疗进展和康复情况，增强患者的信心。

（二）专科护理

密切观察患者的意识、瞳孔、生命体征、伤口敷料、局部皮肤、肢体活动、语言和吞咽功能等情况，正确评估患者心理状态，并进行安全护理。

1. 观察意识状态　观察患者是否出现意识模糊、嗜睡、昏迷等异常状态，如有异常及时通知医师。注意患者的言语表达和交流能力，是否存在言语不清或者无法理解语言的情况。

2. 观察瞳孔　观察患者瞳孔大小、形状、对光反射等情况，如有异常及时通知医师。

3. 神经系统功能观察　视力和眼球运动，观察患者的视力是否有变化，如视力下降、视野缺损等。同时，注意观察眼球的运动情况，是否存在眼球偏斜、运动受限等。

4. 面神经功能评估　术后定期评估面神经功能，包括面部表情、眼睑闭合、口角歪斜等。可以采用面神经功能评分量表进行评估，记录面神经功能变化情况。对于面神经损伤的患者，可以根据患者的不同程度，指导患者进行面神经康复训练，如面部肌肉按摩、表情训练等，促进面神经功能的恢复。

5. 颅内压监测与护理　对于可能出现颅内压升高的患者，可进行颅内压监测。密切观察颅内压的变化，及时发现并处理颅内压升高的问题。保持患者头部抬高30°左右，有利于颅内静脉回流、降低颅内压。避免头部过低或过高，以免影响颅内压。

6. 肢体活动情况　注意观察患者肢体活动能力、肌力和协调性（表14-3-1）。

表 14-3-1　肌力分级症状

级数	肌力分级症状
0 级	肌纤维无收缩
Ⅰ 级	肌肉轻微收缩，但无法引起关节运动，无法产生动作
Ⅱ 级	肢体在无重力状态下移动，但不能对抗重力，肢体无法抬离床面
Ⅲ 级	肢体能够抬离床面，但又不能对抗外界阻力
Ⅳ 级	肢体能够对抗部分阻力，但又比正常水平差
Ⅴ 级	正常人的肌力是 Ⅴ 级

7. 咀嚼和吞咽功能　评估患者的咀嚼和吞咽能力，观察是否存在咀嚼无力、吞咽困难等情况。对于吞咽困难的患者，要给予适当的饮食指导，避免误吸。

（三）症状的精准护理

1. 头痛的精准护理

（1）环境管理：保持病房安静、舒适、光线柔和，避免噪声、强光等刺激。调整室温适宜，避免过冷或过热。

（2）体位与休息：协助患者采取舒适的体位，如平卧或半卧位，头部稍抬高。保证患者充足的休息和睡眠，避免过度劳累和精神紧张。

（3）疼痛管理：遵医嘱给予镇痛药物，注意观察药物的疗效和不良反应。可采用非药物止痛方法，如冷敷、热敷、按摩、放松训练等。对于偏头痛患者，可在安静、黑暗的房间休息，并用湿毛巾冷敷头部。

（4）饮食护理：鼓励患者多饮水，保持身体水分平衡。避免食用可能诱发头痛的食物，如巧克力、咖啡、酒精、奶酪等。对于高血压引起的头痛，应控制钠盐摄入。

（5）心理护理：关注患者的情绪变化，及时发现并处理焦虑、抑郁等心理问题。给予患者心理支持和安慰，鼓励患者积极面对疾病。指导患者进行放松训练，如深呼吸、冥想、渐进性肌肉松弛等。

（6）病情观察：密切观察患者头痛的变化，如疼痛程度、频率、持续时间等。注意观察患者的生命体征、意识状态、瞳孔变化等，及时发现并处理病情恶化的迹象。对于头痛伴有呕吐、视力变化、意识障碍等症状的患者，应立即通知医师进行处理。

（7）健康教育：向患者及其家属介绍头痛的病因、症状、治疗方法和预防措施。指导患者正确使用药物，避免自行增减药量或停药。鼓励患者养成良好的生活习惯，如规律作息、适度运动、避免过度劳累等。告知患者如出现头痛加重或伴有其他异常症状时，应及时就医。

2. 视力下降的精准护理

（1）病情观察：密切观察患者的视力变化情况，如视力是否继续下降、有无其他症状出现。观察眼部情况，如有无红肿、疼痛、分泌物增多等。定期复查视力和眼部检查，评估治疗效果。

（2）眼部护理：根据病因和病情，遵医嘱给予眼部药物治疗，如滴眼液、眼膏等。指导患者正确使用药物，注意药物的使用方法、剂量和时间。保持眼部清洁，避免用手揉眼，防止感染。

（3）心理护理：理解患者因视力下降带来的焦虑、恐惧、不安等情绪，给予心理支持和安慰。向患者解释视力下降的原因、治疗方法和预后，增强患者的信心。鼓励患者积极配合治疗和护理，保持乐观的心态。

（4）安全护理：为患者提供安全的生活环境，避免碰撞、摔倒等意外发生。对于视力严重下降的患者，协助其日常生活活动，如穿衣、进食、行走等。在患者活动区域设置明显的标识和警示，防止患者受伤。

（5）生活方式调整：指导患者合理用眼，避免长时间用眼、过度用眼，注意用眼卫生。保持充足的睡眠，避免熬夜。饮食均衡，多摄入富含维生素 A、维生素 C、维生素 E 等对眼有益的食物。

（6）健康教育：向患者及其家属介绍视力下降的预防措施，如避免眼部外伤、定期进行眼部检查、控制全身性疾病等。告知患者如出现视力急剧下降、眼痛、头痛等症状时，应立即就医。

3. 眼球突出的精准护理

（1）心理护理：理解患者因眼球突出可能产生的焦虑、自卑等情绪，给予心理支持和安慰。向患者解释病情和治疗方案，增强患者的信心和配合度。

（2）眼部保护：指导患者注意眼部卫生，避免用手揉眼，防止感染。外出时可佩戴太阳镜，减少强光和风沙对眼的刺激。睡觉时可适当抬高头部，减轻眼部肿胀。

（3）症状缓解：对于眼胀、疼痛的患者，可遵医嘱给予冷敷或热敷，缓解不适症状。如有畏光、流泪等症状，可使用玻璃酸钠滴眼液滴眼，保持眼部湿润。

（4）病情观察：密切观察眼球突出的程度变化、伴随症状的发展及眼部功能的改变。

（5）药物治疗护理：遵医嘱给予药物治疗，如糖皮质激素、免疫抑制剂等，注意观察药物的疗效和不良反应。

（6）健康教育：向患者及其家属介绍眼球突出的病因、症状、治疗方法和预防措施。告知患者定期复查的重要性，如有异常及时就医。

4. 复视的精准护理

（1）心理护理：理解患者因复视带来的不适和困扰，给予心理支持和安慰。向患者解释复视的原因、治疗方法和预后，增强患者的信心。鼓励患者积极配合治疗和护理，保持乐观的心态。

（2）安全护理：由于复视可能影响患者的视觉判断和平衡感，应确保患者的生活环境安全。移除环境中的障碍物，避免患者碰撞受伤。对于行动不便的患者，协助其进行日常生活活动，如行走、上下楼梯等。

（3）眼部护理：根据病因和病情，遵医嘱给予眼部药物治疗，如滴眼液、眼膏等。指导患者正确使用药物，注意药物的使用方法、剂量和时间。保持眼部清洁，避免用手揉眼，防止感染。

（4）饮食护理：给予患者营养丰富、易消化的饮食，增强患者的体质。避免食用辛辣、刺激性食物，以免加重眼部不适。

（5）病情观察：密切观察患者复视的程度变化、伴随症状的发展以及眼部和神经系统功能的改变。

（6）健康教育：向患者及其家属介绍复视的病因、症状、治疗方法和预防措施。告知患者定期复查的重要性，如有异常及时就医。

5. 眼睑下垂的精准护理

（1）心理护理：理解患者因眼睑下垂可能产生的自卑、焦虑等情绪，给予心理支持和安慰。向患者解释病情和治疗方案，增强患者的信心。

（2）眼部保护：由于眼睑下垂可能导致角膜暴露，应注意保护角膜。白天可使用玻璃酸钠滴眼液滴眼，保持角膜湿润。夜间可使用眼罩或眼药膏，防止角膜干燥。避免长时间用眼，减少眼部疲劳。

（3）生活护理：协助患者进行日常生活活动，如洗脸、梳头、进食等。对于严重眼睑下垂影响视力的患者，要注意安全，防止碰撞和摔倒。

（4）病情观察：密切观察眼睑下垂的程度变化、伴随症状的发展及眼部功能的改变。

（5）药物治疗护理：遵医嘱给予药物治疗，如神经营养药物、糖皮质激素等，注意观察药物的疗效和不良反应。对于重症肌无力引起的眼睑下垂，要监督患者按时服药，观察药物剂量调整后的反应。

（6）健康教育：向患者及其家属介绍眼睑下垂的病因、症状、治疗方法和预防措施。告知患者定期复查的重要性，如有异常及时就医。

6. 鼻腔填塞患者的精准护理 告知患者鼻腔填塞物不可自行取出，指导并锻炼患者用口呼吸，告知患者室内避免放刺激性气味的花，避免使用香水或含刺激性气味的护肤品，打喷嚏时舌顶住上腭，用口呼吸，无法控制打喷嚏时，及时告知医师给予药物干预。注意观察患者口腔、鼻腔渗出物的颜色和量，若渗出物为少量淡粉色血性液体，属正常现象。若血性分泌物多，及时告知医师，给予相应处理。若鼻腔有清水样液体流出，保持局部清洁，指导患者活动时要缓慢，避免活动过猛，避免做弯腰低头增加颅内压的动作，尽量避免咳嗽、打喷嚏等动作。

（四）术后并发症的护理

1. 颅内感染 密切观察患者的体温、头痛、呕吐等症状，如有异常及时进行脑脊液检查和抗感染治疗。

2. 脑脊液漏 注意观察鼻腔是否有脑脊液流出，如有脑脊液漏应采取头高位，避免用力咳嗽、打喷嚏等，并及时通知医师进行处理。

3. 出血 观察患者的意识状态、生命体征和鼻腔渗血情况，如出现意识障碍、血压下降、鼻腔渗血增多等，应考虑出血的可能，立即通知医师进行处理。

4. 脑水肿 密切观察患者的意识状态、瞳孔变化和生命体征，遵医嘱给予脱水、降颅压等治疗，严格按照医嘱控制脱水剂的用量和速度，观察患者的尿量和电解质变化，防止脱水过度或电解质紊乱。

四、健康教育

（一）伤口护理

保持鼻部清洁干燥，避免沾水，防止感染。可用湿毛巾轻轻擦拭面部其他部位，避开鼻部。不要用手触摸或挤压鼻部，以免影响伤口愈合或导致变形。如果鼻部有瘙痒感，可轻轻拍打周围皮肤缓解，但切不可搔抓。观察伤口有无渗血、渗液、红肿等异常情况。如果发现伤口有异常变化，应及时就医。

（二）饮食调理

术后饮食应以清淡、易消化为主。多吃富含蛋白质、维生素的食物，如瘦肉、鸡蛋、牛奶、新鲜蔬菜和水果等，以促进伤口愈合。避免食用辛辣、刺激性食物，如辣椒、花椒、生姜、大蒜等，以免刺激伤口，引起疼痛或出血。戒烟戒酒，减少对鼻腔黏膜的刺激。鼻手术后的 1～2 周，饮食应以清淡、易消化为主。避免食用辛辣、刺激性食物，如辣椒、花椒、生姜、大蒜等。避免食用过硬、过热的食物，以免引起鼻腔血管扩张，导致出血或影响伤口愈合。术后 2～4 周，可以逐渐增加食物的种类和硬度，但仍要避免食用过于辛辣、刺激性的食物。

此时可以适当食用一些富含蛋白质、维生素的食物，如瘦肉、鸡蛋、牛奶、新鲜蔬菜和水果等，以促进伤口愈合。通常在术后 1～2 个月，如果伤口愈合良好，没有出现感染、出血等并发症，患者可以逐渐恢复正常饮食。但仍要注意避免过度食用辛辣、刺激性食物，以免对鼻腔黏膜造成刺激。

（三）生活习惯

保持充足的睡眠，有利于身体恢复。避免熬夜和过度劳累，可适当进行一些轻松的活动，如散步等，但要避免剧烈运动和重体力劳动。注意保暖，预防感冒。感冒可能会引起鼻腔黏膜充血、水肿，影响手术效果。如果出现感冒症状，应及时就医治疗。避免用力擤鼻涕，可轻轻擦拭。如果鼻腔内有分泌物，可以用生理盐水轻轻冲洗鼻腔，但要在医师的指导下进行。

（四）用药指导

严格按照医嘱服用药物，不要自行增减药量或停药。如果出现药物不良反应，如恶心、呕吐、皮疹等，应及时告知医师。可能会使用一些滴鼻液或喷雾剂来保持鼻腔湿润、促进伤口愈合。要正确掌握使用方法，避免药物进入口腔或误吸到气管。

（五）复查随访

出院后要按照医师的要求定期复查，以便医师及时了解伤口愈合情况和手术效果，调整治疗方案。如果在恢复过程中出现鼻部疼痛加重、出血不止、呼吸困难等异常情况，应立即就医。

第十五章

内镜下无固定鼻眶筛上颌骨复杂骨折复位术

第一节 概　述

一、定义

鼻眶筛上颌骨复杂骨折是指同时累及鼻骨、眼眶骨壁、筛骨（包括筛窦）及上颌骨的复合性骨折。此类骨折通常由高能量外力（如交通事故、高处坠落、暴力击打等）导致，具有骨折范围广、移位明显、合并症多等特点，常伴随面部解剖结构破坏及功能受损。

二、流行病学

无固定鼻眶筛上颌骨骨折的流行病学特点可以从多个方面进行分析。

（一）发病率

发病率相对较高，在颌面骨损伤中占 15% ～ 27%。其发生通常与交通事故、暴力打击、高处坠落等外伤因素密切相关。随着现代交通的快速发展和社会活动的日益频繁，无固定鼻眶筛上颌骨骨折的发生率有上升趋势。

（二）人群分布

1. 年龄　各个年龄段均可发生上颌骨骨折，但青壮年人群发病率相对较高，这主要是因为青壮年参与交通活动、户外活动及体力劳动较多，更容易遭受外伤。

2. 性别　男性发病率通常高于女性。男性在工作、运动及社交活动中更容易暴露于危险环境，且发生冲突的可能性相对较大。例如，在一项对 97 例上颌骨骨折患者的分析中，男性患者占 84 例，女性仅 13 例，男女比例为 7：1。另一项研究显示，颧上颌骨复合体相关骨折主要发生在 23 ～ 39 岁的男性，发病率为 80% ～ 90%，其中约 80% 由交通事故引起。这些数据表明，上颌骨骨折在青壮年男性中较为普遍。关于年龄分布，多数研究表明上颌骨骨折的高发年龄段为 20 ～ 50 岁，这一年龄段的发病率最高，占所有病例的 85%。

3. 地域差异 在不同地区，上颌骨骨折的发病率可能存在差异。一般来说，经济发达地区交通流量大、工业活动多，上颌骨骨折的发生率可能相对较高。同时，一些治安状况较差或建筑施工较多的地区，上颌骨骨折的发病风险也可能增加。

（三）发病原因

1. 交通事故 是导致鼻眶筛上颌骨骨折的最主要原因之一。高速行驶的车辆发生碰撞时，强大的冲击力可使面部遭受严重损伤，上颌骨易发生骨折。

2. 暴力打击 如斗殴、袭击等暴力行为可直接作用于面部，造成鼻眶筛上颌骨骨折。

3. 高处坠落 从高处坠落时，面部着地或受到撞击，也可能引起上颌骨骨折。

一项研究指出，颌面部创伤的发病率逐年上升，且伤情复杂化，尤其是交通事故导致的伤害呈上升趋势。致伤原因方面，交通事故是上颌骨骨折的主要诱因。例如，在一项包含 1131 例口腔颌面部骨折患者的临床分析中，交通事故被列为骨折的主要致伤原因。此外，一项针对 2461 例颌面部骨折患者的报告也强调了交通事故作为主要致伤原因的重要性。在另一项研究中，通过对 78 例口腔颌面部骨折患者的统计发现，交通事故导致的上颌骨骨折比例为 61.54%。

（四）预后及影响

鼻眶筛上颌骨骨折如果治疗不及时或不恰当，可能会导致面部畸形、咬合功能障碍、鼻腔通气功能受损等并发症，严重影响患者的生活质量。及时正确的诊断和治疗可以提高治愈率，减少并发症的发生。

总结来说，鼻眶筛上颌骨骨折具有以下流行病学特点：性别和年龄，男性发病率高于女性，高发年龄段为 20 ～ 50 岁。致伤原因：交通事故是主要的致伤原因。此类骨折通常较为严重，可能伴随其他颌面损伤，并需要复杂的治疗手段。这些特点对于制订预防措施和改进治疗方案具有重要意义。

三、临床表现

鼻上颌骨复杂骨折的临床表现多种多样，主要由其解剖结构和生理功能的特点决定。以下是详细的临床表现：

1. 上颌骨移位 骨折后，上颌骨可能会出现不同程度的移位，导致面部外观改变。常见的有上颌骨向后、向下或向一侧移位，使面部出现不对称。例如，一侧上颌骨骨折可能导致患侧面部塌陷，与健侧形成明显对比；上颌骨整体向后移位可能使面中部凹陷。

2. 咬合错乱 上颌骨骨折常影响牙齿的咬合关系。由于骨折导致上颌骨的位置改变，牙齿的排列和咬合也会受到影响。患者可能出现牙齿错位、开颌（上下牙齿无法正常咬合）或反颌（下颌牙齿前伸，超出上颌牙齿）等情况。例如，在进食时，患者会感到咀嚼困难，无法正常咬碎食物。

3. 眼部症状

（1）复视：上颌骨骨折可能累及眼眶周围的结构，导致眼球运动受限，从而引起复视。患者会看到两个或多个重影的物体，严重影响视觉功能。例如，当患者向某个方向看时，会出现双影，影响日常生活和工作。

（2）眼球内陷或突出：骨折如果影响到眼眶的结构，可能导致眼球内陷或突出。眼球内陷会使患者的眼睛看起来凹陷，影响面部美观；眼球突出则可能增加眼球受伤的风险，如角膜损伤等。

（3）眼眶周围水肿、皮下淤血、青紫（蓝色眼圈）。

4. 鼻部症状

（1）鼻出血：上颌骨骨折常伴有鼻出血、瘀斑，上颌骨骨折常伴随大量出血，并在皮肤表面形成瘀斑。这是因为骨折可能损伤鼻腔内的血管。出血量的多少取决于损伤的程度，轻者可能仅有少量鼻出血，重者则可能出现大量出血，甚至危及生命。

（2）鼻塞：骨折后，鼻腔内可能出现肿胀、淤血或骨折碎片阻塞、疼痛，由于上颌骨骨折后局部组织受损，患者会出现明显的肿胀和疼痛，导致鼻塞。患者会感到呼吸不畅，尤其是在双侧上颌骨骨折时，鼻塞症状可能更加明显。

5. 口腔症状

（1）牙龈撕裂：上颌骨骨折可能导致牙龈撕裂，出现口腔内出血。牙龈撕裂会引起疼痛，并且容易感染。

（2）口腔内伤口：骨折可能导致口腔内出现伤口，与鼻腔相通，形成口腔－鼻腔瘘。食物和液体可能会从口腔流入鼻腔，引起呛咳和感染。

（3）张口受限：由于上颌骨骨折可能波及到颞肌和咬肌，导致张口困难。

6. 神经系统症状

（1）眶下神经损伤：上颌骨骨折可能损伤眶下神经，导致该神经支配区域的感觉异常。患者会出现面部麻木、刺痛或感觉减退等症状。

（2）颅脑损伤：严重的上颌骨骨折可能合并颅脑损伤，出现头痛、呕吐、意识障碍等症状。患者可能出现昏迷、抽搐等情况，需要紧急进行颅脑检查和治疗。

7. 其他并发症　如牙龈撕裂、牙齿脱位或脱落、流涎等，这些都可能因上颌骨骨折而引起。

四、辅助检查

（一）视诊

观察外鼻有无畸形、肿胀、淤血及眼眶有无水肿，眼球有无移位，活动是否正常。

（二）触诊

骨折处轻触有压痛，并且出现骨摩擦感、皮下气肿等，触诊时有捻发感。

（三）前鼻镜检查

注意鼻黏膜有无破损、出血，鼻中隔偏曲提示鼻中隔软骨脱位。

（四）鼻骨影像学检查

可显示骨折部位、性质及骨片有无移位及移位方向。主要包括 X 线和 CT 扫描。

1. X 线　X 线因其操作简单、成像时间短，是颌面部骨折快速筛查的首选方法。通过鼻颏位、眼眶正位、颅底位、头颅侧位等普通 X 线可以明确骨折线部位。X 线能够显示明显的骨折，但其空间分辨率较低，可能无法详细显示复杂的骨折情况。华氏位片：可以显示上颌窦、眼眶、颧骨等部位的结构，对于上颌骨骨折的诊断有一定价值。能够观察到上颌骨的整体形态、骨折线的位置以及与周围结构的关系。例如，可以发现上颌骨是否有移位、骨折线是否累及上颌窦等。头颅侧位片：主要用于观察上颌骨在侧面的形态和位置。可以显示上颌骨与颅骨的关系，以及骨折对颌面部侧面轮廓的影响。例如，可判断上颌骨是否向后移位，以及与下颌骨的咬合关系是否正常。

2. CT 扫描　CT 因避免了组织影像重叠，在显示复杂的上颌骨骨折方面具有明显优势，并能发现邻近结构损伤情况，应作为首选检查方法。CT 检查不仅能直接显示骨折线及骨折移位，还能显示颅内出血、积气以及积气对脑组织的压迫情况。CT 扫描可以通过轴位、冠状位、矢状位和三维重建清晰地观察骨折位置、移位程度，从而制订治疗计划。对于严重的面中部创伤或上颌骨移位，三维 CT 对明确诊断很有价值：能够提供非常详细的上颌骨骨折信息，包括骨折的类型、移位程度、与周围结构的关系等。通过三维重建图像，可以从不同角度观察骨折情况，为制订治疗方案提供准确依据。例如，可以清晰地看到骨折碎片的位置和大小，以及是否压迫周围的神经、血管等重要结构。螺旋 CT：可以快速扫描，获得高分辨率的图像。对于复杂的上颌骨骨折，螺旋 CT 能够更准确地显示骨折的细节，帮助医师判断骨折的严重程度。例如，可以发现微小的骨折线和隐匿性骨折。

3. 其他影像学检查　CBCT（锥形束 CT）在上颌骨骨折诊断中的应用也较为广泛，可以提供更详细的影像信息。全景片和曲面体层片也可以用于了解骨折的部位、数目、方向和类型。

总结来说，对于上颌骨骨折的辅助检查，首选是 CT 扫描，因为它能提供高精度的图像，帮助医师全面了解骨折情况及其与周围结构的关系。同时，常规 X 线也是常用的检查手段，尤其适用于初步筛查和快速评估。

五、治疗原则

（一）非手术治疗

1. 观察随访　对于无明显移位、骨折较为稳定的上颌骨骨折，可以选择观察随访。在这个过程中，医师会要求患者定期进行复查，通过 X 线、CT 等影像学检查来监测骨折的愈合情况。如果骨折在观察期间没有出现进一步的移位或并发症，通常可以自行愈合。

2. 颌间固定　利用牙弓夹板和橡皮圈将上下颌牙齿固定在一起，以保持骨折段的稳定，促进骨折愈合。这种方法适用于一些轻度的上颌骨骨折，尤其是骨折线位于牙槽突或低位骨折的情况。颌间固定的时间一般为 4～6 周。在固定期间，患者的饮食会受到一定限制，只能进食流质或半流质食物。

（二）手术治疗

手术时机的选择：鼻骨骨折应在外伤后 2～3h 处理，此时组织尚未愈合，最迟不宜超过 2 周，以免发生畸形愈合。无并发症的鼻骨骨折，应在伤后 2～4h 水肿、血肿等尚未产生时处理，如已有明显水肿，可将治疗推迟至伤后 7～10d 肿胀消除后进行。肿胀明显，且经过上颌骨 CT 三维重建等检查后均已超过 2～4 h，多数在伤后 1～2 周进行手术，部分损伤较重病例手术在伤后 3～4 周，手术治疗仍可以取得了较满意的效果。对于少数在伤后 3～6 个月或更晚些就诊者，只能利用颅面畸形修复、鼻外进路鼻整形术及正外颌科手段予以修复，仍可取得较满意的效果。

1. 切开复位内固定手术　对于移位明显、不稳定的上颌骨骨折，通常需要进行切开复位内固定手术。手术过程中，医师会在骨折部位做切口，将骨折段复位到正常位置，然后使用接骨板、螺钉等内固定材料进行固定。这种方法可以提供稳定的固定，有利于骨折的准确复位和早期愈合。手术后患者需要注意伤口的护理，避免感染，并按照医师的要求进行康复训练。

2. 颅颌固定手术　如果上颌骨骨折合并颅脑损伤或其他严重情况，可能需要进行颅颌固定。这种方法是通过将颅骨和上颌骨固定在一起，以保持头部和颌面部的稳定。颅颌固定通常需要使用特殊的固定装置，如颅骨牵引弓、外固定支架等。

3. 闭合性鼻骨复位手术　单纯鼻骨骨折伴上颌骨额突骨折，损伤较轻者可行鼻内镜手术，在鼻内镜辅助下行微创手术。而复杂骨折手术切口的选择应遵循实用和美观的原则，如粉碎性鼻骨骨折，具体情况具体实施，做缝合固定、局部钻孔、贯穿缝合、金属板固定等。鼻额筛眶复合体骨折多合并其他严重的颅脑损伤，开放复位为宜。不仅要考虑骨折端的完整显露，还要切口隐蔽、术后瘢痕不明显。切口尽量隐蔽，切口长度短小与皮纹一致。开放性骨折一般通过创口直接进行手术和复位固定，对于封闭性骨折常用以下切口。

（1）口内前庭切口：根据需要决定切口长度，能显示上颌骨前外侧壁及颧骨体。

（2）鼻前庭、鼻小柱切口：能显露大翼软骨、上外侧软骨、鼻骨、上颌骨额突。

（3）下睑缘切口：可显露眶底、眶下缘和颧颌缝。

（4）鼻根外侧切口：能显露鼻额缝、内眦和泪囊窝等。

（5）冠状切口：能显露眶上缘、眶外侧壁、鼻根、颧额缝和颧弓。切口可组合，彼此间可相互贯通，配合鼻内镜的应用，可在直视下完成骨折块的准确解剖复位并行坚强内固定。

（三）鼻内镜微创手术的优缺点

1. 鼻内镜微创手术有明显的优势

（1）鼻内镜视野清晰，易发现后端或高位偏曲的鼻中隔，可同期行鼻中隔矫正，防止鼻出血及继发性鼻窦炎、鼻源性头痛等；而传统鼻骨复位时，由于前鼻镜检查受到视角的局限，不能准确地将复位器置于鼻骨塌陷处，操作盲目性大，复位不准确。

（2）鼻内镜能在直视下将复位器准确置于鼻骨塌陷处并进行复位，对周围黏膜组织损伤极小；而传统鼻骨复位时，操作盲目性大，对周围黏膜组织损伤大。

（3）鼻前庭切口或梨状孔边缘切口可更接近操作部位，组织损伤轻微，皮下贴骨面锐性分离可避免鼻背菲薄皮肤损伤性穿破，操作范围仅限于需要矫治的区域减少了副损伤。

（4）自体鼻中隔软骨可作为矫形材料无须考虑其相容性，且可塑性强，可根据需要去雕成不同的形状。

（5）在颧骨、颧弓、眼眶、上下颌骨骨折内固定术中，采用不同角度鼻内镜可使术者对术区做全方位观察，基本上没有手术盲区。另外，显示器的应用将外科医师视线由术区转移到显示器，使间接术野更大、更清晰，术中可充分显露骨折线、神经及毗邻重要组织结构的关系，避免出现不必要的损伤。

2. 鼻内镜手术也存在一定的局限性，术者持鼻内镜势必单手操作，对于一些复杂的操作显得力不从心。在骨折区域行剥离等操作时出血较多，造成鼻内镜下术野模糊，需反复吸血以保持术野清晰，在一定程度上延长了手术时间。鼻骨由于其解剖特点，特别是粉碎性骨折复位后极易复塌陷。治疗的效果不仅取决于成功的复位技术，与鼻腔填塞内固定及鼻外保护是否有效密切相关。良好的鼻腔填塞内固定法是减少并发症发生、提高临床治愈率的保证。鼻腔填塞仅为复位术后的止血，48h 后即可解除。其他鼻骨骨折复位后均应行鼻腔填塞支撑内固定，石膏或鼻夹外固定，需要留置 5～7d，甚至 2 周，尤其是粉碎性骨折，复合性骨折需要更长时间，待骨痂愈合后方可解除。

第二节　无固定鼻眶筛上颌骨复杂骨折的临床新技术

一、计算机辅助导航手术

计算机导航手术的临床使用流程主要包括 4 个部分：术前数据收集和处理→模型登记与注册→术中跟踪和直接可视化→术后验证。收集患者术前的螺旋CT 或磁共振成像的数据，设计计划模型。术前将示踪器、手术工具、骨折部位及周围解剖标志参考点在计算机辅助导航手术系统上注册。配准参考架安装完毕后，使用长探针依次触碰计划的标志点，标志点平均误差范围小于 1mm 时，即可完成配准。患者模型登记与注册完成后，术者可以清晰看见术区的解剖结构和手术器械的具体位置。在完成复位后，可以通过探针比较横断面、冠状面及矢状面的复位情况与预期模型是否一致，如若未达到设计位置，可术中及时调整，避免二次手术。随着正颌外科的不断发展，在复杂的陈旧性上颌骨骨折的治疗中引入了正颌外科手术的思路。Lefort Ⅰ型截骨是一项成熟的纠正上颌骨位置的术式，正颌外科常用此术来改善面中部的外形，此法也可以解决因外伤导致的面中部畸形的问题，按照 Lefort Ⅰ型骨折线来截断上颌骨，灵活移动截断后的骨块，减少切口数目且切口在口内，手术效果更美观，同时也达到改善咬合关系的目的。此方法达到良好效果的前提是精确复位，并且术中避免损伤重要解剖结构。Chen 等的研究证实了计算机辅助导航手术可以准确定位 Lefort Ⅰ型截骨术中的骨段，是一种在手术过程中传递手术计划的可靠方法。研究表明，计算机辅助导航手术辅助下的上颌骨截骨术的距离可以精确到 2mm 以内，翻转可以精确到 3°。计算机辅助导航手术提高了截骨的精确性，避免损伤关键的解剖结构，为复杂上颌骨骨折手术提供了更优方案。在处理大面积上颌骨缺损问题中，计算机辅助导航手术可以准确地转移广泛上颌骨缺损患者的术前计划，使颧骨植入物的准确放置成为可能，显著提高上颌骨缺损部位假体的稳定性。

二、三维重建与手术模拟

通过 CT 扫描获取患者上颌骨骨折的三维数据，利用计算机软件进行三维重建，清晰地展示骨折的形态、位置和移位情况。医师可以在三维模型上进行手术模拟，预先规划手术入路、骨折复位方法和内固定位置，提高手术的准确性和安全性。手术模拟还可以帮助医师与患者及其家属更好地沟通以便制订手术方案，让他们更直观地了解手术过程和预期效果。根据患者的三维重建数据，使用 3D 打印技术制作出骨折部位的实体模型。医师可以在模型上进行实物操作，进一步细化手术方案。对于复杂的上颌骨骨折，3D 打印模型可以帮助医师更好地理解骨折的解剖结构，提高手术的精度。在手术中，3D 打印的导板可以辅助骨折复位和内固定，确保内固定材料的准确放置。

三、经皮内固定技术

经皮内固定技术是一种微创手术方法，通过在皮肤表面做小切口，将内固定材料经皮植入骨折部位进行固定。这种技术避免了传统开放手术的大切口，减少了手术创伤和术后瘢痕。经皮内固定技术需要借助特殊的器械和设备，对医师的技术要求较高。

四、生物材料的应用

（一）可吸收内固定材料在颌面外科领域的应用逐渐增多

与传统的金属内固定材料相比，可吸收材料具有无须二次手术取出、生物相容性好等优点。可吸收内固定材料在体内逐渐降解吸收，不会对患者造成长期的异物刺激。目前，可吸收内固定材料的强度和稳定性还有待进一步提高，但其在一些特定的上颌骨骨折病例中已经显示出了良好的应用前景。

（二）生长因子和骨替代材料

生长因子和骨替代材料可以促进骨折的愈合。在上颌骨骨折手术中，医师可以在骨折部位应用生长因子或骨替代材料，加速骨折的愈合过程。例如，重组人骨形态发生蛋白（rhBMP）等生长因子可以诱导骨细胞的增殖和分化，促进骨组织的再生。骨替代材料如羟基磷灰石、磷酸三钙等可以为新骨的形成提供支架。

五、多学科协作的加强

颌面外科与神经外科、眼科等学科的协作。上颌骨骨折常合并颅脑损伤、眼部损伤等其他部位的损伤。多学科协作可以为患者提供全面的诊断和治疗方案。颌面外科医师与神经外科、眼科等医师共同评估患者的病情，制订综合的治疗计划，确保患者得到最佳的治疗效果。术后康复对于上颌骨骨折患者的功能恢复至关重要，康复医学科医师可以根据患者的具体情况，制订个性化的康复方案，物理治疗、言语治疗、口腔功能训练等，帮助患者恢复张口、咀嚼、吞咽等功能，提高生活质量。

总之，上颌骨骨折手术的新技术和新进展为患者带来了更多的治疗选择和更好的治疗效果。随着科技的不断进步，相信未来会有更多的创新技术应用于上颌骨骨折的治疗中。

第三节 鼻眶筛上颌骨复杂骨折复位术的精准护理

一、术前准备

术前准备是鼻眶筛上颌骨复杂骨折复位术成功的核心保障，通过全面评估患者生命体征、气道安全及神经系统状态，协助完成关键检查。严格落实禁食禁饮、药物调整及预防性抗生素输注。同时以专业化沟通缓解患者焦虑、指导术后配合事项，构建从病房到手术室的无缝安全闭环。这一系统化护理干预是规避手术风险、保障医疗方案精准执行的核心基石，直接关乎患者围手术期安全与预后质量。

（一）一般评估

1. 现病史 评估患者健康史及相关因素、身体状况、生命体征，以及神志、精神状态、行动能力等。评估患者有无鼻塞、鼻出血、肿胀，外鼻畸形，有无头痛、意识丧失等症状。评估患者受伤的原因、时间、外力方向及有无其他部位的损伤等。

2. 既往史 评估患者既往有无外伤史、手术史、有无药物、食物过敏史等。

3. 心理－社会因素 评估患者的心理、情绪状况，以及对疾病严重性的认识程度等。

（二）专科评估

1. 了解患者的受伤机制（如交通事故、跌倒、打斗等）。询问患者症状，如面部疼痛、肿胀、出血、咀嚼困难、牙齿松动。

2. 体格检查：检查面部对称性，观察有无明显的畸形或肿胀。触诊上颌骨区域，评估压痛、肿胀及任何异常的运动。检查牙齿的稳定性和排列，注意有无牙齿缺失或移位。

3. 实验室检查：协助患者完成各项术前检查，如血常规、凝血功能、肝肾功能、传染病筛查等，以了解患者的身体状况，排除手术禁忌证。

4. 影像学检查

（1）X 线检查：常规的面部 X 线可以帮助识别骨折类型和位置。

（2）CT 扫描：提供更详细的骨折信息，帮助评估骨折的复杂程度及是否有伴随的软组织损伤。

5. 功能评估：评估咀嚼功能和言语功能，了解骨折对日常生活的影响。检查口腔内的情况，观察有无口腔内的损伤或感染。评估患者的咬合关系、张口度的大小、颌面部是否有畸形等情况并做好记录，以便与术后恢复情况进行效果对比。

6. 合并伤评估：由于鼻眶筛上颌骨骨折常伴随其他面部骨折或颅脑损伤，因此需要全面评估患者的整体情况。

7. 皮肤准备评估：术前 1d 给予患者剪鼻毛，男性患者须剃胡须。避免毛发影响术区消毒效果及术野清晰度。操作过程中，注意动作轻柔，确保皮肤准备完整，保障患者安全与舒适。

（三）营养评估

鼻眶筛上颌骨骨折的患者由于咬合关系的错乱，咀嚼功能及张口度会受到影响，以及损伤后的疼痛均会影响进食，患者会存在营养不良的风险，因此需要进行营养评估，了解患者的饮食习惯和营养状况，选用 NRS2002 营养评估量表评估患者是否存在营养不良的风险，评估患者的身体对手术的耐受能力。

（四）心理评估与支持

心理评估量表运用抑郁自评量表（PHQ-9）和焦虑自评量表（GAD-7），

对患者的心理状态进行一个全面、客观的评估，及时有效地了解患者对创伤以及手术的心理反应，以便给予针对性的干预措施，解除患者的紧张情绪，更好地配合治疗和护理。

由于骨折带来的疼痛和容貌改变，患者可能会出现焦虑、恐惧等不良情绪。我们应该：

1. 主动与患者沟通，了解其心理状态，给予心理支持和安慰。

2. 向患者介绍手术的目的、方法、过程及预期效果，增强患者对治疗的信心。

3. 主动与患者沟通交流，了解患者对骨折及手术的担忧和恐惧程度，评估患者的心理状态。耐心倾听患者的诉说，给予充分的理解和同情，让患者感受到被关心和重视。

4. 向患者详细介绍鼻眶筛上颌骨骨折的相关知识，包括骨折的原因、治疗方法、手术过程及预后等，让患者对自己的病情有更清楚的认识。分享成功的手术案例，增强患者的信心，减轻恐惧心理。可以介绍一些与患者情况相似的患者，他们在手术后恢复良好，让患者看到希望。鼓励患者积极面对疾病，保持乐观的心态。提醒患者良好的心理状态对手术的成功和术后恢复至关重要。

（五）术前鼻夹训练

1. 目的　主要是为了适应术后鼻腔填塞的状态，手术可能会影响鼻腔的通气功能，通过术前鼻夹锻炼呼吸，可以让身体提前适应在鼻腔部分堵塞情况下的呼吸模式，减少术后的不适。

2. 方法　从入院起到术前 3d，用鼻夹夹住鼻翼两侧致完全鼻阻。

张口深吸气，屏气 2 ～ 3s，再将口唇缩起似吹口哨状，由口缓慢呼气，如此反复进行。

鼓励患者适当练习经口呼吸模式下喝水、进食（嘱其注意安全，防止呛入气管）。

二、术中精准护理

（一）物品准备

1. 器械　基础颌面外科器械包，精细显微器械、微型钛板系统、骨蜡、双极电凝、吸引器、冲洗系统、高速磨钻或者电锯。

2. 植入物　根据计划准备钛板钛钉、可吸收板钉、钢丝、泪道支架、可能需要的骨移植材料（自体骨、异体骨、人工骨）。

3. 耗材　无菌冰盐水、止血材料（明胶海绵、止血纱、纤维蛋白胶）、抗生素溶液、眼膏（保护角膜）、无菌标记笔。

4. 特殊设备　C 形臂机（术中透视确认复位和固定位置）、神经监测仪、显微镜。

检查手术器械、敷料等物品是否齐全、完好，确保手术器械性能良好，避免手术过程中出现故障。与手术医师、麻醉师共同核对患者信息、手术部位及手术方式等，确保手术准确无误。

（二）患者准备

1. 仰卧位，头置于头圈或头托中，确保头部稳固，避免术中移位影响复位精度。

2. 双上肢妥善包裹固定于身体两侧，避免神经压迫。

3. 骶尾部、足跟等骨隆突处使用减压垫，预防压疮（手术时间可能较长）。

4. 注意保暖（使用温毯），避免低体温。

5. 建立静脉通路，确保输液通畅，为手术中可能需要的药物输注和紧急情况做好准备。

（三）术中护理配合

1. 在消毒铺单之前，使用透明贴膜遮挡保护双眼，避免消毒液渗入眼内引起结膜炎。

2. 密切观察患者生命体征，包括心率、血压、呼吸、血氧饱和度等。与手术医师、麻醉医师保持清晰、简洁、及时的沟通（如报告生命体征变化、出血量、植入物使用情况、设备需求、预计手术时间节点等）。

3. 严格无菌操作，保持手术区域的清洁和干燥，及时清理手术中产生的血液和分泌物，防止感染。尤其注意手术时间长、涉及多个解剖区域（头皮、眼睑、口腔）、使用植入物的情况。及时加盖无菌单，保持器械台整洁。限制手术间内不必要的人员流动。

4. 如果手术中出现出血等紧急情况，应迅速配合医师进行止血处理，准备好止血药物和器械。若患者出现呼吸、心跳骤停等意外情况，立即启动急救预案，进行抢救措施。

三、术后精准护理

术后护理对于鼻眶筛上颌骨骨折患者的康复至关重要。它可以帮助减轻疼痛、肿胀和感染的风险，促进骨折的愈合，提高患者的生活质量。

（一）一般护理

1. 环境准备　保持病房内环境的整洁，将病房内的温度控制在 18 ～ 22℃，将湿度控制在 50% ～ 60%。

2. 生命体征监测　给予患者持续低流量吸氧，保持患者呼吸道通畅、观察鼻腔填塞的情况等。

3. 术后体位及皮肤护理

（1）全身麻醉清醒后给予床头适度抬高或半卧位，利于静脉回流，减少头部血流对鼻腔伤口的压力、面部充血、肿胀。便于鼻腔伤口渗出的血液从口中吐出，同时确保气道通畅。

（2）避免长时间保持同一姿势，定期帮助患者翻身或调整体位。

（3）术后第 6 小时，从半坐卧位、坐位到站位过渡，视具体情况可下地活动。

（4）保持皮肤清洁和干燥，护理人员应保持床单位清洁和卧位舒适，注意保暖，防止受凉，密切观察皮肤情况。

（5）消瘦的患者给予垫海绵垫或在骨隆突处贴防压疮膜，预防患者发生压力性损伤。

4. 饮食护理　鼻眶筛上颌骨复杂骨折复位术后饮食护理至关重要，因鼻腔填塞后患者受吞咽功能的影响，进食差，易发生呛咳，护理人员需要指导患者及其家属安全进食。

（1）此类手术患者在手术 4h 后尽早经口进食水，试饮少量温开水，观察有无呛咳现象，如果有呛咳则不能继续喝水，无呛咳的可以喝温开水，观察30min，若无恶心呕吐等不适后，可开始少量吃冷或常温的流质或半流质饮食（如汤水、粥水、稀粥等）。第 2 天起饮食没有特殊要求，易消化、营养丰富的食物即可，术后 2 周内不要进食过热、过烫、煎炸、刺激性食物和人参、桂圆、当归等热性活血的食材，避免出血的发生。保持充足的水分摄入，有助于鼻腔黏膜的湿润和恢复。适量增加富含维生素 C 和维生素 E 的食物，促进伤口愈合。

（2）术后患者因鼻腔填塞常会发生饮食呛咳，指导患者采用坐或半坐卧位进行饮食，同时，缓慢进食，小口吞咽，避免一次性饮过多食水，避免食用刺激性食物，尽量保持放松心态，以免诱发呛咳。

5. 口腔护理　保持口腔清洁是预防口鼻腔感染的关键。

（1）指导患者用漱口液漱口，每日数次，特别是进食后。漱口液可以选择具有杀菌、消炎作用的，如复方氯己定含漱液。

（2）观察口腔黏膜的情况，如有破损、溃疡、出血等，及时通知医师处理。

（二）专科护理

密切观察患者的生命体征、伤口敷料、局部皮肤、肢体活动等情况，正确评估患者心理状态，并进行安全护理。

1. 观察伤口　密切观察伤口有无渗血、渗液、红肿等情况，若发现异常及时通知医师处理。

2. 评估疼痛程度　采用适当的疼痛评估工具，如数字评分法、面部表情评分法等，定期评估患者的疼痛程度。

3. 肢体活动情况　可适当早期活动，如床上翻身、肢体活动等，以促进血液循环，防止并发症的发生。

4. 鼻腔填塞物　一般于 7d 左右取出。告知患者不可自行取出，指导并锻炼患者用口呼吸，避免接触刺激性气体，避免用力打喷嚏，擤鼻涕、咳嗽，打喷嚏时用舌顶住上腭，必要时可药物干预。可用复方鱼肝油滴鼻液滴鼻，防止血性分泌物干燥结痂。

（三）症状的精准护理

1. 头痛的精准护理 此类手术患者在术后头痛的原因多种多样，包括手术切口、鼻腔填塞、药物副作用、并发症和心理因素等。合理的疼痛管理可以提高患者的生活质量和手术恢复效果。

护理人员要评估患者的疼痛程度和特点，结合患者的个人差异和鼻腔填塞种类，排查头部 CT 无异常后，采用适当的疼痛管理措施，主要包括药物治疗、物理治疗、心理干预等，同时密切观察患者的疼痛反应和不良反应，根据疼痛程度给予相应的镇痛措施，遵医嘱应用镇痛药、采用冷敷等物理疗法缓解患者疼痛。

2. 眼眶胀痛的精准护理 所有鼻整形手术患者术后均会出现不同程度的鼻部皮肤软组织的肿胀，同时伴有轻重不一的眶周肿胀、淤青，有效的抗炎、冰敷及使用消肿药物治疗可促进术后的恢复。

（1）术后初期，一般 24 ～ 48h，可进行局部冰敷，用冰袋或冷毛巾轻轻敷在眼眶周围，每次 15 ～ 20min，每天数次，可减轻眼部充血和胀痛。

（2）术后床头抬高 15° ～ 30°，也有利于减轻眼眶胀痛。

（3）遵医嘱应用糖皮质激素及消肿药物治疗，可明显减轻患者术后上、下眼睑肿胀和淤青。

3. 鼻腔渗血的精准护理 鼻腔渗血是鼻眶筛上颌骨骨折术后最常见的症状之一。

（1）告知患者四勿：勿用热水洗鼻面部，防止热水扩张血管，引起鼻腔出血；勿进行剧烈活动，防止鼻腔出血；勿用力擤鼻，以免加重鼻腔黏膜水肿，可将鼻腔内分泌物先回吸到嘴里，再吐出；或堵住一侧鼻孔，轻擤另一侧。

（2）卧床休息时指导患者适当抬高床头，以减少鼻部充血或渗血。

（3）避免长时间低头或弯腰等动作，戴眼镜者可暂时不要佩戴眼镜。防止鼻腔压力增加导致出血加重。

（4）勿吸烟饮酒，以免刺激鼻腔黏膜，影响恢复。

（5）注意鼻腔卫生，鼻腔内的干痂及分泌物不要用手去挖，可用棉签轻拭。

4. 口鼻干燥的精准护理

（1）保持室内空气湿度，一般将湿度保持在40%～60%较为适宜，远离空调、暖气等干燥源，避免直吹患者。

（2）鼓励患者适量饮水，保持身体水分充足，防止鼻腔干燥，鼻腔干燥时遵医嘱使用滴鼻药，如复方鱼肝油滴鼻液，以减轻鼻腔干燥程度，防止干燥引起的不适及出血。

（3）多食富含水分的食物，如水果（西瓜、梨、橙子）、蔬菜（黄瓜、西红柿、芹菜），既能补充水分，又富含维生素和矿物质，有助于身体恢复。

（4）可涂抹润唇膏，保护嘴唇皮肤，防止干裂。

5. 鼻小柱切口处精准护理

（1）鼻小柱切口处拆线时间为术后第5天，拆除部分缝线，第6天拆除剩余缝线。

（2）告知患者伤口处术后2周可沾水。

（3）术后90d可佩戴框架眼镜，进行体育锻炼。

（四）并发症的护理

鼻眶筛上颌骨复杂骨折复位术后并发症的监测与处理是术后护理中至关重要的一环，护理人员应密切观察患者的生命体征、意识状态、伤口情况等，术后24～48h，要重点监测有无感染、术区出血、张口受限、咬合关系紊乱、面部畸形等。

1. 切口感染的护理　手术切口感染是早期并发症中最常见的一种，护理人员需要加强伤口护理，保持口鼻腔清洁。可以使用生理盐水或抗菌漱口液进行漱口。若感染严重，需要拆除部分缝线，进行引流。

2. 术区出血的护理　轻微出血可采用局部压迫止血的方法。如出血较多，应及时通知医师进行处理。找到出血点并进行结扎止血。对于凝血功能异常的患者，应给予相应的治疗，如补充凝血因子等。

3. 张口受限　术后早期进行张口训练，逐渐增加张口度。可以使用张口器进行辅助训练。如骨折复位不良，可能需要再次手术进行矫正。对于疼痛和肿胀引起的张口受限，可以给予镇痛、消肿等治疗。

4. 咬合关系紊乱　术后定期进行口腔检查和咬合调整。如果咬合关系紊乱严重，可能需要再次手术进行矫正。

5. 面部畸形　对于骨折复位不良引起的面部畸形，可能需要再次手术进行矫正。对于瘢痕形成，可以采用激光、手术等方法进行治疗，以改善面部外观。

（五）鼻腔用药的精准护理

1. 护理人员应严格按照医师的医嘱进行药物治疗，讲解用药的目的，取得患者及其家属的配合。

2. 围手术期可用滴鼻液滴鼻来保持鼻腔湿润，同时可改善鼻腔黏膜状况，达到引流、消炎、消肿、通气等作用。常用药物有1%麻黄碱滴鼻液、复方鱼肝油滴鼻液、呋麻滴鼻液等。

（1）操作前，嘱患者擤鼻，并解开领口，取垂头仰卧位，肩下垫枕，用棉签蘸取生理盐水清洁鼻腔，以左手轻推患者鼻尖，充分暴露鼻腔，右手持滴鼻液沿着鼻翼一侧距患者鼻孔约 2cm 处，轻滴药液 2 ～ 3 滴后，轻捏鼻翼，使药液均匀分布于鼻黏膜，保持姿势稍停 2 ～ 3min，协助患者坐起。

（2）不同的滴鼻液可能有不同的副作用，如果局部刺激、过敏反应等，如出现不适症状，应及时停药并告知医师。

（3）避免长期使用，可能会导致药物性鼻炎等问题。

（六）鼻眶筛上颌骨复杂骨折复位术后康复训练

患者在术后需要遵循医师的建议进行康复训练，康复训练可以帮助患者恢复咀嚼功能和面部肌肉的力量，提高生活质量。通过张口训练增加颌面部肌肉、关节的活动，避免发生术后张口受限。主要选择前窄后宽的塑胶开口器，便于清洗和存放。

1. 术后遵医嘱指导患者使用开口器进行张口训练。指导患者选用角度小的开口器，将较窄端置于磨牙后侧，循序渐进，待患者适应后再选用角度更大的开口器。

2. 术后 14 d（如有牵引钉，拆钉后进行）开始正常的训练，每天 3 次及以上，左右交替训练，每次训练 15 ～ 20min。

3. 训练应循序渐进，每周至少应增大 1 ～ 2mm，成人张口度至少应练习到 35mm（约 3 横指）以上，儿童视年龄应到 30mm（约 2 横指）左右。

4. 张口训练至少需进行 6 个月，一般在不使用开口器的情况下，可达 35 mm 为训练成功标准。训练中定期复查，有条件者可结合双侧关节区理疗。

鼻眶筛上颌骨复杂骨折复位术后治疗是一个持续的康复过程，通过科学的康复评估、指导和随访，可以确保患者获得最佳的治疗效果，恢复正常的生活和工作。

附 录

附录一 白内障患者视功能指数量表
（ visual function index-14，vf-14 ）

由于视力关系，你参加下述活动（不佩戴眼镜）有多少困难？请仔细阅读每一条，并选出最适合您的一条。

问题	没有困难	有点困难	中度困难	非常困难	全部无法完成
1. 看小字体（如通讯录、价格标签、银行单据、药瓶标签等）					
2. 读书看报					
3. 看大字报（如报纸上的大字印刷体、电话上的数字按键、挂钟、日历）					
4. 认出身边的人					
5. 看清楼梯、台阶和路缘					
6. 看清各种标志牌（如交通标志、路标、商店标牌）					
7. 做精细活（如做编织、缝纫、手工品）					
8. 填表或签名					
9. 参加娱乐活动（如麻将、扑克、象棋）					
10. 参加体育活动（如做操、跑步、羽毛球）					
11. 烹饪（淘米、洗菜、放调料）					
12. 看电视					
13. 白天驾车或骑车（如轿车、电动车、摩托车、自行车、三轮车）					
14. 晚上驾车或骑车（如轿车、电动车、摩托车、自行车、三轮车）					

附录二　干眼标准症状评估问卷
（standard patient evaluation of eye dryness，SPEED）

1. 您所经历的症状类型

症状	本次		过去 3d		过去 3 个月内	
	是	否	是	否	是	否
干燥感、砂砾感或刺痒感						
疼痛感或刺激感						
灼烧感或流泪						
眼部疲劳感						

2. 您所经历的症状发生频率

症状	0	1	2	3	
干燥感、砂砾感或刺痒感					0= 完全没有
疼痛感或刺激感					1= 有时发生
灼烧感或流泪					2= 经常发生
眼部疲劳感					3= 持续存在

3. 您所经历的症状的严重程度

症状	0	1	2	3	4	
干燥感、砂砾感或刺痒感						0= 没有任何影响
疼痛感或刺激感						1= 暂时可以容忍
灼烧感或流泪						2= 不舒适，但不影响生活
眼部疲劳感						3= 烦躁、刺痛影响生活
						4= 难以忍受，不能正常生活

【注】症状发生频率得分和发生严重程度得分相加即为总分，最高分 28 分。

附录三 青光眼患者自我管理问卷

请您根据您最近的情形，在以下最适合您情况的□处打钩。

1. 在发生任何事情时，您能保持情绪稳定？

□根本做不到　　　　□偶尔做得到　　　　□基本做得到　　　　□完全做得到

2. 您能否保证充足的睡眠？

□根本做不到　　　　□偶尔做得到　　　　□基本做得到　　　　□完全做得到

3. 您能否保持良好的排便习惯？

□根本做不到　　　　□偶尔做得到　　　　□基本做得到　　　　□完全做得到

4. 您能否保持穿衣服时领口的松紧度适当？

□根本做不到　　　　□偶尔做得到　　　　□基本做得到　　　　□完全做得到

5. 您能否坚持正确的用眼习惯（如不在暗处久留、不长时间连续阅读、看电视、用电脑）？

□根本做不到　　　　□偶尔做得到　　　　□基本做得到　　　　□完全做得到

6. 您能否坚持适合的运动方式（如不过度弯腰低头、屏气、负重）？

□根本做不到　　　　□偶尔做得到　　　　□基本做得到　　　　□完全做得到

7. 您是否有适当的娱乐休闲方式（如走亲访友，逛公园，旅游，参加一些社交活动）？

□根本做不到　　　　□偶尔做得到　　　　□基本做得到　　　　□完全做得到

8. 您能改变原有的不良嗜好或习惯（如吸烟、嗜酒、网络游戏）？

□根本做不到　　　　□偶尔做得到　　　　□基本做得到　　　　□完全做得到

9. 如果医师有要求，您能按医师的要求按摩眼球？

□根本做不到　　　　□偶尔做得到　　　　□基本做得到　　　　□完全做得到

10. 您能否按照医嘱规定的时间随访？

□根本做不到　　　　□偶尔做得到　　　　□基本做得到　　　　□完全做得到

11. 您能否按照医嘱做各种化验和检查？

□根本做不到　　　　□偶尔做得到　　　　□基本做得到　　　　□完全做得到

12. 您能否在复诊时主动告诉医师自己的身体状况？

□根本做不到　　　　□偶尔做得到　　　　□基本做得到　　　　□完全做得到

13. 若眼睛出现不适，您能否及时就诊？

□根本做不到　　　　□偶尔做得到　　　　□基本做得到　　　　□完全做得到

14. 您能否按照医师要求的次数用药？

□根本做不到　　　　□偶尔做得到　　　　□基本做得到　　　　□完全做得到

15. 您能否按照医师要求的量用药？

□根本做不到　　　　□偶尔做得到　　　　□基本做得到　　　　□完全做得到

16. 您能否按照医师要求的时间用药？

□根本做不到　　　　□偶尔做得到　　　　□基本做得到　　　　□完全做得到

17. 自从诊断为该疾病以来，您能否按照医师的要求长期用药从不间断？

□根本做不到　　　　□偶尔做得到　　　　□基本做得到　　　　□完全做得到

附录四　视功能和生存质量调查问卷（NEI–VFQ–25）

视功能和生存质量调查问卷（Vision–related quality of life and visual function，NEI–VFQ–25）共有两部分，第一部分为视功能调查问卷，第二部分为生存质量调查问卷。视功能调查问卷用于测定视力特异性的生存质量状态，例如立体觉、明适应、暗适应等。生存质量调查问卷用于测定包括自理、活动、社交、心理等总体生存质量状态。

第一部分　一般健康及视力情况

1. 总体来讲，您自我感觉自己的健康状况（　　）

A. 极好　B. 很好　C. 好　D. 尚可　E. 差

2. 目前您的双眼视力（矫正视力）如何？

A. 极好　B. 好　C. 尚可　D. 差　E. 极差

3. 您经常担心自己的视力状况吗

A. 从不担心　B. 有一点担心　C. 有时候担心　D. 大多数时间担心

4. 您的眼睛及眼睛周围有无疼痛或不适感（如烧灼感、瘙痒或疼痛等）吗？

A. 没有　B. 轻微的　C. 中等程度的　D. 较重的　E. 很严重的

第二部分　活动时困难程度

5. 您在阅读报纸上普通字体有多大困难？

A. 没有困难　B. 有一点困难　C. 有困难（中等程度）　D. 的确困难　E. 由于视力原因已不再阅读　F. 由于其他原因或没有兴趣而不阅读报纸

6. 当做一些需要看得更清晰的事情时（例如做饭、针线活、在房间周围钉东西或需要使用工具），您有多大困难？

A. 没有困难　B. 有一点困难　C. 有困难（中等程度）　D. 的确困难　E. 由于视力原因已不再做此事　F. 由于其他原因或没有兴趣而不做此事

7. 由于视力原因，您在拥挤的货架或书架上寻找东西时有多大困难？

A. 没有困难　B. 有一点困难　C. 有困难（中等程度）　D. 的确困难　E. 由于

视力原因已不再做此事　F. 由于其他原因或没有兴趣而不做此事

8. 在街道上，您对看清街上的道路标志或商店名称有多大困难？

A. 没有困难　B. 有一点困难　C. 有困难（中等程度）　D. 的确困难　E. 由于
视力原因已不再做此事　F. 由于其他原因或没有兴趣而不做此事

9. 由于视力原因，在昏暗的灯光下或晚上，您在下楼梯台阶时有多大困难？

A. 没有困难　B. 有一点困难　C. 有困难（中等程度）　D. 的确困难　E. 由于
视力原因已不再做此事　F. 由于其他原因或没有兴趣而不做此事

10. 由于视力原因，当沿街行走时，您对看清马路上物体旁边的东西有多大困难？

A. 没有困难　B. 有一点困难　C. 有困难（中等程度）　D. 的确困难　E. 由于
视力原因已不再做此事　F. 由于其他原因或没有兴趣而不做此事

11. 由于视力原因，当与他人交谈时，您在看清对方对您所说事情的反应时有多大困难？

A. 没有困难　B. 有一点困难　C. 有困难（中等程度）　D. 的确很困难　E. 由
于视力原因已不做此事　F. 由于其他原因或没有兴趣而不做此事

12. 由于视力原因，您在挑选及搭配衣服时有多大困难？

A. 没有困难　B. 有一点困难　C. 有困难（中等程度）　D. 的确困难　E. 由于
视力原因已不再做此事　F. 由于其他原因或没有兴趣而不做此事

13. 由于视力原因，您在去别人家做客、参加聚会或者在餐厅就餐时有多大困难？

A. 没有困难　B. 有一点困难　C. 有困难（中等程度）　D. 的确困难　E. 由于
视力原因已不再做此事　F. 由于其他原因或没有兴趣而不做此事

14. 由于视力原因，您在外出看电影、演出或者体育比赛上有多大困难？

A. 没有困难　B. 有一点困难　C. 有困难（中等程度）　D. 的确困难　E. 由于
视力原因已不再做此事　F. 由于其他原因或没有兴趣而不做此事

15. 您最近有没有骑自行车或驾驶机动车（摩托车、汽车）？

A. 有（跳至 15C）　B. 没有

15A. 如果没有：您从不骑（驾）车还是您已经停止骑（驾）车了？

A. 从不骑（驾）车（跳至 17）　B. 停止骑（驾）车

15B. 如果您停止骑（驾）车，主要是由于您的视力原因还是其他原因、抑或视
力及其他原因均有？

A. 主要是视力原因（跳至 17）　B. 其他原因（跳至 17）　C. 视力及其他原因
均有（跳至 17）

15C. 如果您最近有骑（驾）车，白天在熟悉的地方您在骑（驾）车时有多大困难？

A. 没有困难　B. 有一点困难　C. 有困难（中等程度）　D. 的确很困难

16. 在夜间骑（驾）车，您有多大困难？

A. 没有困难　B. 有一点困难　C. 有困难（中等程度）　D. 的确很困难　E. 由于视力原因已不做此事

16A. 在困难条件下骑（驾）车，例如在差的天气情况，交通高峰时段、高速公路上或交通拥挤时，您有多大困难？

A. 没有困难　B. 有一点困难　C. 有困难（中等程度）　D. 的确很困难　E. 由于视力原因已不做此事

第三部分　视力问题的反映

17. 由于视力原因，您是否经常不能完成预期的工作目标？

A. 一直是这样　B. 大多数情况下是这样　C. 有时候是这样　D. 偶尔是这样

E. 没有

18. 由于视力原因，您工作或做其他事情的时间是否受限？

A. 一直是这样　B. 大多数情况下是这样　C. 有时候是这样　D. 偶尔是这样

E. 没有

19. 是否经常出现由于眼睛及眼睛周围的疼痛 . 不适感而影响或妨碍到做您想要做的事情？

A. 一直是这样　B. 大多数情况下是这样　C. 有时候是这样　D. 偶尔是这样

E. 没有

20. 由于视力原因，我大多数时间待在家中

A. 一直是这样　B. 大概是这样　C. 不确定　D. 大概不是这样　E. 确实不是这样

21. 由于视力原因，我很多时间感到灰心丧气

A. 一直是这样　B. 大概是这样　C. 不确定　D. 大概不是这样　E. 确实不是这样

22. 由于视力问题，我很难对我所做的事情进行控制

A. 的确是这样　B. 大概是这样　C. 不确定　D. 大概不是这样　E. 确实不是这样

23. 由于视力原因，我不得不更多地依赖他人告诉我很多事情

A. 的确是这样　B. 大概是这样　C. 不确定　D. 大概不是这样　E. 确实不是这样

24. 由于视力原因，我需要从别人那里得到更多的帮助

A. 的确是这样　B. 大概是这样　C. 不确定　D. 大概不是这样　E. 确实不是这样

25. 由于视力原因，我担心做出一些令自己或他人尴尬的事情

A. 的确是这样　B. 大概是这样　C. 不确定　D. 大概不是这样　E. 确实不是这样

附录五　眼表疾病指数问卷
（ocular surface disease index，OSDI）

1. 眼部症状

过去一周内眼部是否有以下不适	总是	经常	半数时间	偶尔	从不
对光敏感	4	3	2	1	0
砂砾感	4	3	2	1	0
眼痛	4	3	2	1	0

2. 视觉功能

过去一周内视力是否有以下变化，以及做以下事情时是否有不适	总是	经常	半数时间	偶尔	从不	不确定
视力波动	4	3	2	1	0	—
视力差	4	3	2	1	0	—
阅读	4	3	2	1	0	—
夜间驾驶	4	3	2	1	0	—
操作电脑或银行提款机	4	3	2	1	0	—
看电视	4	3	2	1	0	—

3. 环境触发因素

过去一周内眼部在以下环境中是否感到不适	总是	经常	半数时间	偶尔	从不	不确定
大风天气	4	3	2	1	0	—
低湿度（非常干燥）的环境	4	3	2	1	0	—
空调房内	4	3	2	1	0	—

OSDI 分值 = 所有问题总分值 × 25/ 患者回答问题数

　　根据总分及答案问题数可分为 0 ～ 12 分为正常、13 ～ 22 分为轻度干眼、23 ～ 32 分为中度干眼以及 > 33 分为重度干眼。

附录六 标准吞咽功能评价量表（SSA）

第一步 初步评价

意识水平	1= 清醒
	2= 嗜睡，可唤醒并做出言语应答
	3= 呼唤有反应、但闭目不语
	4= 仅对疼痛刺激有反应
头部和躯干部控制	1= 能正常维持坐位平衡
	2= 能维持坐位平衡但不能持久
	3= 不能维持坐位平衡，但能部分控制头部平衡
	4= 不能控制头部平衡
唇控制（唇闭合）	1= 正常　　　　2= 异常
呼吸方式	1= 正常　　　　2= 异常
声音减弱（发 [a]、[i] 音）	1= 正常　　　2= 减弱　　　3= 消失
咽反射	1= 正常　　　2= 减弱　　　3= 消失
白主咳嗽	1= 正常　　　2= 减弱　　　3= 消失
合计	分

第二步饮一匙水（量约 5ml），重复 3 次

口角流水	1= 没有 /1 次　　　2 ≥ 1 次
吞咽时有喉部运动	1= 有　　　　2= 没有
吞咽时有反复的喉部运动	1= 没有 /1 次　　　2 ≥ 1 次
咳嗽	1= 没有 /1 次　　　2 ≥ 1 次
哽噎	1= 有　　　　2= 没有
声音质量	1= 正常　　　2= 改变　　　3= 消失
合计	分

附注：如果该步骤的 3 次吞咽中有 2 次正常或 3 次完全正常，则进行下面第 3 步

第三步饮一杯水（量约 60ml）

能够全部饮完	1= 是　　　　2= 否
咳嗽	1= 无 /1 次　　　2 ≥ 1 次
哽噎	1= 无　　　　2= 有

声音质量	1= 正常	2= 改变	3= 消失
合计	分		

SSA 量表通常分为两个部分进行评估：

（1）初步评价：包括意识状态、头部和躯干部控制、呼吸、唇控制、声音强弱、咽反射和自主咳嗽，总分一般在 8 ～ 23 分。初步评价对于判断患者的吞咽安全性至关重要。

（2）饮水测试

1）吞咽 5ml 水 3 次：观察患者在这 3 次吞咽过程中有无口角流水、喉运动、重复吞咽、咳嗽、哽噎等，总分一般在 5 ～ 11 分。如果在这三次吞咽中有 2 次或全部正常，则进行下一步测试。如果有异常，则不再继续后续测试。

2）吞咽 60ml 水：在初步评价和第一步饮水测试均正常的情况下进行。观察患者吞咽 60ml 水能否饮完、饮完所需的时间、有无咳嗽、呛咳等情况。这一步骤的总分一般在 5 ～ 12 分。

参考文献

[1] 林小丽，赵春阳，钟景贤．精准护理对飞秒激光辅助白内障超声乳化手术患者白内障知识掌握程度、围术期焦虑及术后恢复的影响 [J]．哈尔滨医药，2024, 44(1): 142-144.

[2] 张双，刘文辉，谢雪儿，等．心理护理在飞秒激光辅助白内障手术中的应用 [J]．吉林医学，2023, 44(3): 829-832.

[3] 张立群、围手术期护理干预在飞秒激光辅助白内障手术中的应用 [J]．内蒙古医学杂志，2022, 54(10): 1266-1267, 1269.

[4] 曾素华，吴素虹，卢素芬．飞秒激光辅助白内障手术护理标准操作程序的建立与临床应用 [J]．中国实用护理杂志，2015, 31(22): 1666-1667.

[5] 段陆陆．围手术期强化护理干预在飞秒激光辅助白内障手术中的应用效果 [J]．医疗装备，2020, 33(20): 155-156.

[6] 黄馨颖．飞秒激光辅助白内障超声乳化术患者的围术期护理 [J]．中华现代护理杂志，2016, 22(30): 4406-4408.

[7] 薛燕雄．飞秒激光辅助白内障超声乳化手术的精细化护理 [J]．微创医学，2017, 12(6): 856-857, 806.

[8] 林巧．循证护理在飞秒激光辅助白内障超声乳化吸除联合人工晶体植入术中的应用 [J]．现代实用医学，2018, 30(12): 1679-1680.

[9] 马文尊，陈秀珠，刘翠红，等．"结构 - 过程 - 结果"三维质控管理模式在飞秒激光辅助白内障摘除术患者中的应用 [J]．齐鲁护理杂志，2022, 28(14): 93-96.

[10] 郭彩虹，董慧，李慧丽．飞秒激光辅助白内障手术联合三焦点人工晶状体植入术护理体会 [J]．山西医药杂志，2020, 49(21): 3002-3004.

[11] 宋薇，刘淑贤．前馈控制对飞秒激光辅助白内障手术取消率的影响 [J]．中华现代护理杂志，2020, 26(10): 1302-1305.

[12] 颉芳璨，郭彩虹．飞秒激光辅助白内障超声乳化的手术配合 [J]．中华现代护理杂志，2015(14): 1696-1697.

[13] 徐雯，王玮．解读《我国散光矫正型人工晶状体临床应用专家共识 (2017 年)》[J]．中华眼科杂志，2019, 55(7): 554-556.

[14] 《白内障术前眼球生物学参数测量和应用专家共识 (2023)》专家组，中国医药教育协会眼科影像与智能医疗分会，国际转化医学协会眼科专业委员会．白内障术前眼球生物学参数测量和应用专家共识 (2023)[J]．中华实验眼科杂志，2023, 41(8): 713-723.

[15] 中华医学会眼科学分会白内障及人工晶状体学组．中国白内障围手术期干眼防治专家共识 (2021 年)[J]．中华眼科杂志，2021, 57(1): 17-22.

[16] 张秀兰，宋云河，范肃洁，等．超声乳化白内障吸除人工晶状体植入联合房角分离及房角切开术操作规范专家推荐意见 [J]．中华实验眼科杂志，2023, 41(2): 97-100.

[17] 中华医学会眼科学分会白内障及人工晶状体学组．我国飞秒激光辅助白内障摘除手术规范专家共识 (2018 年)[J]．中华眼科杂志，2018, 54(5): 328-333.

[18] 中华医学会眼科学分会白内障与人工晶状体学组．我国白内障围手术期非感染性炎症反应防治专家共识 (2015 年)[J]．中华眼科杂志，2015, 51(3): 163-166.

[19] 中华医学会眼科学分会白内障及屈光手术学组 . 中国成人白内障摘除手术指南 (2023 年) [J]. 中华眼科杂志 , 2023, 59(12): 977-987.

[20] 中华医学会眼科学分会白内障及人工晶状体学组 . 我国白内障摘除手术后感染性眼内炎 防治专家共识 (2017 年)[J]. 中华眼科杂志 , 2017, 53(11): 810-813.

[21] 中华医学会眼科学分会白内障和人工晶状体学组 . 关于白内障围手术期预防感染措施规 范化的专家建议 (2013 年)[J] . 中华眼科杂志 , 2013, 49(1): 76-79.

[22] 中华医学会糖尿病学分会视网膜病变学组 . 糖尿病相关眼病防治多学科中国专家共识 (2021 年版)[J]. 中华糖尿病杂志 , 2021, 13(11): 1026-1042.

[23] 刘丽华 , 邓启凤 , 邹肖梅 , 等 . 老年性白内障术后眼疼痛原因与护理干预 .[J] 中华眼外伤 职业眼病杂志 , 2013, 35(11): 869-870.

[24] 高蓉蓉 , 郭燕 , 陈海丝 , 等 . 中国版视功能指数量表的修订及其在白内障患者生活质量评 估中的应用 [J]. 中华实验眼科杂志 , 2016, 34(9): 823-828.

[25] 国家眼部疾病临床医学研究中心青光眼协作组 . 穿透性 Schlemm 管成形术手术操作规范 (2020)[J]. 中华眼视光学与视觉科学杂志 , 2021, 23(11): 801-804.

[26] 国家眼部疾病临床医学研究中心青光眼协作组 . 穿透性 Schlemm 管成形术围手术期管理 专家共识 (2022)[J]. 中华眼视光学与视觉科学杂志 , 2023, 25(5): 321-326.

[27] 张秀兰 . 儿童青光眼小梁切开术及小梁切除术的适应证和手术要点 [J]. 中华眼科杂志 , 2017, 53(2): 154-157.

[28] 吴艳丽 , 曾素华 , 刘卫慈 , 等 . 房角镜辅助的 360° 小梁切开手术的护理配合 [J]. 中国实 用护理杂志 , 2021, 37(33): 2601-2605.

[29] 刘岳峰 , 黄肖霞 , 郭亮 , 等 . 房角镜辅助的 360° 小梁切开术治疗中晚期原发性开角型青 光眼疗效观察 [J]. 中华眼视光学与视觉科学杂志 , 2024, 26(7): 481-488.

[30] 王彩霞 . 房角镜辅助的内路 360° 小梁切开术治疗青光眼研究进展 [J]. 眼科学报 , 2023, 38(6): 478-488.

[31] 梁亚 , 陈志钧 , 周青 , 等 . 非穿透小梁切除联合缝线引导的小梁切开术对原发性先天性青 光眼的疗效评估 [J]. 中华实验眼科杂志 , 2021, 39(10): 869-873.

[32] 李翔骥 , 贺翔鸽 , 朱小敏 , 等 . 青光眼手术的分类及进展 [J]. 国际眼科纵览 , 2021, 45(4): 273-279.

[33] 陈元芝 . 微导管辅助 360° 小梁切开术治疗青少年开角型青光眼的疗效观察 [J]. 中国实用 医药 , 2020, 15(21): 37-39.

[34] 杨潇远 , 王怀洲 , 金鑫 , 等 . 微导管辅助全周小梁切开术对 PPV 术后继发性青光眼的疗效 及安全性评估 [J]. 中华实验眼科杂志 , 2024, 42(6): 520-526.

[35] 杨潇远 , 王怀洲 , 高传文 , 等 . 微导管引导下小梁切开术治疗儿童青光眼效果观察 [J]. 中 华实验眼科杂志 , 2019, 37(6): 467-471.

[36] 中华医学会眼科学分会青光眼学组 . 我国复合式小梁切除术操作专家共识 (2017 年)[J]. 中华眼科杂志 , 2017, 53(4): 249-251.

[37] 中华医学会眼科学分会青光眼学组 . 我国微导管辅助的 360° 小梁切开术专家共识 (2017 年)[J]. 中华眼科杂志 , 2017, 53(3): 170-171.

[38] 姚仁杰 . 微导管辅助的小梁切开术治疗激素性青光眼患者的疗效分析 [D]. 郑州 : 郑州大 学 , 2022.

[39] 中华医学会眼科学分会青光眼学组 . 中国结膜下植入物滤过性微创青光眼手术围手术期管理专家共识 (2023 年)[J]. 中华眼科杂志 , 2023, 59(9): 696-701.

[40] 中华医学会眼科学分会青光眼学组 . 中国抗青光眼药物复方制剂使用的专家共识 (2019 年)[J]. 中华眼科杂志 , 2019, 55(8): 569-571.

[41] 中华医学会眼科学分会青光眼学组 . 中国抗青光眼药物相关眼表疾病诊疗专家共识 (2022 年)[J]. 中华眼科杂志 , 2022, 58(11): 868-871.

[42] 梁远波 , 江俊宏 , 王宁利 . 中国青光眼流行病学调查研究回顾 [J]. 中华眼科杂志 , 2019, 55(8): 634-640.

[43] 中华医学会眼科学分会青光眼学组 . 中国青光眼引流阀植入手术操作专家共识 (2019 年 2 版)[J]. 中华眼科杂志 , 2019, 55(2): 93-97.

[44] 中华医学会眼科学分会青光眼学组 , 中国医师协会眼科医师分会青光眼学组 . 中国青光眼指南 (2020 年)[J]. 中华眼科杂志 , 2020, 56(8): 573-586.

[45] 中华医学会眼科学分会青光眼学组 . 中国微创青光眼手术适应证选择专家共识 (2023)[J]. 中华实验眼科杂志 , 2023, 41(6): 521-526.

[46] 王宁利 , 王怀洲 . 注重儿童抗青光眼手术方式及适应证的选择 [J]. 中华眼科杂志 , 2019, 55(5): 321-324.

[47] Brusini P. Canaloplasty in open-angle glaucoma surgery: A four-year follow-up[J]. The Scientific World Journal, 2014, 2014: 1-7.

[48] Wan Y, Cao K, Wang J, et al.Gonioscopy-assisted transluminal trabeculotomy(GATT)combined phacoemulsification surgery: Outcomes at a 2-year follow-up[J]. Eye, 2023, 37(6): 1258-1263.

[49] Girkin C A, Rhodes L, Mcgwin G, et al. Goniotomy versus circumferential trabeculotomy with an illuminated microcatheter in congenital glaucoma[J]. Journal of American Association for Pediatric Ophthalmology and Strabismus, 2012, 16(5): 424-427.

[50] 律鹏 , 王娟 , 金淑萍 , 等 . iTrack 光纤微导管 360° 房角切开治疗原发性先天性青光眼 [J]. 兰州大学学报 (医学版), 2015, 41(6): 20-24.

[51] Shi Y, Wang H, Yin J, et al.Microcatheter-assisted trabeculotomy versus rigid probe trabeculotomy in childhood glaucoma[J]. British Journal of Ophthalmology, 2016, 100(9): 1257-1262.

[52] 郝洁 , 甄毅 , 马建民 , 等 . 青光眼眼压监测的研究进展 [J]. 中华眼科杂志 , 2013, 49(9): 851-856.

[53] 林凤彬 , 胡白玉 , 凌绮莹 , 等 . 微脉冲经巩膜激光治疗难治性青光眼有效性及安全性评估 : 前瞻性多中心观察研究 [J]. 中华实验眼科杂志 , 2024, 42(6): 527-531.

[54] 陶德 , 张铁民 , 苏玉芳 , 等 . 微脉冲激光经巩膜睫状体光凝术治疗难治性青光眼 [J]. 国际眼科纵览 , 2024, 48(1): 15-19.

[55] 程方春 . 微脉冲激光经巩膜睫状体光凝术治疗晚期青光眼的疗效分析 [J]. 医学食疗与健康 , 2020, 18(10): 64-65.

[56] 任春霖 . 难治性青光眼睫状体光凝术围手术期护理 60 例 [J]. 中外医学研究 , 2013, 11(5): 69.

[57] 张利 . 810nm 激光经巩膜睫状体光凝治疗难治性青光眼的护理与手术配合体会 [J]. 临床合理用药杂志 , 2014, 7(34): 97.

[58] 吴玉霞 , 叶慧群 , 黄少萍 . 810nm 激光经巩膜睫状体光凝治疗难治性青光眼患者的护理 [J].

当代护士 (专科版), 2013(2): 89-90.

[59] 岳立晖 . 半导体激光经巩膜睫状体光凝术治疗难治性青光眼临床分析 [J]. 当代医学 , 2011,
17(17): 103-104.

[60] 曹晖 , 陈亚进 , 顾小萍 , 等 . 中国加速康复外科临床实践指南 (2021 版)[J]. 中国实用外科
杂志 , 2021, 41(09): 961-992.

[61] 陶德 , 张铁民 , 苏玉芳 , 等 . 微脉冲激光经巩膜睫状体光凝术治疗难治性青光眼 [J]. 国际
眼科纵览 , 2024, 48(1): 15-19.

[62] 吴罗玲 . 半导体二极管激光经巩膜睫状体光凝术治疗难治性青光眼的临床疗效观察 [D].
南昌 : 南昌大学 , 2021.

[63] 张贵森 , 巩慧 , 惠延年 , 等 . 折叠式人工玻璃体球囊植入的初步临床实践 [J]. 国际眼科杂志 ,
2018, 18(3): 578-580.

[64] 杜冰 , 张中浩 , 王真真 . 折叠式人工玻璃体球囊植入术患者的围手术期护理研究 [J]. 山西
医药杂志 , 2024, 53(09): 716-719.

[65] 黄萍 , 曾素华 , 陈霭环 , 等 . 折叠式人工玻璃体球囊植入术的护理配合 [J]. 眼科学报 ,
2021, 36(07): 554-557.

[66] 刘亚妮 , 樊田莉 , 周柯 , 等 . 5 例折叠式人工玻璃体球囊植入术治疗硅油依赖眼的护理 [J].
循证护理 , 2020, 6(1): 94-96.

[67] 董方田 , 戴荣平 , 贾岩 . 硅油依赖眼的临床特征 [J]. 中华眼科杂志 , 2008, (11): 998-1001.

[68] 施莲瑶 , 茅锋 . 13 例折叠式人工玻璃体球囊植入手术的围手术期护理 [C], 2023: 1.

[69] 禹小姣 , 许银娥 , 殷秀琴 , 等 . 折叠式人工玻璃体球囊植入术在眼外伤和硅油依赖眼中的
疗效 [J]. 国际眼科杂志 , 2023, 23(7): 1208-1210.

[70] 贾金辰 , 王晓璇 , 辛柳青 , 等 . 折叠式人工玻璃体球囊植入 73 例临床观察及体会 [J]. 国际
眼科杂志 , 2020, 20(11): 1975-1978.

[71] 张晶 , 李宏 . 一例眼表热烧伤患者行生物工程角膜移植术的围手术期护理 [J]. 实用临床护
理学电子杂志 , 2017, 2(24): 197-198.

[72] 唐静 . 不同滴眼液对犬穿透性人工角膜移植术术后抗免疫排斥反应的研究 [D]. 重庆 : 西
南大学 , 2020.

[73] 韩新红 , 张鹏飞 , 明春秀 , 等 . 生物工程角膜治疗真菌性角膜炎 3 例 [J]. 临床眼科杂志 ,
2023, 31(3): 261-262.

[74] 邓欣然 , 张艳 , 李丽 , 等 . 生物工程角膜移植治疗单纯疱疹病毒性角膜炎合并角膜白斑 [J].
中国科学 : 生命科学 , 2022, 52(7): 1109-1113.

[75] 林丽霞 , 陈苗 , 顾建军 . 浅谈波士顿Ⅰ型人工角膜的临床应用和发展 [J]. 眼科学报 , 2023,
38(4): 329-337.

[76] 田碧珊 , 王飞鹏 , 黄思建 , 等 . 波士顿Ⅰ型人工角膜植入术的护理 [J]. 中华护理杂志 ,
2013, 48(3): 216-218.

[77] 潘登 , 张蕊 . 16 例眼角膜化学伤行羊膜移植术的护理 [J]. 天津护理 , 2018, 26(5): 557-559.

[78] 常鲁 . 玻璃体切割联合视网膜下注射 t-PA 治疗黄斑下积血并发黄斑裂孔 2 例 [C]//2023 中
国民营眼科医院和视光诊治中心展示推广会论文集 , 昆明 : 2023.